Jan Frölich ■ Gerd Lehmkuhl

Computer und Internet erobern die Kindheit

Für Juli und Nik – Digital Natives

Jan Frölich ▪ Gerd Lehmkuhl

Computer und Internet erobern die Kindheit

Vom normalen Spielverhalten
bis zur Sucht
und deren Behandlung

Mit 30 Abbildungen und 17 Tabellen

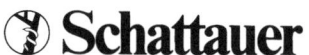

Priv.-Doz. Dr. med. Dr. päd. Jan Frölich
Büchsenstraße 15
70173 Stuttgart
E-Mail: praxis-dr-froelich@t-online.de

Prof. Dr. med. Dipl.-Psych. Gerd Lehmkuhl
Universität Köln
Klinik und Poliklinik für Psychiatrie
und Psychotherapie des Kindes- und Jugendalters
Robert-Koch-Straße 10
50931 Köln
E-Mail: gerd.lehmkuhl@uk-koeln.de

Bibliografische Information der Deutschen Nationalbibliothek
Die Deutsche Nationalbibliothek verzeichnet diese Publikation in der Deutschen Nationalbibliografie; detaillierte bibliografische Daten sind im Internet über http://dnb.d-nb.de abrufbar.

Besonderer Hinweis:
Die Medizin unterliegt einem fortwährenden Entwicklungsprozess, sodass alle Angaben, insbesondere zu diagnostischen und therapeutischen Verfahren, immer nur dem Wissensstand zum Zeitpunkt der Drucklegung des Buches entsprechen können. Hinsichtlich der angegebenen Empfehlungen zur Therapie und der Auswahl sowie Dosierung von Medikamenten wurde die größtmögliche Sorgfalt beachtet. Gleichwohl werden die Benutzer aufgefordert, die Beipackzettel und Fachinformationen der Hersteller zur Kontrolle heranzuziehen und im Zweifelsfall einen Spezialisten zu konsultieren. Fragliche Unstimmigkeiten sollten bitte im allgemeinen Interesse dem Verlag mitgeteilt werden. Der Benutzer selbst bleibt verantwortlich für jede diagnostische oder therapeutische Applikation, Medikation und Dosierung.
In diesem Buch sind eingetragene Warenzeichen (geschützte Warennamen) nicht besonders kenntlich gemacht. Es kann also aus dem Fehlen eines entsprechenden Hinweises nicht geschlossen werden, dass es sich um einen freien Warennamen handelt.
Das Werk mit allen seinen Teilen ist urheberrechtlich geschützt. Jede Verwertung außerhalb der Bestimmungen des Urheberrechtsgesetzes ist ohne schriftliche Zustimmung des Verlages unzulässig und strafbar. Kein Teil des Werkes darf in irgendeiner Form ohne schriftliche Genehmigung des Verlages reproduziert werden.

© 2012 by Schattauer GmbH, Hölderlinstraße 3, 70174 Stuttgart, Germany
E-Mail: info@schattauer.de
Internet: www.schattauer.de
Printed in Germany

Lektorat: Dr. Doortje Cramer-Scharnagl, Redaktionsbüro TEXT + LEKTORAT, Edewecht
Umschlagabbildung: children playing computer and video games © AlexandreNunes – Fotolia
Satz: Satzstudio 90 (A. Kretschmer), 86556 Kühbach
Druck und Einband: AZ Druck und Datentechnik GmbH, Kempten/Allgäu

ISBN 978-3-7945-2771-7

Vorwort

Das Thema Computerspiele und Internet wird in der Öffentlichkeit breit und kontrovers diskutiert, führt zu ganz unterschiedlichen Reaktionen und Einschätzungen und lässt betroffene Eltern meist ratlos zurück: Wie sieht der richtige Umgang mit den neuen Medien für Kinder und Jugendliche aus, wie viel Konsum ist erlaubt, ab wann wird die Nutzung schädlich und was sind dann die Folgen? Welche Auswirkungen gibt es auf das Verhalten und die Leistungsfähigkeit, wie hoch ist die Gefahr, dass Aggressivität und Gewaltbereitschaft durch entsprechende Spiele zunehmen?

Aber nicht nur die vielen offenen Fragen sind beunruhigend. Auch die Zahl an Ratgebern und Publikationen, die versuchen, Eltern die notwendigen Informationen und Entscheidungshilfen zu vermitteln, steigt stetig. Der gesamte Prozess ist einem raschen Wandel unterworfen. Die Informationsgesellschaft entwickelt sich rasant, so dass Pädagogen, Eltern und Therapeuten in der Bewertung immer neuer medialer Entwicklungen kaum mitkommen. Unzureichende technische Kenntnisse erschweren das Verständnis der neuen Medien – und erst recht deren Beherrschung. Zwangsläufig stellt sich hier also die Frage, ob und wie Erwachsene überhaupt in die Lage versetzt werden können, angemessen zu beurteilen, ob die neuen Medien und deren Inhalte entwicklungsschädigend oder -förderlich für Kinder und Jugendliche sein können. Beklagte Neil Postman 1983 noch „Das Verschwinden der Kindheit" und stellte Sabine Jörg in ihrem 1987 erschienenen Buch „Per Knopfdruck durch die Kindheit" fest, dass die Technik unsere Kinder betrüge, so geht es heute nach Jens Wiemken (2009) vor allem darum, Eltern eine Hilfe anzubieten, um ihre Kinder durch die Welt der neuen Medien begleiten zu können. Dabei ist für ihn die Trennung zwischen einer behüteten Kinder- und einer davon abgegrenzten Erwachsenenwelt nicht mehr aufrechtzuerhalten: „Im weltweiten Netz wartet aber eine Erwachsenenwelt auf die Kinder. Die wenigen Kinderseiten können nicht darüber hinwegtäuschen, dass mit unschuldiger und schöner Kindheit, geschützt vor den bösen Aspekten der Erwachsenenwelt, im Internet Schluss ist" (S. 12).

Wenig sinnvoll ist es also, Kinder und Jugendliche von der Nutzung der neuen Medien abzuhalten – dafür haben diese unser tägliches Leben inzwischen zu stark erobert –, sondern wir müssen ein Bewusstsein für die Möglichkeiten eines sinnvollen und nicht gefährdenden Umgangs einschließlich Chancen und Risiken entwickeln. Hierbei geht es nicht darum, für alle Zeiten festgelegte Regeln und Verhaltensweisen zu definieren oder in einem „ultimativen Ratgeber für Eltern" (Wiemken 2009) für alle Problemfelder Lösungen anzubieten. Wichtig ist es vielmehr, eine Anleitung zum kritischen Gebrauch und zur notwendigen Reflexion von „Kosten" und „Nutzen" der neuen Medien zu geben. Aufgrund der erst kurzen Zeitspanne, in der digitale Medien in derart intensiver Form genutzt werden, liegt die Schwierigkeit allerdings auch für Fachleute darin, auf belastbare Daten zurückzugreifen, erst recht für den Langzeitverlauf.

Den Schlagwörtern „Medienkompetenz" und „Medienpädagogik" kommt in dieser Diskussion ein besonderer Stellenwert zu. Doch was bedeuten sie, welche Kriterien müssen erfüllt, welche Fähigkeiten erworben sein? Dass Medienkompetenz nicht „einseitig auf technische und instrumentelle Fertigkeiten" beschränkt sein sollte, zeigt nach Hartmut von Hentig (2002) eine fast 20-jährige Debatte, wenn er ausführt: „Aber statt die Menschenbildung so weit auszulegen, dass sie die Meisterung auch dieser Lebensschwierigkeit einschließt, erfindet man eine ‚Medienbildung' als eine ‚reduzierte' Medienkompetenz" (S. 197). Eine Bestimmung der Medienkompetenz als eine Art Computerführerschein verfehlt nach von Hentig nicht nur das mit dem Wort bezeichnete Problem, sondern „sie bleibt vor allem der Pädagogik die erwartete Orientierung schuldig, ja, sie schwächt sie durch ihre Enge in der breiten Hauptaufgabe: den jungen Menschen helfen, der technischen Zivilisation gewachsen zu sein. Die uns in der Regel empfohlene Medienkompetenz beschränkt sich auf die Fähigkeit, das Gerät zu bedienen, Computer und Internet für jeweilige typische Zwecke einzusetzen, einen vernünftigen und kritischen Gebrauch vom Fernsehen zu machen. Sie beschweigt – und beschwichtigt damit – die Unruhe über erkennbaren Widersinn und schädliche Folgen, die Ohnmacht gegenüber den ‚Entwicklungen', die Kritik an den gebrachten oder noch zu bringenden Opfern" (S. 194).

Und da die wissenschaftlichen Untersuchungen die Frage „Machen Computerspiele Ihr Kind wirklich aggressiv, dumm und süchtig?" (Grüsser u. Thalemann 2006a) nicht eindeutig beantworten können, kommt es insbesondere darauf an, sich der Komplexität und der vielfältigen Einflussfaktoren bei der intensiven elektronischen Mediennutzung bewusst zu werden. „Was macht das Internet mit unserem Gehirn?", fragt Martin Korte (2010) und vermutet, „dass wir einen falschen Trainer angeheuert haben: Zu viele unserer Aktivitäten in den digitalen Welten scheinen unser Belohnungssystem in die Irre zu leiten. Die Konzentrationsfähigkeit wird auf zu kurze Zeiten eingestellt, unsere Sprachkompetenzen verkümmern ebenso wie unsere haptischen Fähigkeiten. Wenn wir etwas berühren und bewegen, beeinflusst das unser kognitives Vorstellungsvermögen mehr, als wir bisher angenommen haben. Die Internetnutzung hat auch einen Einfluss darauf, wie genau wir soziale Signale interpretieren können, wie empathiefähig wir sind" (S. 35). Das digitale Leben, so Korte, kann zwar vieles erleichtern, aber es fordert dafür auch einen hohen Preis. So sei es naiv zu glauben, dass man praktisch bereits auf Knopfdruck Wissen erwerben und mit diesem Wissen dann auch noch kritisch umgehen könne: „Der Informationsüberfluss des Internets fördert zwar das Multitasking, aber nicht unser Wissen – er verhindert es" (S. 35).

In diesem Sinne stellte auch Ethan Zuckerman, der Gründer des Blog-Netzwerkes Global Voices, fest, dass das Internet unseren Blick auf die Welt nicht geöffnet, sondern verengt habe (2010). Das Internet sei viel zu groß und komplex, um es zu verstehen: „Auf dem Videoportal YouTube werden beispielsweise jede Minute 24 Stunden Videomaterial hochgeladen. Um also nur die Videos eines Tages anzusehen, bräuchten wir vier Jahre. Ohne zu schlafen, auf die Toilette oder zur Psychotherapie zu gehen, die wir dann sicherlich dringend bräuchten. Also machen wir uns ein Bild von der Welt, das dem Bild gleicht, das sich unsere Freunde machen, mit denen uns diese Dienste verbinden" (Zuckerman 2010). Zuckerman sieht das Hauptproblem darin, dass wir uns prinzipiell auf zwei Filterfunktionen verlassen: „Suchmaschinen können uns nur zeigen, was wir sehen wollen; unsere Freunde in sozialen Netzwerken wie Twitter oder Facebook können uns Dinge zeigen, von denen wir noch nicht wussten, dass wir sie sehen wollen. Zusätzlich gibt es Funktionen, die den glücklichen Zufall herbeirechnen, indem sie auswerten, was wir bisher gesucht haben, oder was uns und unsere Freunde bisher interessiert hat. Das Problem ist nur, dass der Mensch ein Herdentier ist, also sehen wir auf Twitter oder Facebook nur das, was die Herde sieht." Und so erzeugen für Adam Soboczynski (2009) soziale Netzwerke wie Facebook einen neuen Menschentypus: „Wer schweigt, zählt nicht", „der schweigsame Sonderling, den man einst – ob berechtigt oder nicht – Intellektualität unterstellte und Seelentiefe, findet im Netz keine Ausdrucksform. Soziale Netzwerke bilden ein Reich von Höflingen, die galant auf sich aufmerksam machen. Sie sondern den Zögerlichen, den Nachdenklichen, den Schüchternen aus" (S. 47).

Wer aber im Netz viel unterwegs ist und sich preisgibt – was inzwischen über drei Viertel aller Jugendlichen tun (Thomann 2009) – verschiebt alles bisher eher Private ins Öffentliche: „Mach Dich gläsern! Zeig Dich! Oder hast Du etwas zu verbergen? Jetzt gilt: An seinen Daten soll man ihn erkennen, an seinen in Daten verwandelten Vorlieben, Werturteilen und Einstellungen, seinem Lieblingslokal, seinen Konsumgewohnheiten, seinem Wahlverhalten, seinen Macken. Die lesbaren Daten reichen, um nahezu alles über einen Menschen zu wissen. Das macht ihn kontrollierbar" (Schneider 2010).

Es geht also nicht nur um das Erkennen und Vermeiden von Risiken und negativen Folgen exzessiven Spielens oder Medienkonsums auf das Verhalten und die emotionale und kognitive Entwicklung, sondern auch um die Veränderung und Beeinflussung unserer sozialen Welt und ihrer Netzwerke. Nicht die Technologie sei das Problem, so Geert Lovink (2010), sondern die Kombination von Informationsstress und Konkurrenzdruck. Inzwischen seien Milliarden mit der Datenexplosion konfrontiert, ständig online und auf immer kleineren Displays im Netz unterwegs. Wenn täglich Hunderte von Mails gelesen und beantwortet werden müssen, so Lovink, kann von einer „Tyrannei der kleinen Entscheidungen" längst keine Rede mehr sein. Die Folge sei ein permanenter Aufmerksamkeitsstress. In der Informationsgesellschaft sei kaum noch Zeit, um zur Ruhe zu kommen. Eine Auszeit, in der man „mit sich selbst Kontakt aufnimmt", davon könnten nach Schnabel (2010) die meisten lediglich träumen: „Im Gegenteil, wir sind permanent online und allzeit erreichbar – und haben zugleich ständig Angst, etwas zu verpassen und abgehängt zu werden; wir leiden an Reizüberflutung und dem Gefühl ständiger Überforderung – und gieren gleichwohl nach schnelleren Daten, Leitungen und leistungsfähigeren Handys; wir fühlen, wie unsere Zeit immer knapper wird, sehnen uns nach Muße – und fürchten zugleich nichts so sehr wie das Nichtstun und die Langeweile" (S. 39).

Die Brisanz, die sich mit dem Thema verbindet und auf die wir hinweisen wollen, ohne allgemeingültige Antworten geben zu können, hat Stephen Baker (2010) für die Informationsrevolution wie folgt umschrieben: „Wenn sie damit Erfolg hat, kann sie einen simplen E-Mail-Check oder eine Websuche zu einer mehrstündigen Reise ins Chaos werden lassen. Im schlimmsten Fall werden wir konfus und zerstreut – in mancher Hinsicht vielleicht sogar dümmer –, während die vernetzte Welt selbst immer intelligenter wird." Für Baker ist das elektronische Gehirn ein riesiger Parasit und er fragt sich, was dabei mit unseren eigenen Gehirnen passiert: „Wie können wir die Kontrolle über das elektronische Gehirn erlangen, statt diesem erdumspannenden Wunderding zu erliegen? Mehr als je zuvor müssen wir steuern, was wir in unsere Köpfe lassen." Dabei gehen die Visionen von Wissenschaftlern wie Ray Kurzweil bereits viel weiter, wenn sie unter dem Stichwort „Singularity" eine Einheit zwischen menschlichem Gehirn und Computer in absehbarer Zeit postulieren.

Welche Beratungs- und Therapieangebote sind aufzusuchen, wenn Computerspiele und/oder Internetkonsum zum Problem werden? Wie kann Computerspiel- und Internetsucht – ambulant oder stationär – behandelt werden? Da Medien aus dem Alltag von Jugendlichen nicht wegzudenken sind, sollten Eltern und Betroffene möglichst frühzeitig erkennen, ab wann sie von ihm dominiert und beherrscht werden. Es gilt zunächst, ins Gespräch zu kommen, über Grenz- und Gebrauchsregeln, Wege abzustimmen, wie diese eingehalten bzw. kontrolliert werden können. Gelingt dies nicht, sind im nächsten Schritt externe Hilfen in Anspruch zu nehmen. Über den schwierigen Weg zu einer sachkundigen Beratung und wie es Eltern gelingen kann, eine angemessene Haltung gegenüber dem Medienkonsum ihrer Kinder zu entwickeln und umzusetzen, informiert dieses Buch. Die im Anhang zusammengestellten Materialien sollen dazu beitragen, realistische und überprüfbare Regeln für den Medienkonsum zu formulieren und eine angemessene Nutzung zu erreichen.

In diesem Sinne soll das Buch Kinderärzte, Kinder- und Jugendpsychiater und -psychotherapeuten sowie Eltern, Lehrer und Jugendliche über die Auswirkungen informieren, die eine tägliche Nutzung digitaler Medien hat, es soll Motivationen und Hintergründe herausarbeiten – mit dem Ziel, eine eigene Haltung gegenüber dem Medienkonsum zu entwickeln.

Danksagung

Sehr herzlich möchten wir uns bei Frau Dipl. oec. Helga Banhart bedanken, die durch ihre kompetente und unermüdliche redaktionelle Mitarbeit wesentlich zur Fertigstellung dieses Buches beigetragen hat.

Stuttgart, Köln im Oktober 2011 **Jan Frölich, Gerd Lehmkuhl**

Inhalt

1 Warum bedeuten Computerspiele und Internetnutzung Kindern und Jugendlichen so viel? ... 1

1.1 Computerspiele und andere, nichtdigitale Spiele unter motivationalen Gesichtspunkten ... 1

1.2 Das Internet als Kommunikations-, Unterhaltungs- und Informationsmedium für die Generation Web 2.0 ... 5

2 Medien erobern die Freizeit ... 13

2.1 Die Mediennutzung durch Jugendliche im Überblick ... 14
2.2 Die Nutzung digitaler Medien ... 16
2.3 Die Wichtigkeit von Medien im Alltag Jugendlicher ... 18
2.4 Motive für die Mediennutzung ... 21
2.5 Computer-, Konsolen- und Onlinespiele ... 22
2.6 Das Handy als multifunktionale Vernetzungsmaschine ... 25
2.7 Die Mediennutzung bei Kindern ... 26
2.8 Fazit ... 34

3 Welche Auswirkungen haben neue Medien, insbesondere Computerspiele, auf Verhalten, Leistung und Gesundheit? ... 35

3.1 Auswirkungen auf Wahrnehmung und kognitive Funktionen ... 36
3.2 Auswirkungen auf die körperliche Gesundheit ... 42
3.3 Auswirkungen auf den Schlaf ... 45
3.4 Auswirkungen auf die schulische Leistungsfähigkeit ... 46

4 Liegt die Zukunft der Bildung im E-Learning und benötigen Schüler überhaupt noch Lehrer? 51

4.1 Medienkompetenz als Voraussetzung 51

4.2 E-Learning – widersprüchliche Ergebnisse 53

4.3 Ressourcen 54

5 Wie achtsam gehen Jugendliche mit ihrer Privatsphäre um? Missbrauchsgefahren und psychische Schädigungen durch Cyberstalking 57

5.1 Der Umgang mit persönlichen Daten und die missbräuchliche Nutzung des Internets 57

5.2 Spezialfall Handy 61

5.3 Cybermobbing und Cyberstalking 62

6 Spiele ohne Grenzen: Killerspiele 69

6.1 Verbreitung gewalthaltiger Computerspiele 69

6.2 Motive der Jugendlichen für die Nutzung gewalthaltiger Computerspiele 70

6.3 Welche Einflüsse müssen bei der Frage nach den Auswirkungen gewalthaltiger Computerspiele berücksichtigt werden? 72

6.4 Die Sonderstellung der Computerspiele vs. Fernsehen/Kino hinsichtlich der aggressionsverstärkenden Wirkung 74

6.5 Individuelle kognitive, emotionale und motivationale Bedingungen – Desensibilisierungsprozesse auf neurophysiologischer, kognitiver und moralischer Ebene 75

6.6 Das General Affective Aggression Model als Grundlage für den Einfluss gewalthaltiger Computerspiele auf das Verhalten 77

6.7 Zusätzlich wirksame Einflussfaktoren 78

6.8 Zusammenfassung der Befundlage 81

7 Wenn aus Spiel Sucht wird: Kontexte der Entstehung ... 83
7.1 Spielimmanente Besonderheiten und psychosoziale Risikofaktoren für eine Suchtentwicklung ... 83
7.2 Risikomodelle für die Entstehung einer Computerspiel-/Internetsucht ... 88

8 Kriterien der Internet- und Computersucht bei Jugendlichen ... 91
8.1 Kontroverse Diskussion um die nosologische Zuordnung ... 91
8.2 Neurobiologische Befunde bei Verhaltenssüchten am Beispiel pathologischen Spielens ... 93
8.3 Prävalenzen und Identifizierung valider Suchtkriterien ... 94
8.4 Klinische Befundbeschreibung ... 97
8.5 Diagnostik der Computerspiel-/Internetsucht ... 100

9 Zusammenhänge zwischen pathologischer Computer- und Internetnutzung und psychischen Störungen ... 105
9.1 Computerspielsucht und internale Störungen ... 106
9.2 Computerspielsucht und Aufmerksamkeitsdefizitstörungen ... 110

10 Computerspiele und Internetnutzung unter rechtlichen Aspekten ... 121

11 Beratungs- und Therapieangebote für Betroffene und ihre Angehörigen ... 129
11.1 Problemkonstellation im Vorfeld einer effektiven Beratung und Behandlung ... 129
11.2 Der schwierige Weg zu einer sachkundigen Beratung und die Verantwortung der Eltern ... 130
11.3 Inhalte einer qualifizierten Suchtberatung ... 132
11.4 Stationäre therapeutische Maßnahmen ... 135
11.5 Spezifische Therapieinhalte ... 138
11.6 Gesichtspunkte der klinisch-therapeutischen Arbeit mit dem Jugendlichen ... 140

12 Materialien ... 145
12.1 Zehn Tipps für Eltern zum Umgang mit Computer- und Konsolenspielen 145
12.2 Zehn Tipps für Erziehende für die Internetnutzung ... 147
12.3 Entscheidungshilfen für Erwachsene, um eine beginnende oder bestehende Computersucht bei ihrem Kind zu erkennen ... 151
12.4 Internetsprache ... 151
12.5 Internetadressen zum Thema Mediensucht ... 154
12.6 Internetsuchtskala ... 158
12.7 Fragebogen zum Computerspielverhalten CSV-S ... 160

13 Dennis' Geschichte ... 165

Literatur ... 183

Sachverzeichnis ... 201

1 Warum bedeuten Computerspiele und Internetnutzung Kindern und Jugendlichen so viel?

1.1 Computerspiele und andere, nichtdigitale Spiele unter motivationalen Gesichtspunkten

Bei der Frage, warum durch die Nutzung moderner Computerspielmedien, des Internets oder multifunktionaler Handys bei Kindern und Jugendlichen in den letzten Jahren eine solch tief greifende Veränderung der Freizeit- und Kommunikationsgewohnheiten eingetreten ist, verbieten sich einfache Antworten. Es handelt sich um einen vielschichtigen Prozess, dem im Folgenden näher nachgegangen werden soll. Einfache Erklärungen, vor allem aber eine überkritische Vorverurteilung von Computerspielen per se mit der Empfehlung, diese vollständig aus der Freizeit auszusparen, greifen zu kurz. Dies gilt besonders deshalb, weil solche einfachen Erklärungen keine angemessenen Strategien im Umgang mit den neuen Medien ermöglichen. Darüber hinaus nehmen digitale Medien inzwischen einen hohen Stellenwert in unserer Alltagswelt ein und bieten durchaus produktive Bezüge, wie am zunehmenden Einsatz beim Lernen zu erkennen ist.

Als grundsätzliche Vorbemerkung ist herauszustellen, dass Computerspiele entwicklungspsychologisch sehr viele Gemeinsamkeiten mit traditionellen, nichtmedialen Spielaktivitäten aufweisen. Oerter (2008) definiert als Merkmale des Spielens folgende Aspekte:
1. die Zweckfreiheit, also die Handlung um ihrer selbst willen
2. den Wechsel der Realitätsbezüge als quasi universelles menschliches Bedürfnis, Handlungs-, oder Situationsbezüge herzustellen, zu denen man sonst nicht in der Lage ist
3. Wiederholungen und Rituale, um
   - zur Meisterschaft zu gelangen (sog. Mastery Play)
   - Selbstverstärkung zu erzielen
   - unverarbeitete Erfahrungen zu bewältigen

Wir werden versuchen darzulegen, dass diese Merkmale mit denen medialer Spielaktivitäten weitgehend identisch sind, allerdings die in traditionellen Spielen anzutreffenden Bedürfnisse und Erfahrungen medial fast in Perfektion realisiert werden können. Hinzu kommen noch andere spezifische Gesichtspunkte, die die besondere Anziehungskraft zu erklären vermögen, welche Computerspiele auf Kinder und Jugendliche ausüben (s. Tab. 1-1). Genau diese Attraktivität ist es auch, die die Gefährdung zur Entwicklung spielsüchtiger Verhaltenswei-

Tab. 1.1: Hauptmotive von Kindern und Jugendlichen für Computerspiele

- Ermöglichung von Kontaktaufnahme und Interaktion in der realen und virtuellen Welt
- Vertreibung der Langeweile, Ablenkung, „Sensation Seeking"
- Verbesserung von Problemlösekompetenzen durch den Herausforderungscharakter der Spiele
- Aufsuchen eines Zustands von „Arousal" und „Flow-Erleben"
- Wettbewerbscharakter der Spiele
- Kooperation und Gemeinschaftserleben
- Anregung der Fantasietätigkeit
- Stimmungsregulation
- Realitätsflucht bei Sorgen im Alltagsleben

sen ausmacht. Zunächst sollen aber die Kinder und Jugendlichen selbst zu Wort kommen und berichten, was ihnen an Computerspielen besonders gefällt.

Meinungen von Kindern und Jugendlichen über Computerspiele
Niklas, neun Jahre: „Ich mag v.a. Jump'n'Run-Spiele wie Mario und Fußballspiele wie FIFA 11. An Computerspielen fesselt mich, dass man einfach Lust hat zu spielen, die Spiele sind eben einfach so gut dargestellt. Je realer die Darstellung ist, desto mehr bin ich von der Handlung gefesselt. Du kannst Dir Abenteuer schaffen oder dich steigern, was unheimlich Spaß macht. Das steigert meinen Ehrgeiz weiterzumachen. Ich finde auch, dass manche Sachen viel leichter gehen als in der Realität, ich meine damit Sachen zu tun, wie z.B. ein bekannter Fußballspieler zu sein, was man sonst nicht könnte."
Karla, zwölf Jahre: „Computerspiele sind ganz schön anspruchsvoll. Strategiespiele zum Beispiel fördern das logische Denken. Und bei Geschicklichkeitsspielen kann man sein Reaktionsvermögen testen."
Juli, zwölf Jahre: „Also, ich finde Computerspiele schon lustig, aber wenn sie länger als eine Stunde dauern, werden sie mir einfach zu langweilig. Es ist auch besser zu zweit oder zu mehreren zu spielen als alleine. Das macht einfach viel mehr Spaß und man kann sich gegenseitig unterstützen um höhere Level zu schaffen. Interessant finde ich v.a, dass man ja nie weiß, was einen im nächsten Level genau erwartet. Das macht einen schon neugierig und so hört man auch nicht so schnell auf. In letzter Zeit chatte ich aber mehr, ich unterhalte mich lieber mit meinen Freundinnen, bei den Jungen ist das anders, die spielen ja auch viel mehr Computer."
Sandra, 17 Jahre: „Wenn man ab und zu Computer spielt, kann das eigentlich nicht schaden. Aber es bleibt eben nicht bei ‚ab und zu'. Man spielt immer häufiger Computer und das Computerspielen wird wie zur Sucht und die gesamte Freizeit geht dafür drauf."

Icebreaker-Funktion

Computerspiele sind zunächst ein wichtiger Gesichtspunkt bei der Aufnahme und Aufrechterhaltung **sozialer Interaktionen**. Häufig können Computerspiele eine Icebreaker-Funktion bei der Kontaktaufnahme (Schwab u. Stegmann 1999) übernehmen. Man tauscht sich mit Gleichgesinnten über das neueste, auf dem Markt befindliche Computerspiel aus und findet auf diese Weise Anknüpfungspunkte für die Intensivierung der Kontakte.

Interaktivität

Darüber hinaus sind viele Computerspiele in mehrfacher Hinsicht **interaktional** konzipiert. Zum einen ist dies dadurch gegeben, dass der Spieler *mit dem Computerspiel* interagiert: Es stellt ihm adaptiv entsprechend der Spielfortschritte verschiedene Aufgaben zur Lösung. Bei nichtmedialen Spielen (und v.a. auch beim Fernsehen als Alternative) existierte diese Form der Interaktivität bisher nicht oder nicht in dieser Ausprägung. Zum anderen kann aber auch Interaktivität *zu gleichgesinnten Spielpartnern* hergestellt werden. Sogenannte LAN-Parties erfüllen beispielsweise genau diesen Zweck, indem sich zwei oder mehrere Spieler mit ihren Computern über die **Local Area Networks (LAN)** zusammenschließen und in Meisterschaften gegeneinander antreten.

Der Unterschied zu traditionellen Spielaktivitäten besteht darin, dass Interaktivität nicht mehr von Angesicht zu Angesicht hergestellt wird, sondern der Computer als Kommunikationsmedium zwischengeschaltet ist und deshalb keine räumliche Nähe zum Spielpartner notwendig ist. Bei klassischen LAN-Parties befinden sich die Spieler zumeist noch in einem Raum. Viele Strategiespiele im Onlinemodus, wie zum Beispiel „World of Warcraft", können und werden aber längst überregional bis transnational ausgeführt, ohne dass irgendein direkter Kontakt zwischen den Spielern besteht.

Ablenkung und Unterhaltung

Einen weiteren wichtigen motivationalen Faktor, den man an vorderer Stelle nennen muss, stellt im Übrigen ganz banal das Bedürfnis dar, **Langeweile zu vertreiben**, sich abzulenken und/oder neugierig darauf zu sein, ein neues Spiel auszuprobieren. Hierzu trägt in erheblicher Weise natürlich die **Verfügbarkeit der Computermedien** bei. Sie sind räumlich leicht erreichbar, befinden sich sogar oft im eigenen Zimmer und besitzen durch ihre multiplen Anwendungsmöglichkeiten einen sehr hohen Aufforderungscharakter. Bei der starken zeitlichen Beanspruchung durch die Schule oder fest organisierte Freizeitaktivitäten und Hobbys, der Kinder und Jugendliche heute ausgesetzt sind, ist der Faktor freie, verfügbare Zeit zu einem raren Gut geworden. In vielen Fällen wird sich das Kind also – vor die Wahl gestellt, nochmals von zu Hause aufzubrechen, um einen Freund zu besuchen – für die einfacher erreichbare Variante entscheiden und Computer spielen (oder, wenn sie oder er älter ist, per Chat mit den Freunden Kontakt aufnehmen). Hinzu kommt, dass die verschiedenen Spiele auch inhaltlich so attraktiv gestaltet sind, dass sie durch ihren hohen **Unterhaltungswert** Kinder und Jugendliche in hohem Maße in ihren Bann ziehen, im Zweifelsfall also attraktiver erscheinen als der Besuch bei einem Freund.

> Der sogenannte **Uses-and-Gratifications-Ansatz** (Blumler u. Katz 1974) geht in diesem Sinne davon aus, dass Computer spielen an soziale und psychologische Bedürfnisbefriedigungen gekoppelt ist (Rubin 1994) und hierbei in Konkurrenz mit anderen Freizeitaktivitäten steht. Die Entscheidung, Computer zu spielen oder einer anderen Aktivität nachzugehen, zum Beispiel sich mit Freunden zu treffen, hängt also wesentlich davon ab, welches Freizeitangebot subjektiv am attraktivsten erscheint.

Emotionale Anregung

Die Dynamik von Computerspielen und ihr zum Teil sehr variabler und modifizierbarer Handlungsreichtum führt in der Konsequenz relativ schnell zu einem körperlichen und emotionalen **Erregungszustand (Arousal)**, welcher eine signifikante innere Beteiligung am Spielgeschehen signalisiert. Dies kann bis zum sogenannten **Flow-Erleben** führen, einem als sehr angenehm empfundenen Gefühl des Spiel-Beherrschens bei gleichzeitigem Ausblenden der Realität um sich herum, z.B. des Zeiterlebens. Darüber hinaus fühlt sich das Kind oder der Jugendliche angesprochen, seine eigenen geistigen oder motorischen Fähigkeiten unter Beweis zu stellen. Das Spiel besitzt also oft einen beträchtlichen **Herausforderungscharakter (Challenge)**. In vielen Fällen, gerade wenn mehrere Akteure gemeinsam Computer spielen, werden darüber hinaus **wettkampfbezogene Motivationen** angeregt (**Competition**).

Ein gegenüber klassischen Spielaktivitäten besonders hervorzuhebender motivationaler Gesichtspunkt ist die starke Anregung der **Fantasie** der Spieler. Natürlich waren Spiel- und Fantasieaktivität zu allen Zeiten eng miteinander verknüpft. Computerspiele führen den Spieler diesbezüglich aber in eine neue Dimension. Durch das Eintauchen in virtuelle Welten werden Aktivitäten möglich, zu denen der Spieler in der Realität in solch einer Lebensnähe keinen Zugang hätte. So ist es zum Beispiel möglich, Autorennen zu fahren oder ein Flugzeug zu fliegen. Bei diesem Aspekt ist vor allem die technische Ausgereiftheit der Spiele, insbesonders die hohe Bildqualität, von großer Bedeutung.

1.2 Das Internet als Kommunikations-, Unterhaltungs- und Informationsmedium

Flucht aus dem Alltag

Hierdurch wird noch ein anderes, gerade für die Entstehung eines Spielsuchtverhaltens wichtiges Phänomen angesprochen: Das gegenüber nichtmedialen Freizeitaktivitäten stärkere Eintauchen in eine Fantasiewelt erleichtert eine Flucht aus den in der Realität bestehenden Alltagssorgen oder Problemen (**Eskapismus**) (Grodal 2000; Schlütz 2002). Gerade der zuletzt genannte Effekt verdeutlicht, dass Computerspielaktivitäten eine hohe stimmungsregulatorische Funktion zukommt. Die **Mood-Management-Theorie** formuliert, dass Computerspiele dazu genutzt werden, um positive wie negative Stimmungen regulieren zu können. Zielsetzung ist es dabei, einen möglichst angenehmen emotionalen Zustand herzustellen (Zillmann 1988).

1.2 Das Internet als Kommunikations-, Unterhaltungs- und Informationsmedium für die Generation Web 2.0

Betrachtet man die Internetnutzung, ohne auf Computerspiele zu fokussieren, verändert sich das Altersspektrum in den Jugendbereich hinein und es können andere Motive identifiziert werden. Tabelle 1-2 zeigt exemplarisch die Verschiebung der Mediennutzung bei Onlinenutzern ab 14 Jahren an. Auch hier ist aber gegenüber den letzten Jahren schon wieder eine neue Entwicklung zu erkennen. Zunehmend übernimmt neben dem festen Internetanschluss zu Hause oder sogar im eigenen Zimmer das Handy diese Funktion. Damit geht eine **zusätzliche Ausweitung der Nutzungszeiten und -möglichkeiten** einher.

Tab. 1-2: Durchschnittliche Nutzungsdauer von Fernsehen, Radio und Internet 2000–2010 (Personen ab 14 Jahren, in min/Tag)

Nutzungs-dauer	2000	2001	2002	2003	2004	2005	2006	2007	2008	2009	2010
Fernsehen (Mo–So)[1]	203	209	214	221	230	231	235	225	225	228	244
Hörfunk (Mo–So)[2]	205	204	199	195	196	193	186	185	186	182	187
Internet (Mo–So)[3]	17	26	35	45	43	46	48	54	58	70	77

Quelle: van Eimeren und Frees 2010
[1] AGF/GfK: jeweils 1. Halbjahr.
[2] MA 2000, MA 2001/I, MA 2002/I, ma 2003/I, ma 2004/I, ma 2005/I, ma 2005/II, ma 2006/II, ma 2007/II, ma 2008/I, ma 2009/I, ma 2010/I.
[3] ARD/ZDF-Onlinestudien 2000–2010; eigene Angaben der Nutzer.

1 Bedeutung von Computerspielen und Internetnutzung für Kinder und Jugendliche

Darüber hinaus lässt sich eine weitere Veränderung in der Motivation von Jugendlichen, das Internet zu nutzen, feststellen. Diese Entwicklung ist mit dem Begriff **Web 2.0** verbunden. Zu Beginn des Internetzeitalters – im Web 1.0 – bestand das Netz im Wesentlichen aus einem Sender, der seine Botschaften über statische Internetseiten und Links an definierte Empfänger richtete. Der Empfänger war damit **passiver Internetnutzer**. Im Web 2.0 wird er dagegen zugleich zum Sender und auf diese Weise zum **aktiven**, kreativ gestaltenden **Internetnutzer**.

Selbstdarstellung

Das Internet ist, vor allem bei Jugendlichen, zu einem der wichtigsten Kommunikationsmedien geworden (s. Abb. 1-1). Bereits in der JIM-Studie 2008 (Jugend, Information, (Multi-)Media; mpfs 2008a) des Medienpädagogischen Forschungsverbundes Südwest beteiligte sich ein Viertel der Jugendlichen aktiv am Web 2.0 und produzierte mehrmals in der Woche eigene Inhalte. Dies geschah entweder durch das Einstellen von Bildern, Videos oder Musikdateien oder durch das Verfassen von Beiträgen in Blogs oder Newsgroups.

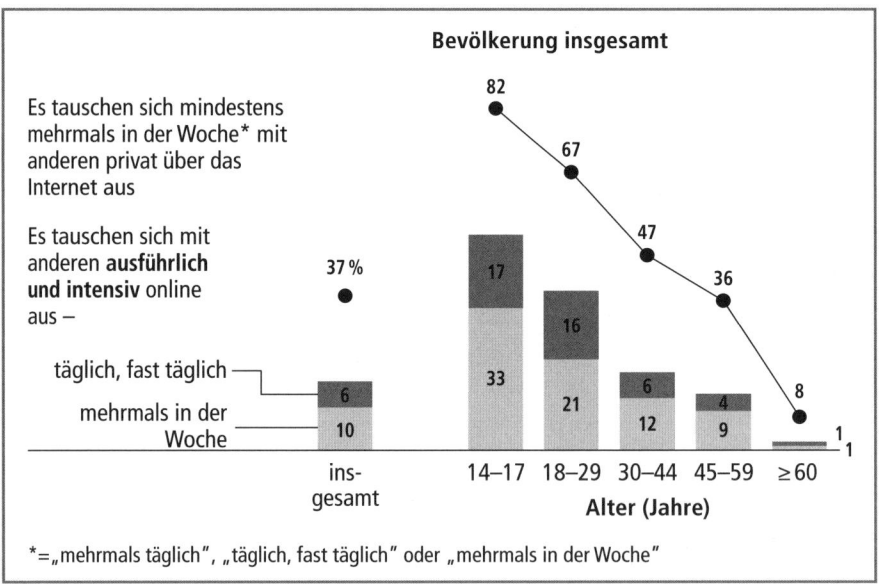

Abb. 1-1: Die Häufigkeit von Onlinekommunikation ist stark altersabhängig.
Basis: Bundesrepublik Deutschland, Bevölkerung ab 14 Jahre (Institut für Demoskopie Allensbach 2010)

1.2 Das Internet als Kommunikations-, Unterhaltungs- und Informationsmedium

> Das Web 2.0 erlaubt somit in zunehmendem Maße neben der Nutzung von E-Mails und Instant Messaging die **Selbstdarstellung** des Jugendlichen in Online-Communitys oder sozialen Netzwerken wie schülerVZ oder Facebook.

Tabelle 1-3 veranschaulicht eindrücklich, wie stark allein innerhalb eines Jahres die Web-2.0-Nutzung bei Jugendlichen und Erwachsenen zugenommen hat.

Identitätsbildung und -gestaltung

Diese Form der Identitätsbildung und -gestaltung spielt natürlich gerade im Jugendalter entwicklungspsychologisch eine herausgehobene Rolle. Das Auftreten in Internetforen wird hierfür in zunehmendem Maß genutzt, und zwar auch zur Herausbildung fiktiver Onlineidentitäten, der sogenannten **Second Lifes**. Jugendliche können also mittlerweile mehrere Identitäten entwickeln, vereinfacht gesagt eine reale Identität und eine oder mehrere, parallel existierende Onlineidentitäten. Jan-Hinrik Schmidt et al. vom Hans-Bredow-Institut formulieren aufgrund der Ergebnisse ihrer Untersuchungen für die Landesanstalt für Medien Nord-

Tab. 1-3: Web 2.0: Gelegentliche und regelmäßige Nutzung 2007–2008 (%)

	Gelegentlich (zumindest selten) 2007	Gelegentlich (zumindest selten) 2008	Regelmäßig (zumindest wöchentlich) 2007	Regelmäßig (zumindest wöchentlich) 2008
Videoportale (z.B. YouTube)	34	51	14	21
Wikipedia	47	60	20	25
Fotosammlungen, Communitys	15	23	2	4
Lesezeichensammlungen	3	3	0	1
berufliche Netzwerke und Communitys	10	6	4	2
private Netzwerke und Communitys	15	25	6	18
Weblog	11	6	3	2
virtuelle Spielewelten	3	5	2	2

Basis: Onlinenutzer ab 14 Jahren in Deutschland (2007: n = 1142, 2008: n = 1186).
Quelle: ARD/ZDF-Onlinestudien 2007–2008, zit. n. Fisch et al. 2008

rhein-Westfalen (2009) die Hypothese, dass es für Jugendliche, die sich in einer Gesellschaft mit hohem Individualisierungsanspruch sozialisieren, schwierig ist zu einem stabilen Selbstkonzept zu gelangen. Aufwachsen heute bedeute auch, „mit Identitäten zu spielen". Die Anwendungen des Web 2.0 halten in der Tat auf verschiedenen Ebenen „symbolische wie reale Spielräume" hierfür bereit.

Anerkennung

Viele Jugendliche verbinden anscheinend mit der aktiven Web-Gestaltung auch das **Bedürfnis nach Anerkennung** in derselben Nutzergruppe. Auch ist ihnen offenbar wichtig, etwas Kreatives selbst zu gestalten, wozu das Internet mannigfaltige Möglichkeiten bietet. Erfüllt sich dieser Wunsch, wird hieraus ein Erfolgsgefühl, welches sich zu Spaß weiterentwickelt. Besonders schulisch höher gebildete und engagierte Jugendliche erweisen sich in dieser Hinsicht als besonders kreativ. Dabei wird fast immer im vorgegebenen Rahmen gehandelt (z.B. Videos in YouTube stellen). Seltener werden dagegen wirklich innovative Umgangsweisen entwickelt (Schmidt et al. 2009). Tabelle 1-4 zeigt, dass gerade in der Altersgruppe der 14- bis 19-Jährigen ein hohes Interesse gegenüber den anderen Altersgruppen besteht, aktiv Beiträge zu verfassen und in das Internet zu stellen.

Interpersonelle Kommunikation

Eine weitere wichtige Motivation für die Nutzung der Online-Kommunikation stellt mit Sicherheit die Erleichterung der **interpersonellen Kommunikation** dar, die mit einer **Absenkung von Schamgrenzen** im Rahmen dieses Mediums

Tab. 1-4: Interesse an der Möglichkeit, aktiv Beiträge zu verfassen und ins Internet zu stellen, 2006–2008 (%)

	2006 gesamt	2007 gesamt	2008 gesamt	Frauen	Männer	14–19 Jahre	20–29 Jahre	30–39 Jahre	40–49 Jahre	50–59 Jahre	≥60 Jahre
sehr interessiert	10	13	13	11	15	27	14	16	10	6	7
etwas interessiert	15	18	22	22	21	30	31	20	16	16	18
weniger interessiert	26	25	25	25	25	23	33	22	29	21	18
gar nicht interessiert	49	44	40	41	39	20	22	42	46	56	58

Basis: Onlinenutzer ab 14 Jahren in Deutschland (2008: n = 1186, 2007: n = 1142, 2006 n = 1084).
Quelle: ARD/ZDF-Onlinestudien 2006–2008, zit. n. Fisch et al. 2008

1.2 Das Internet als Kommunikations-, Unterhaltungs- und Informationsmedium

einhergeht. Es fällt leichter, persönliche Botschaften und Informationen über das Internet zu kommunizieren, weil kein direkter, persönlicher Kontakt zum Adressaten besteht und auch die Reaktion zeitverzögert erfolgt. Über Second-Life-Identitäten ist es sogar möglich, anonym zu kommunizieren, wodurch sich die Schamgrenzen nochmals verringern können. So legen gegenüber Erwachsenen weniger als die Hälfte der Jugendlichen Wert darauf, ihr Gegenüber im direkten Augenkontakt vor sich zu haben. Ein Drittel der 14- bis 17-Jährigen begrüßt umgekehrt die Möglichkeit der anonymen Internetkommunikation und sieht keinen Unterschied mehr zwischen persönlicher Unterhaltung und Austausch durch E-Mail oder Instant Messaging (mpfs 2009).

Aus Tabelle 1-5 und Abbildung 1-2 wird ersichtlich, welch große Rolle soziale Netzwerkverbindungen für Jugendliche spielen. Für Jugendliche hat diese Form der Verbindung und des Austausches mit Gleichaltrigen nichts Anonymes, Oberflächliches an sich, wie es die große Mehrheit der älteren Erwachsenen wahrnimmt. Im Gegenteil bejaht bereits ein Drittel der 14- bis 17-Jährigen die Aussage: „Das Internet gibt mir das Gefühl nicht allein zu sein", wie aus der „Gesprächskultur"-Studie des Instituts für Demoskopie Allensbach (2010) hervorgeht. Diese repräsentative Untersuchung zur Nutzung und Bewertung von Onlinekommunikation bei Jugendlichen und Erwachsenen belegt aber auch, dass den Nutzern überwiegend der Unterschied zwischen echten und virtuellen Freunden klar ist. Die Internetplattformen werden im Wesentlichen dazu genutzt, um bereits bestehende Kontakte aufrechtzuerhalten oder zu intensivieren. Auch für Jugendliche ist der reale Kontakt weiterhin unerlässlich, um Freundschaften aufzubauen.

Tab. 1-5: Mindestens einmal wöchentliche Nutzung von E-Mail, Chat, Foren, Instant Messaging 2008 (%)

	Gesamt	Frauen	Männer	14–19 Jahre	20–29 Jahre	30–39 Jahre	40–49 Jahre	50–59 Jahre	≥60 Jahre
E-Mails senden oder empfangen	82	82	83	75	94	86	79	75	81
an Gesprächsforen bzw. Newsgroups teilnehmen oder chatten	25	24	26	72	46	20	13	5	4
Instant Messaging, z.B. mit ICQ, MSN, Skype	30	27	33	85	60	25	12	4	5

Basis: Onlinenutzer ab 14 Jahren in Deutschland (2008: n = 1186).
Quelle: ARD/ZDF-Onlinestudie 2008, zit. n. Fisch et al. 2008

1 Bedeutung von Computerspielen und Internetnutzung für Kinder und Jugendliche

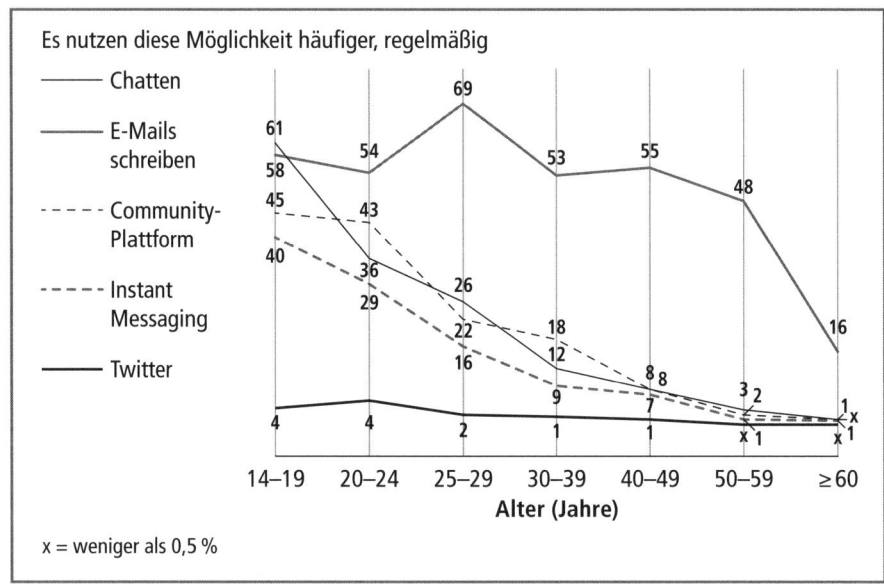

Abb. 1-2: Kommunikationskanäle der jungen Bevölkerung. Basis: Bevölkerung ab 14 Jahre (IfD Allensbach, zit. n. Kreitling 2010)

Abgrenzung von der Erwachsenenwelt

Bemerkenswert ist auch, dass die modernen Internetkommunikationsformen ihre Ausdrucksmöglichkeiten zunehmend erweitern und differenzieren. Sogenannte **Emoticons** (z.B. ☺), also Symbole für individuelle Befindlichkeiten, tragen dazu bei, in der Kommunikation verwendete Sätze besser werten und einordnen zu können. Betrachtet man die in Chats übliche Sprache, so wird klar, dass die Jugendlichen ganz eigene Wortabkürzungen und -neuschaffungen benutzen oder Bedeutungsänderungen vornehmen. Es ist offensichtlich, dass sich hier eine ganz neue Form der Kommunikation einer spezifischen Altersgruppe in Form eines **Codes** entwickelt, den Erwachsene nur noch bedingt kennen und verstehen können. Hierdurch erlaubt die Internetkommunikation den Jugendlichen untereinander auch eine **Abgrenzung von der Welt der Erwachsenen** vorzunehmen, ein in diesem Alter ganz typisches Phänomen.

> Beispiel eines Chats zwischen zwei Mädchen, 15 und 16 Jahre alt
> (überlassen von privat)
> K: „Was machs Du grad? BIDUNOWA?"
> S: „Sry, mom, FYI, wir feiern grad ne bigge partie und tanzen ab. LMAO, BIDUNOWA, heut is FEIERN angesagt!!!!!"
> K: „OK IC, HF!!! GN8! TS!"
> S: „Hey; JK, Bin doch längs im bed und tu schlafen. HDGDL!"

1.2 Das Internet als Kommunikations-, Unterhaltungs- und Informationsmedium

Übersetzt heißt das:
K: „Was machst du grad? Bist du noch wach?"
S: „Sorry, Moment, for your interest: Wir feiern grad eine große Party und tanzen ab. Laughing my ass off, bist du noch wach? Heut ist FEIERN angesagt!"
K: „OK. I see, have fun! Good night, Träum süß."
S: „Hey; just kidding, bin doch längst im Bett und schlafe. Hab Dich ganz doll lieb!"

Beziehungsmanagement

Eines der wichtigsten Motive besteht bei der Nutzung von Onlinekommunikation im Beziehungsmanagement, wobei hier sowohl Kontaktpflege und -intensivierung bedeutsam sind als auch das Bedürfnis, nicht ausgeschlossen zu sein bzw. einfach **„dabei zu sein"** (Schmidt et al. 2009). Es scheint für Jugendliche also zumindest zum Teil motivational einfach darum zu gehen, *nicht* in die Gefahr zu geraten, zum **Außenseiter in ihrer sozialen Bezugsgruppe** (z.B. Schulklasse) zu werden, wenn sie nicht Mitglied in einem sozialen Netzwerk wären.

Die Reaktion von Lesern der österreichischen Zeitung „Der Standard" auf die Kolumne einer bekennenden Facebook-Nutzerin darüber, im Eigenversuch ihr soziales Leben von nun an wieder mit Offlineinformationen – also außerhalb der sozialen Netzwerke – zu bewältigen, verdeutlicht eindrucksvoll die Motive Jugendlicher, Mitglied in Onlinecommunitys zu sein (Niedermayr 2010): Sie erhält Antworten wie:

„ja, in deiner hippie-wunschwelt vielleicht … sorry, lächerlich"
„autos, social networks oder dergleichen entstehen, weil menschen sogenannte grundbedürfnisse haben, im falle des autos wäre das das bedürfnis nach fortbewegung. bei social networks ist es aber das bedürfnis nach kommunikation"
„die weiterentwicklung in diesen bereichen ist auf das streben nach effizienz zurückzuführen, ein pferd ist effektiv, ein auto effizienter. ein brief ist effektiv, ein telefonat effizienter, kommunikation über social networks ist in anbetracht unserer knappen zeitlichen ressourcen heutzutage die momentan effizienteste variante … die zukunft wird sicher noch anderes bringen, aber es wird eine weiterentwicklung der bisherigen mittel sein"

Und schließlich:
„ich bin selbst noch einer der wenigen in meinem freundeskreis der auf facebook verzichtet, werde aber bei diversen gelegenheiten dazu gedrängt mich endlich einmal anzumelden: originalzitat von einem freund: Ohne facebook verlierst"
Quelle: http://derstandard.at/1266541479918/Kolumne-Mein-derzeitiges-Jugendlichen-Leben-ohne-Facebook?seite=2#forumstart

Hervorzuheben ist nochmals, dass die online gepflegten sozialen Beziehungen hohe Überschneidungen mit den Beziehungsstrukturen außerhalb des Internets aufweisen. Die sozialen Netzwerke werden von Jugendlichen jedoch auch dazu genutzt, lockere soziale Beziehungen (ehemalige Klassenkameraden, Ferien- oder Partybekanntschaften) aufrechtzuerhalten und bei Bedarf (Umzug, Ausbildung im Ausland etc.) darauf zurückzugreifen.

> Gerade unter den Anforderungen höherer sozialer und beruflicher Mobilität erhalten die globalisierten sozialen Netzwerke eine zunehmende Bedeutung. Sie stellen einen möglichen Bezugsrahmen dar und können insgesamt auch als Zeichen hoher sozialer Kompetenz interpretiert werden (Schmidt et al. 2009).

Informationsbeschaffung

Zur Thematik der **Informationssuche** ist zu ergänzen, dass hierbei im Jugendalter nicht vornehmlich eine lernbegleitende Motivation im Rahmen der Schule im Vordergrund steht. Eher wird für persönliche Interessen und Hobbys im Internet recherchiert. Insofern ist auch die Informationssuche oft Teil der Unterhaltung und dieser untergeordnet. Für ungefähr die Hälfte der Themen, die für Jugendliche interessant sind, wird das Internet als bevorzugte Informationsquelle genutzt. Das Fernsehen ist wichtiger beim aktuellen Zeitgeschehen, Sport, Politik und Stars (mpfs 2009). Der Netzdienst Twitter, über den aktuelle Informationen rasch und weit verbreitet werden können, spielt dagegen bei Jugendlichen derzeit noch keine so große Rolle wie bei der Altersgruppe über 30 Jahre.

Beim Übergang zum Erwachsenenalter ergeben sich dann erneut Veränderungen hinsichtlich der Internetnutzung. Im Vordergrund steht an der Schwelle zum Berufseinstieg vor allem die Verbesserung von Fachkenntnissen und Allgemeinbildung. Onlineenzyklopädien wie Wikipedia und politische oder zeitgeschichtliche Themen werden vornehmlich in kurzen, eher dekontextualisierten Informationseinheiten aufgesucht. Eine Vertiefung oder Einordnung von Wissensbeständen findet meist nicht statt. In kommunikativer Hinsicht weicht das Bedürfnis nach Selbstrepräsentanz und Gruppenzugehörigkeit zunehmend einer routinierten Nutzung zur Pflege bestehender sozialer Beziehungen.

2 Medien erobern die Freizeit

Medien bestimmen in hohem Maße das Freizeitverhalten Erwachsener und Jugendlicher. Diese rasante Entwicklung der „digitalen Revolution" brachte generationenübergreifend technische Möglichkeiten in das Berufs-, Alltags- und Freizeitverhalten, die sich vor 15 Jahren noch niemand in diesem Ausmaß vorstellen konnte.

Das Freizeitverhalten im Zusammenhang mit der Medienentwicklung wird sehr gut durch die Schilderungen Jugendlicher verdeutlicht. So äußert sich der 17 Jahre alte Jan wie folgt:

> „Wenn ich von der Schule nach Hause komme, schalte ich meist als erstes meinen PC an und mache dann meine Hausaufgaben. Wenn ich dann fertig bin, schalte ich den Fernseher noch ein und das Handy ist immer an, damit ich auch für jeden erreichbar bin. Meinen PC lass ich die meiste Zeit über an, damit ich auch immer weiß, was alles aktuell ist oder was alles passiert ist.
> Ich selbst habe einen hohen Medienkonsum, da ich wie schon genannt für jeden erreichbar bin und wissen will, was aktuell ist und schon auf diese Dinge angewiesen bin. Wenn ich diese Dinge nicht so oft um mich herum habe, werde ich viel schneller unruhig oder sogar aggressiv. Allerdings bin ich die meiste Zeit unterwegs und komme dazu auch nicht so oft, Dinge zu machen."

Angesichts dieser Entwicklung hat sich der Begriff der digitalen Generation herausgebildet (vgl. Buckingham u. Willett 2006). Es wird auch von **Digital Natives** gesprochen, also der Generation der Kinder und Jugendlichen, die bereits unter den Bedingungen der digitalen Medienumwelt aufwächst. Im Unterschied dazu stehen die **Digital Immigrants**, d.h. diejenigen Mediennutzer, die erst im Erwachsenenalter diese Anpassungsleistung vollbringen (Prensky 2001).

Im Folgenden sollen die Mediengewohnheiten der „digitalen Generation" sowie die sozioemotionalen Folgen dargestellt werden, die sich aus dieser Entwicklung ergeben haben. Als Grundlage hierfür werden für das Kindesalter im Wesentlichen die Daten des Medienpädagogischen Forschungsverbundes Südwest aus der KIM-Studie 2008 (mpfs 2008b) herangezogen, für das Jugendalter die Daten JIM-Studie 2009 (mpfs 2009). Beide Studien geben auf repräsentativer Basis einen umfassenden Überblick über die Durchdringung des Alltags von Kindern und Jugendlichen durch die Medien.

2.1 Die Mediennutzung durch Jugendliche im Überblick

Im Hinblick auf die Gesamtmediennutzung sprechen die Zahlen eine klare Sprache: Neun von zehn Jugendlichen gehen regelmäßig online oder sitzen vor dem Fernseher. Offline-Computerspiele oder Konsolenspiele werden von ca. einem Drittel der Jugendlichen mehrfach in der Woche genutzt. Für 83% ist der MP3-Player zum ständigen und unverzichtbaren täglichen Begleiter geworden, drei Viertel nutzen regelmäßig das Radio zur Unterhaltung oder Information. Musikkassetten und CDs werden von zwei Dritteln genutzt. Deutlich weniger als die Hälfte der Jugendlichen liest hingegen noch regelmäßig Zeitungen oder Bücher.

Auffallend sind die **deutlichen geschlechtsspezifischen Nutzungsunterschiede** bei den modernen Medien: Mädchen schauen häufiger fern, nutzen häufiger das Handy oder das Internet und hören mehr Musik über CDs oder das Radio als Jungen. Außerdem lesen Mädchen viel häufiger Bücher als Jungen (52% vs. 29%). Gerade der letztgenannte Befund ist natürlich vor dem Hintergrund der Ergebnisse jüngerer Schul- und Bildungsstudien bedeutsam (mpfs 2009).

Mit zunehmendem Alter kann ein Rückgang der Fernsehnutzung beobachtet werden (12–13 Jahre: 94%; 18–19 Jahre: 84%), ebenso nimmt die Nutzung von Computer- und Konsolenspielen ab. Auch unter Berücksichtigung des Bildungshintergrundes ergeben sich interessante Diskrepanzen bei der Mediennutzung: Jugendliche mit einem höheren Bildungsgrad bevorzugen Internet, MP3-Player und Bücher, zum Teil auch das Radio. Jugendliche mit niedrigerem Bildungsniveau zeigen dagegen mehr Interesse am Fernsehen, nutzen häufiger das Handy und Computerspiele.

Pendelte sich gegenüber den Vorjahren die Gesamtmediennutzung inzwischen auf einem sehr hohen Niveau ein, so wird – wie gezeigt – bei der Internetnutzung erneut eine deutliche Zunahme registriert. Bemerkenswert ist dabei, dass im Zeitraum von zehn Jahren trotz der Expansion des Internets die Beschäftigung mit Fernsehen oder Radio nicht wesentlich abgenommen hat. Es ist also zu einer rasanten Ausdehnung der Gesamtbeschäftigungszeit mit Medien gekommen, wobei Medien oft parallel genutzt werden (z.B. Radio hören während der Computernutzung). Man kann ohne Übertreibung von einem **permanenten medialen Grundrauschen** im Alltagsleben sprechen. Das Beunruhigende hieran ist, dass diese so rasch zustande gekommene Entwicklung, die seit nicht einmal 20 Jahren Bestand hat, erst ansatzweise in allen ihren Konsequenzen erforscht ist. Risiken, die mit ihr einhergehen, können daher nur in Ansätzen (und dann auch nicht verlässlich) eingeschätzt werden.

Die kanadische Soziologin Rhonda McEwen, die das Kommunikationsverhalten und die Mediengewohnheiten Jugendlicher untersucht, stellte fest, dass sich viele Jugendliche mit elektronischen Geräten um sich herum in eine Art „Kokon aus Geplapper" eingesponnen haben. Sie wüssten gar nicht mehr, was es bedeute, alleine zu sein. So entgegnete eine ihrer jugendlichen Interviewpartnerinnen auf

2.1 Die Mediennutzung durch Jugendliche

die Frage, wann diese denn alleine sei: im Tunnel zwischen Manhattan und Queens, da sie dort keinen Empfang habe, und das sei schrecklich (Rühle 2010).

Diese Informationsüberflutung ist nach Lovink (2010) dafür verantwortlich, dass das Web-Zeitalter zu erhöhtem Stress und Überforderung führt. Wer überleben will, so Bernardi und Pallanti (2009), muss konkurrenzfähig sein, und wer konkurrenzfähig sein will, muss vernetzt sein, eine riesige und ständig wachsende Datenflut aufnehmen und verarbeiten. Dies führe zu permanentem Aufmerksamkeitsstress, für Affektivität bliebe immer weniger Zeit. Wir müssten unbedingt wieder „Herren unserer Zeit werden" und nicht dem Druck erliegen, ständig online und auf immer kleineren Displays im Netz unterwegs zu sein.

Überraschenderweise hat sich im Kontrast zu den gerade geäußerten Befürchtungen die Lesehäufigkeit von Büchern ebenfalls kaum geändert. Lediglich bei Zeitungen und Zeitschriften ist eine Verringerung des Konsums festzustellen. Auch bei anderen nichtmedialen Freizeitbeschäftigungen – z.B. sich mit Freunden zu treffen oder Sport zu treiben – konnten in den Jahren 2004–2009 keine signifikanten Änderungen festgestellt werden (s. Abb. 2-1). Es stellt sich lediglich die Frage, wann Kinder und Jugendliche eigentlich noch zu Ruhe und Erholung kommen können. Damit ist man sofort wieder bei der Problematik drohender Informations- und Aktivitätsüberflutung angelangt.

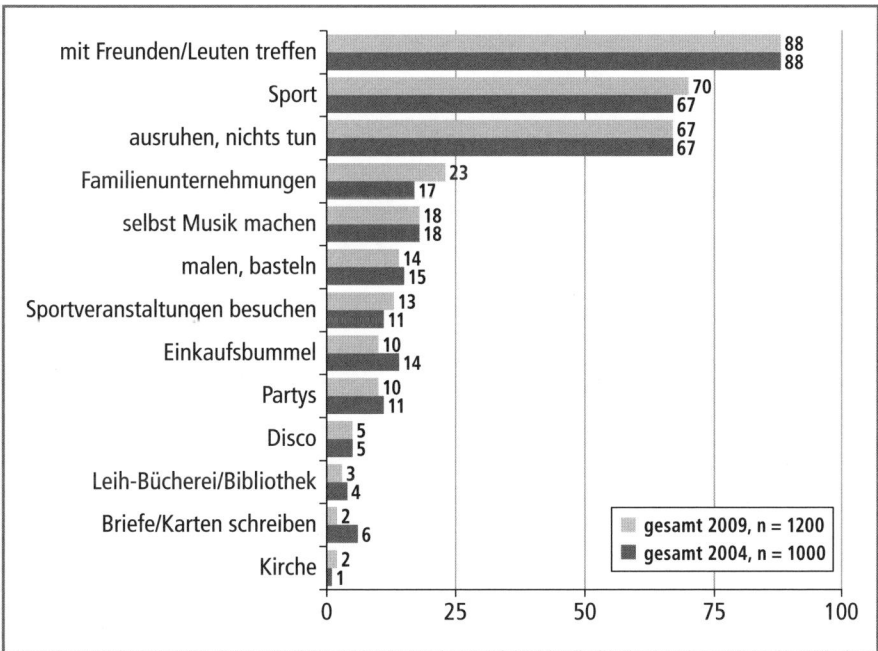

Abb. 2-1: Nonmediale Freizeitaktivitäten 2009/2004: Täglich bzw. mehrmals pro Woche ausgeübte Aktivitäten. Angaben in Prozent, Basis: alle Befragten (mpfs 2004; mpfs 2009a)

2.2 Die Nutzung digitaler Medien

Die Angaben des Staatsinstituts für Schulqualität und Bildungsforschung München (2004) veranschaulichen den „drastischen elektronischen Strukturwandel", der durch die rasche Entwicklung und Expansion digitaler Medien in den letzten Jahren im Kommunikations- und Freizeitverhalten ausgelöst und ermöglicht wurde.

1998 beschäftigten sich erst 48% der Jugendlichen zwischen zwölf und 19 Jahren täglich mit dem Computer. 2004 waren es schon 71%. Besaßen 1998 gerade einmal 8% der Jugendlichen ein Handy, so waren es 2004 bereits 90%.

Noch gravierender ist diese fulminante Entwicklung im Bereich des **Internets** einzuschätzen, wenn man bedenkt, dass heute kaum noch ein Jugendlicher ohne dieses Kommunikationsmedium auskommt. Europaweit bewegte sich Deutschland 2006 bei der Internetnutzung der Jugendlichen unter 17 Jahren auf einem Mittelplatz mit 47% Nutzungsanteil. Spitzenreiter waren Dänemark (71%) und die Niederlande (68%); European Commission 2006.

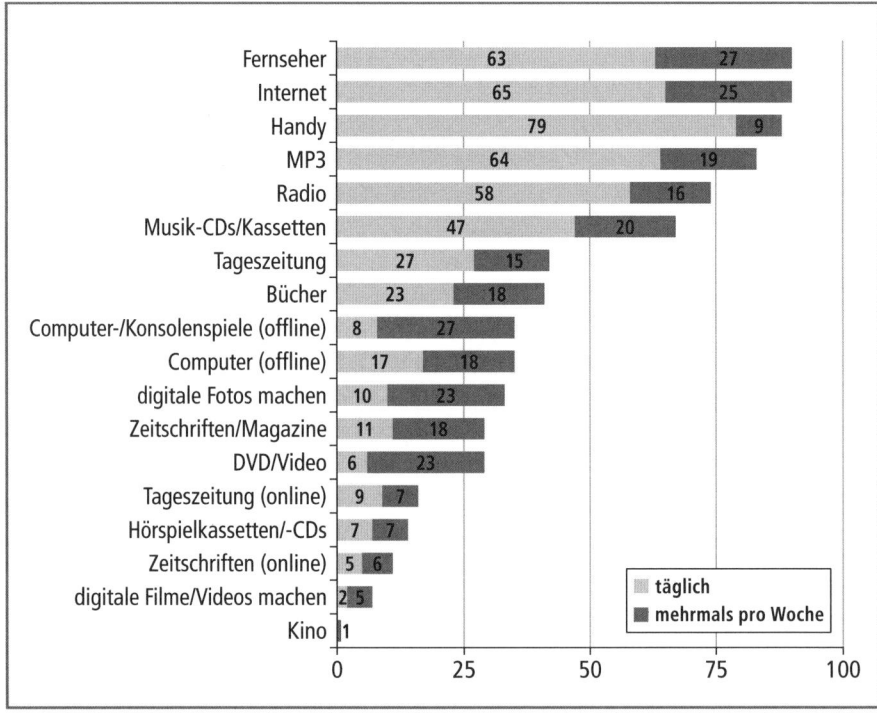

Abb. 2-2: Medienbeschäftigung in der Freizeit 2009. Angaben in Prozent, Basis: alle Befragten, n = 1200 (mpfs 2009)

2.2 Die Nutzung digitaler Medien

> Es ist anzunehmen, dass diese Entwicklung noch nicht beendet ist und die Beschäftigung mit Medien insgesamt bei den Jugendlichen zwischen zwölf und 19 Jahren einen immer dominanteren Stellenwert in ihrer Freizeitgestaltung einnehmen wird.

2009 nutzten 98% der 12- bis 19-Jährigen das Internet, in der JIM-Studie 1998 waren es gerade einmal 18%. Der Anteil derjenigen, die täglich oder mehrfach in der Woche online sind, liegt aktuell bei 90% ohne signifikante Unterschiede zwischen Mädchen und Jungen (s. Abb. 2-2).

Nach eigener Einschätzung verbringen die Jugendlichen von Montag bis Freitag im Mittel 134 Minuten mit dem Internet, das sind 17 Minuten mehr als im Vorjahr (mpfs 2009). Hinzu kommen 137 Minuten tägliche Fernsehdauer. Jungen und junge Männer schätzen ihre Onlinenutzung mit 146 Minuten höher ein als Mädchen und junge Frauen (121 Minuten). Die 12- bis 13-Jährigen kommen auf 89 Minuten, während die 14- bis 15-Jährigen das Internet am häufigsten nutzen. Von da an bis in das junge Erwachsenenalter ist der zeitliche Umfang der Beschäftigung mit dem Internet zur Unterhaltung wieder rückläufig.

Von größter Bedeutung, insbesondere für die Gewohnheitsbildungen bei der Computer- und Internetnutzung, ist die **Verfügbarkeit des Mediums**. Zurzeit dominiert noch die Nutzung von zu Hause aus. Es ist aber zu erwarten, dass in Zukunft durch die stärkere Verbreitung von WLAN-Verbindungen das mobile, von überall aus zu erreichende Internet eine zunehmende Verbreitung finden wird. Momentan ist jedoch noch von einem mit zunehmendem Alter ansteigenden Anteil Jugendlicher auszugehen, die vom eigenen Zimmer aus das Internet nutzen (12–13 Jahre: 46%; 18–19 Jahre 79%). Wie Abbildung 2-3 zeigt, hat die Medienausstattung in den Familien bereits heute nahezu eine Vollversorgung im Hinblick auf Computer, Internetzugang und Handy erreicht. Bei Jugendlichen ist, wie Abbildung 2-4 veranschaulicht, eine enorme Dichte hinsichtlich des Besitzes elektronischer Geräte festzustellen. Weit über 90% besitzen ein eigenes Handy, über 80% einen MP3-Player, über 70% einen Computer oder Laptop und mindestens 60% einen Fernseher.

Da die modernen Medien, vor allem Handys, zunehmend zu **Multifunktionsplattformen** werden, geht die Nutzung verschiedener Anwendungsmöglichkeiten auch immer mehr ineinander über, sodass Abgrenzungen zunehmend schwerer fallen. Zukünftig wird das Handy deswegen wahrscheinlich zum dominierenden Kommunikations- und Unterhaltungsmedium werden – jedenfalls in einem noch stärkeren Ausmaß, als es das ohnehin schon ist, wenn man die aktuelle regelmäßige Nutzungshäufigkeit von 88% bei den Jugendlichen betrachtet.

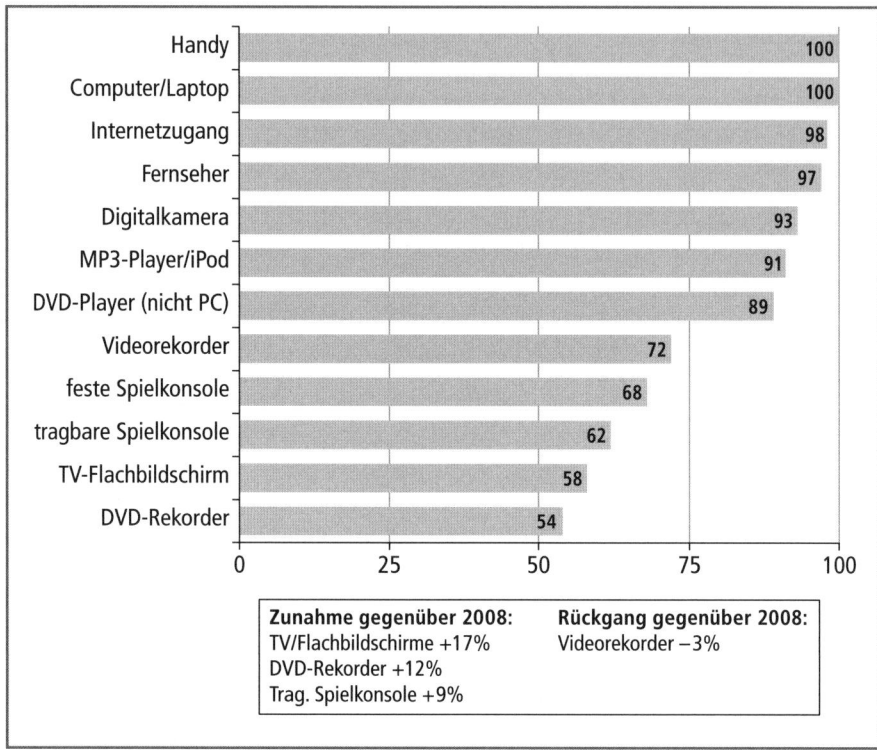

Abb. 2-3: Geräteausstattung im Haushalt 2009 (Auswahl). Angaben in Prozent, Basis: alle Befragten, n = 1200 (mpfs 2009)

2.3 Die Wichtigkeit von Medien im Alltag Jugendlicher

Betrachtet man die Wichtigkeit der Medien für Jugendliche im Alltag, so geben in der qualitativ orientierten JIMplus-Studie 2009 (mpfs 2009) 88% der Jugendlichen an, dass es ihnen sehr wichtig oder wichtig ist Musik zu hören. Die Nutzung des Internets wird von 87% als wichtig oder sehr wichtig angegeben. Der Nutzung anderer Medien wird in absteigender Folge eine unterschiedlich hohe Bedeutsamkeit beigemessen: Das Handy wird von 72% als (sehr) wichtig angesehen, das Fernsehen von 69%, Bücher lesen von 53% und Computer spielen von 45% der Befragten. Hieran ist zu erkennen, wie sehr bei den Jugendlichen in den letzten Jahren das Fernsehen als Hauptunterhaltungsmedium von den modernen Medien verdrängt wurde. Andererseits muss man sich nochmals klarmachen, dass in vielen Fällen die Internetnutzung nicht anstelle des Fernsehens tritt, sondern noch hinzukommt oder aber während des Fernsehens stattfindet.

Im Tagesablauf Jugendlicher dominieren bei der Mediennutzung – entgegen den Erwartungen im Hinblick auf die starke Internetnutzung – hingegen **Radio**

2.3 Die Wichtigkeit von Medien im Alltag Jugendlicher

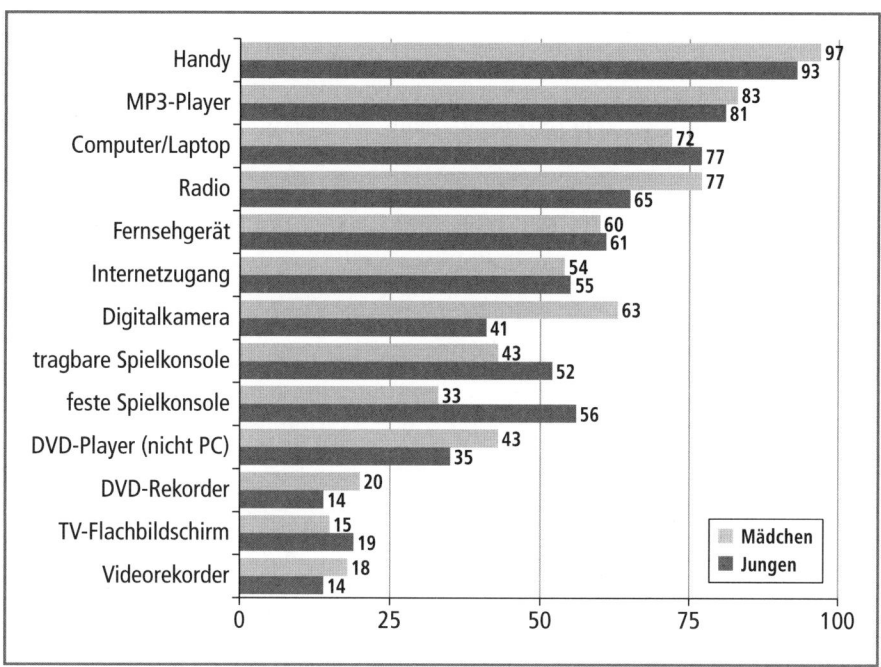

Abb. 2-4: Gerätebesitz Jugendlicher 2009 (Auswahl). Angaben in Prozent, Basis: alle Befragten, n = 1200 (mpfs 2009)

und MP3-Player. Auffallend ist, dass selbst beim Zusammensein mit Freunden oder mit der Familie Medien immer noch einen großen Stellenwert einnehmen. Im Kreis von Freunden ist es für knapp 30% der Jugendlichen wichtig, das Handy dabeizuhaben, 20% erachten den MP3-Player als am wichtigsten, nur 21% nennen überhaupt keine Medien. In der Familie spielt das gemeinsame Fernsehen eine nicht wegzudenkende Rolle bei der gemeinsamen Freizeitgestaltung. Nur in jeder dritten Familie wird auf die gemeinsame Nutzung von Medien verzichtet. Um sich zu entspannen oder ausruhen zu können, bevorzugen 42% in der Freizeit den Medienkonsum, während nur 8% hierauf ganz verzichten (mpfs 2009).

Betrachtet man Zweck und Inhalte, wegen derer Jugendliche das Internet nutzen, dann wird die Hälfte der Internetzeit für die **Kommunikation** verwendet. Unterhaltungsanteile umfassen 20%, weniger Zeit wird (allerdings altersabhängig) für die Informationssuche aufgewendet. Spiele nehmen 18% der Onlinenutzung in Anspruch, wobei Jungen hierfür dreimal mehr Zeit aufbringen als Mädchen. Mädchen wiederum nutzen um 10% häufiger das Internet zu kommunikativen Zwecken.

Bei der freizeitbezogenen, unterhaltenden Mediennutzung dominieren die Jungen, besonders was das Sehen von Videos oder Videoportalen betrifft. Auch im Bereich Musik greifen Jungen häufiger auf das Internet zu.

Insgesamt hat die **Internetnutzung** allein in den Jahren zwischen 2007 und 2009 bei Jugendlichen um 13% zugenommen. Die stärkste Zunahme war in der Altersgruppe zwischen zwölf und 13 Jahren zu verzeichnen, was ein Hinweis auf die zunehmende Verjüngung der Internetnutzer ist – mit allen möglichen positiven wie negativen psychosozialen Implikationen (s. Abb. 2-5).

Untersucht man genauer, wie Jugendliche die Internetkommunikation einsetzen, fällt die zentrale Bedeutung von **Instant Messagers** und **Online-Communitys** auf. 70% der Jugendlichen nutzen diese Kommunikationsforen mehrfach in der Woche oder sogar täglich. Im Durchschnitt wird von den Jugendlichen die Teilnahme an 1,5 Communitys genannt, hier am intensivsten das **schülerVZ** (42%). Ab dem beginnenden Erwachsenenalter erfolgt dann häufig ein Wechsel zu **studiVZ** (19%). Männliche Jugendliche weisen gegenüber Mädchen die Besonderheit auf, dass sie auch über Computerspiele im Onlinemodus mit anderen Spielern kommunizieren. **Twitter** spielt bei den Jugendlichen bisher dagegen geschlechtsunabhängig keine nennenswerte Rolle (mpfs 2009).

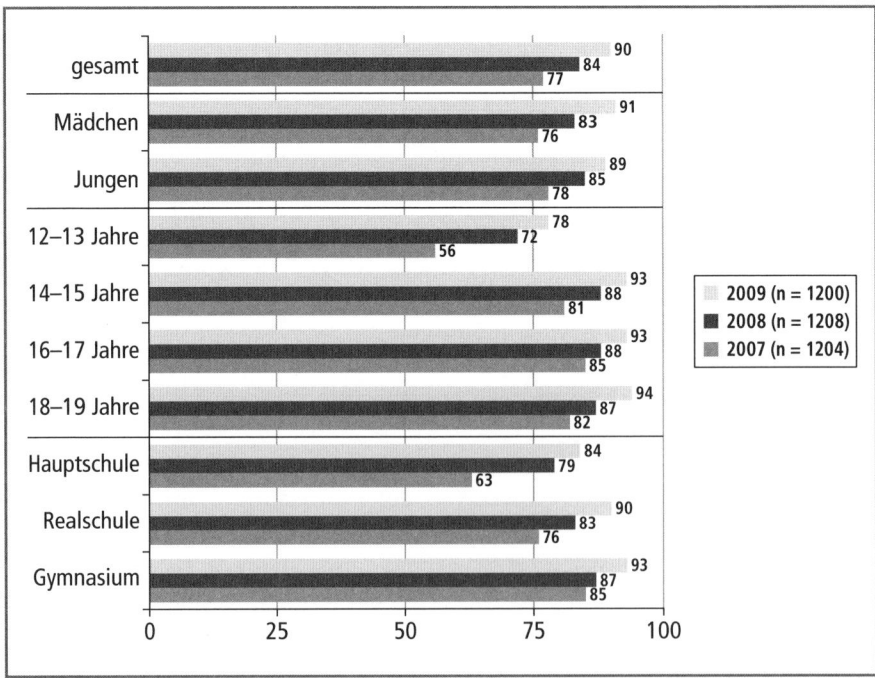

Abb. 2-5: Internet-Nutzungsfrequenz 2009/2008/2007: Nutzung täglich bzw. mehrmals pro Woche. Angaben in Prozent, Basis: alle Befragten (mpfs 2007; mpfs 2008a; mpfs 2009)

Mit zunehmendem Alter steigt die Bedeutung der **schul- und ausbildungsbezogenen Nutzung** des Computers bei Jugendlichen. Fast die Hälfte der 12- bis 19-Jährigen nutzt ihn oder das Internet regelmäßig zu diesem Zweck zu Hause: je höher der angestrebte Bildungsabschluss, desto häufiger. Abweichend hierzu finden der Computereinsatz und das praktische Arbeiten am Computer und im Internet in der Schule immer noch selten statt. Gerade einmal von 16% der Jugendlichen werden diese Tätigkeiten als Bestandteil des Schulalltags angegeben. Dies ist umso bemerkenswerter, als der Anteil Jugendlicher, die mit zunehmendem Alter das Internet für die schulische Arbeit oder die Ausbildung einsetzen, stetig ansteigt. Demgegenüber stagniert die Nutzung in Schulen und Betrieben weiterhin.

2.4 Motive für die Mediennutzung

Interessanterweise werden durch den verstärkten Medienkonsum andere Freizeitinteressen zumindest nicht grundlegend vernachlässigt oder aufgegeben. Eher scheint eine Offenheit für zusätzliche Medienangebote zu bestehen. Nach wie vor spielen direkte Kontakte zu Freunden, Fernsehen, Musik hören, Bücher lesen oder Sport eine wichtige Rolle im Leben der Jugendlichen. Dieser Befund hat sich im Zeitraum zwischen 2004 und 2009 auch nicht erkennbar geändert (s. Abb. 2-1, S. 15; mpfs 2009).

Dabei stellt sich natürlich die Frage, wie die Jugendlichen mit dieser Ausweitung der Freizeitmöglichkeiten umgehen, wenn sie keinen signifikanten Verzicht in dem einen oder anderen Freizeitbereich erbringen. Es ist davon auszugehen, dass bei allen genannten Aktivitäten kleinere, jedoch nicht substanzielle Abstriche gemacht werden. Möglich ist dies durch den Einsatz der technischen und zeitsparenden Optimierungen der neuen Medien. Beispielsweise werden Musiktitel nicht mehr im Radio gehört und/oder auf Musikkassette aufgenommen, sondern aus dem Internet heruntergeladen. Viele Aktivitäten werden zudem parallel nebeneinander durchgeführt, z.B. Freunde treffen, nebenher SMS schreiben oder beantworten, Musik aus dem Internet hören oder sich gemeinsam das neueste Video auf YouTube anschauen. Jugendliche werden auf diese Weise bereits früh zu sogenannten **Multitaskern**. Dies führt dazu, dass Leerlaufzeiten, also Zeitintervalle, in denen Jugendliche nichts tun oder einfach nur ihren Gedanken nachhängen, geringer geworden sind. Die Auswirkungen auf die soziale Interaktion, kognitive Prozesse oder das Lernverhalten werden an anderer Stelle noch zu besprechen sein.

Die dargestellten Daten legen die Schlussfolgerung nahe, dass die aktuellen vielfältigen Medienangebote von den Jugendlichen zwar intensiv als Mittel zum Zweck, z.B. zur Intensivierung der Kommunikation mit Freunden genutzt werden, ihre **Grundbedürfnisse** sich von denen früherer Jugendgenerationen aber **nur unwesentlich unterscheiden**. Es darf angenommen werden, dass die Kommunikation und das Surfen im Internet dazu beitragen, Medienangebote gezielter auszuwählen, weil z.B. die Mitglieder sozialer Netzwerke intensiv über die Angebote diskutieren und damit das Medienverhalten eher besser gesteuert als unkritisch ausgeweitet wird.

Don Tapscott, Professor aus Montreal, hat ein viel beachtetes Buch mit dem Titel „Grown Up Digital – How the Net Generation is Changing Your World" geschrieben. Für das Buch hat er mehr als 11000 Jugendliche im Umgang mit den neuen Medien untersucht. Er formuliert: „Für euch ist das Internet wie die Luft zum Atmen." Entgegen den vielerorts geäußerten pessimistischen Einschätzungen über die schädlichen Entwicklungsfolgen einer medialen Überflutung stellt er fest, dass sich die **Digital Natives** zur besten Generation aller Zeiten formen könnten. Er begründet dies damit, dass junge Leute heute zu Informationen einen viel umfassenderen Zugang hätten und diese zugleich besser hinterfragen können. Sie seien gut darin, sie zu überprüfen und die verschiedenen Quellen zu verwalten. Digital Natives seien auch keine Multitasker, sie könnten aber im Unterschied zu Erwachsenen schneller zwischen Tätigkeiten hin- und herschalten. Tapscott konstatiert eine Art „digitaler Firewall" zwischen den Generationen und betont, dass sich die Erwachsenen den modernen digitalen Verhaltensgewohnheiten stärker annähern müssten und nicht umgekehrt (Schulz u. Wagner 2009).

2.5 Computer-, Konsolen- und Onlinespiele

Zweifellos am meisten und am kontroversesten diskutiert wird zum gegenwärtigen Zeitpunkt die Bedeutung von Computerspielen für Kinder und Jugendliche. Bislang wissenschaftlich weitgehend ungeklärte oder nur unzureichend untersuchte Fragen betreffen die Auswirkungen auf die sozio-emotionale Entwicklung. Dies gilt insbesondere im Hinblick auf eine Beeinflussung aggressiver Verhaltensweisen, aber auch auf die kognitive Entwicklung und die Entwicklung bezüglich Lern-, Aufmerksamkeits- und Gedächtnisprozessen.

Einige gut belastbare Untersuchungen liegen hingegen schon zu den Gefahren der Entwicklung einer **Computersucht** vor. Um diese Diskussion angemessen führen zu können, sind zunächst nochmals die Nutzungshäufigkeiten und -gewohnheiten zu vergegenwärtigen. Die Daten der JIM-Studie (mpfs 2009) belegen, dass 45% der 12- bis 19-Jährigen mindestens mehrmals in der Woche etwa zu gleichen Teilen mit anderen oder alleine Computer spielen. Dabei besteht eine ausgeprägte Diskrepanz zwischen Jungen (67%) und Mädchen (22%). Der Anteil der Nichtspieler liegt bei insgesamt nur 19%, wobei korrespondierend hier der Anteil der Mädchen (32%) wiederum weitaus höher ist als der Anteil der Jungen (7%).

Vor allem Jungen (58%) präferieren gegenüber Mädchen (22%) eindeutig die Onlinespielenutzung zusammen mit anderen Spielern gegenüber allen anderen Spieleanwendungen, das heißt sie spielen weit weniger häufig alleine oder offline

2.5 Computer-, Konsolen- und Onlinespiele

(s. Abb. 2-6). Die Spielaktivitäten der Jugendlichen finden vor allem zu Hause statt, zu 47% im eigenen Zimmer. Regelmäßiges Spielen bei Freunden ist dagegen viel seltener (12%), Spielen kann in der Schule (2%) so gut wie gar nicht ausgeübt werden. Auch hier ist erneut festzuhalten, dass dreimal mehr Jungen (60%) vom eigenen Zimmer aus spielen als Mädchen (29%).

Die Jugendlichen schätzen ihre durchschnittliche **Computerspieldauer** am Tag unter der Woche auf 79 Minuten ein, wobei Jungen (98 Minuten) fast 45 Minuten länger täglich spielen als Mädchen (53 Minuten). Ab dem Alter von 14 Jahren bis zum Alter von 19 Jahren bleiben die täglichen Nutzungszeiten so gut wie konstant. Darüber hinaus lässt sich eine starke Abhängigkeit vom schulischen Bildungsniveau erkennen. Während von den Jugendlichen mit geringerer Bildung eine tägliche Spielnutzungsdauer von 112 Minuten angegeben wird, beträgt die Spieldauer bei Gymnasiasten nur 63 Minuten und bei Realschülern 82 Minuten. Anzumerken ist, dass sich die täglichen Spielzeiten gegenüber dem Vorjahr erneut um durchschnittlich 5 Minuten gesteigert haben. Die größte Zunahme war bei den 14- bis 15-Jährigen (15 Minuten) zu verzeichnen und bei denjenigen mit dem schwächsten Bildungshintergrund (19 Minuten). Überraschend ist der Befund, dass an den Wochenenden die durchschnittliche Spielzeit unabhängig vom Bildungshintergrund nur unwesentlich weiter ansteigt (16 Minuten). Dies betrifft wieder intensiver die Jungen (22 Minuten) als die Mädchen (5 Minuten).

Betrachtet man die inhaltlichen Vorlieben der Jugendlichen zu einen bestimmten **Genre** von Computerspielen, so muss zunächst festgehalten werden, dass es

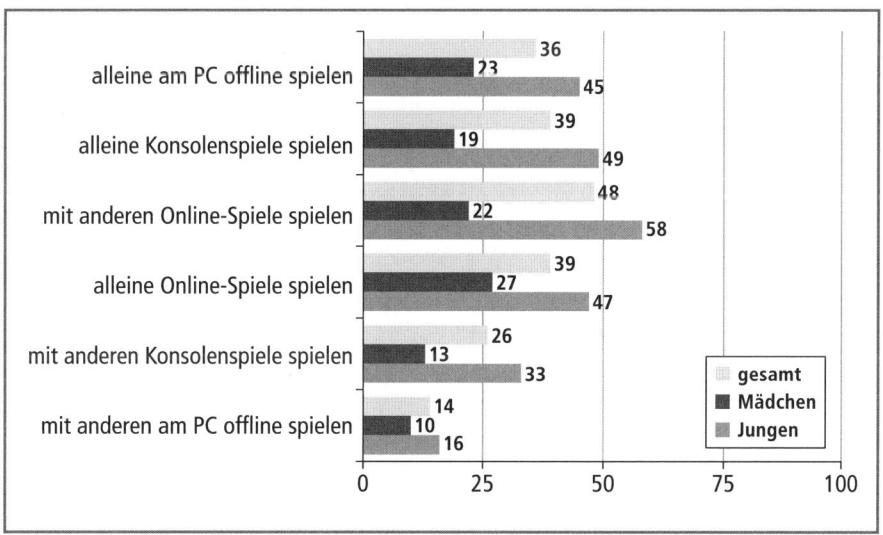

Abb. 2-6: Täglich bzw. mehrmals pro Woche genutzte Spiele (Computer/Internet/Konsole). Angaben in Prozent, Basis: jeweilige Nutzer (mpfs 2009)

sich um einen extrem dynamischen Markt handelt. Allein von 2007 auf 2008 konnte für den deutschen Absatzmarkt bei den verkauften Computerspielen ein Zuwachs von 17% registriert werden. Für 2009 wurde ein Rückgang von 12%, allerdings weiter auf hohem Niveau verbleibend, gegenüber dem Rekordjahr 2008 ermittelt. Damit lag der Umsatz aber immer noch höher als 2007 (BITKOM 2009, 2010). Die Ausmaße dieses Marktes sind beeindruckend, denn allein im Jahr 2008 wurden 2960 Prüfvorgänge zur Alterseinstufung bei der Unterhaltungssoftware Selbstkontrolle (USK) durchgeführt (USK-Jahresbilanz 2008).

Das Spektrum beliebter Spiele ist dementsprechend breit gestreut. Die Präferenz für verschiedene Spielanwendungen verdeutlichen die Zahlen, welche aus der JIM-Studie 2009 hervorgehen (mpfs 2009) und in Abbildung 2-7 veranschaulicht werden.

Nach Kategorien geordnet sind Strategiespiele wie „Die Sims", Die Siedler" oder „Herr der Ringe" bei 35% der Jugendlichen am beliebtesten. Hierauf folgen mit 27% Shooter- und Actionspiele wie „Counter-Strike", „Grand Theft Auto" oder „Call of Duty". Von 17% werden (Auto-)Rennspiele wie „Need for Speed" oder „Mario Cart" bevorzugt, dann folgen Fußballspiele (16%), danach Denk-, Geschicklichkeits- und Kartenspiele. Nur 10% favorisieren derzeit Online-Rollenspiele, vor allem „World of Warcraft".

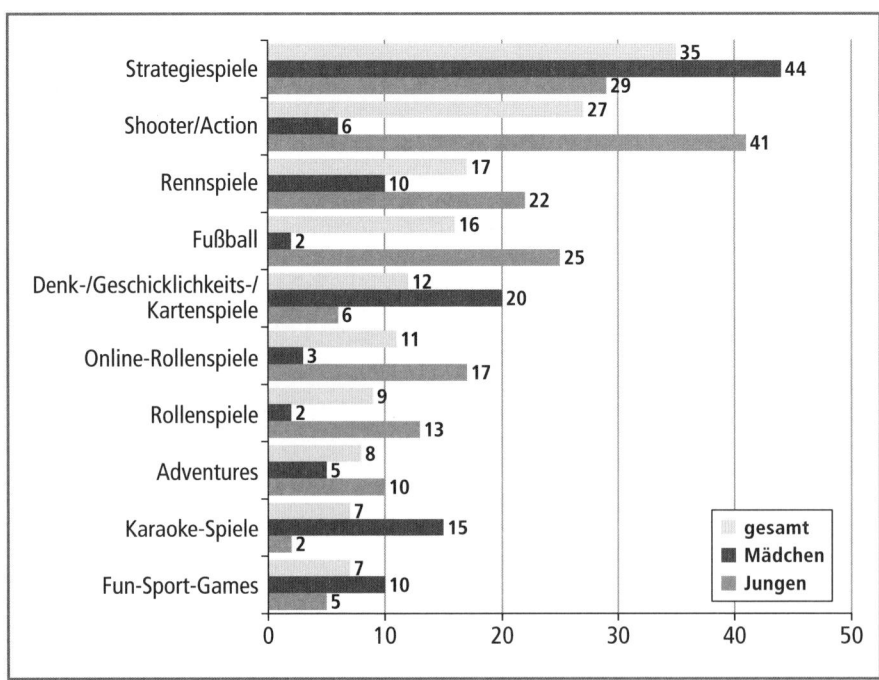

Abb. 2-7: Liebste Computerspiele (bei bis zu drei Nennungen). Angaben in Prozent, Basis: Nutzer PC-/Online-/Konsolenspielnutzung, n = 969 (mpfs 2009)

Auch hier ist es wichtig, auf geschlechtsspezifische Präferenzen, bei denen sich Mädchen und Jungen stark voneinander unterscheiden, zu achten: Während Mädchen sich besonders für Strategie-, Geschicklichkeits- und Karaokespiele, in letzter Zeit auch für Sportspiele über die „Wii"-Konsole interessieren, ziehen Jungen Action- und Shooterspiele sowie Autorennen und Fußballspiele vor (z.B. FIFA 09, 10). Zu den drei beliebtesten Spielen bei Mädchen und bei jungen Frauen gehören „Die Sims" (40%), gefolgt von dem Karaokespiel „Singstar" (14%), dem Geschicklichkeitsspiel „Solitär" (7%) und dem Nintendospiel „Super Mario" in seinen verschiedenen Variationen (5%). Wii Sports erfreut sich derzeit noch geringerer Beliebtheit (4%).

2.6 Das Handy als multifunktionale Vernetzungsmaschine

Mobiltelefone gehören mittlerweile zur elektronischen Grundausstattung Jugendlicher. **95% der Jugendlichen besitzen zumindest ein Handy** (mpfs 2009). Da die Geräte mittlerweile für viele Funktionen verwendbar sind, wie das Übertragen und Abspielen von Musik, das Aufnehmen und Versenden von Fotos oder Videos, die Nutzung des Internets oder als Spielekonsole, kommt ihnen in zunehmendem Maße – neben der Verwendung als Telefon – die Bedeutung eines mobilen Kleincomputers zu. Hinzu kommt die Ortungsfunktion über GPS.

Betrachtet man die Handynutzung durch Jugendliche, so verwundert nicht, dass noch vor dem Telefonieren das Versenden von SMS als häufigste Nutzungsform genannt wird. 85% der jugendlichen Handybesitzer kommunizieren auf diese Weise täglich, danach folgt das Hören von Musiktiteln sowie das Fotografieren oder Filmen mit dem Handy. Zwei Drittel der Jugendlichen versenden Daten mit dem Handy, und zwar entweder als Musik-, Foto- oder als Filmdatei (s. Abb. 2-8). Geschlechtsspezifisch finden sich keine wesentlichen Unterschiede beim Einsatz des Handys für verschiedene Funktionen. In einer anderen Untersuchung (Döring et al. 2004) ergaben sich geschlechtsspezifische Unterschiede, da Mädchen häufiger und längere SMS schreiben, über mehr Kontakte in ihrem Adressbuch verfügen und zu mehr Personen Kontakt haben als Jungen. Zudem war die SMS-Kommunikation bei Mädchen deutlich emotionaler ausgeprägt. Jungen interessieren sich dagegen mehr für die technischen Anwendungsmöglichkeiten ihres Mobiltelefons.

Interessant ist auch der Befund, dass die Handykommunikation mit den Eltern mehrheitlich in der Funktion des Telefons geführt wurde, diejenige mit Gleichaltrigen dagegen eher per SMS. Konflikte über die Handynutzung wurden im Übrigen von der überwiegenden Mehrzahl der Befragten verneint.

Abgerechnet werden die auflaufenden Handykosten zu mehr als zwei Dritteln über Prepaid-Karten, zu einem Drittel besteht ein Vertrag mit einem Anbieter. Die monatlichen Durchschnittskosten bewegen sich bei ca. 18,45 Euro, wobei Mädchen etwas mehr ausgeben als Jungen. Erfreulicherweise berichten nur 6%

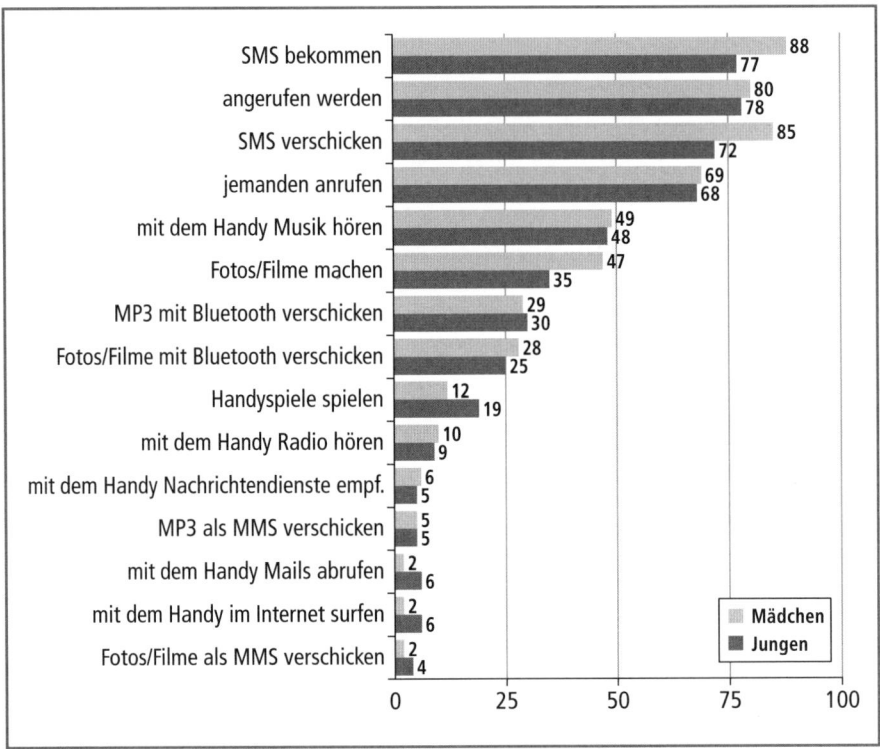

Abb. 2-8: Nutzung verschiedener Handyfunktionen: Nutzung täglich bzw. mehrmals pro Woche. Angaben in Prozent, Basis: Handybesitzer, n = 1143 (mpfs 2009)

der jugendlichen Handynutzer, dass sie wegen ihres Handys schon einmal in Schulden geraten sind. Die Mehrzahl scheint hier mit den Kosten angemessen umgehen zu können (mpfs 2009).

2.7 Die Mediennutzung bei Kindern

Eine gute Übersicht über die Nutzung moderner Medien durch Kinder gibt seit 1999 die repräsentative Langzeitstudie „Kinder und Medien, Computer und Internet" (KIM-Studie, mpfs 2010). Für die Jahre 2008 und 2010 wurden ungefähr 1200 Kinder im Alter zwischen sechs und 13 Jahren und ihre primären Erziehungspersonen hierzu befragt.

Bei den nahezu täglich ausgeübten **Routine- und Freizeitbeschäftigungen** steht das Absolvieren der Hausaufgaben an erster Stelle, gefolgt von Fernsehen, welches ebenfalls für eine große Mehrheit der Kinder zum täglichen Zeitvertreib gehört (mpfs 2010). Danach folgt Spielen – etwa zu jeweils 50% draußen oder

2.7 Die Mediennutzung bei Kindern

drinnen. Das Treffen von Freunden gehört bei rund der Hälfte der Kinder ebenfalls zu den Alltagsbeschäftigungen. Hervorzuheben ist, dass jeweils 12% der Befragten täglich etwas mit Familienmitgliedern unternehmen oder Sport treiben. Bei den genannten Alltagstätigkeiten bestehen keine milieubedingten Unterschiede.

Während der Kindheit dominiert noch eindeutig das Fernsehen den **Medienkonsum**: 76% schauen täglich fern. Computer (29%) werden nur von einer Minderheit täglich genutzt, allerdings mit deutlich steigender Tendenz seit der letzten KIM-Studie 2008 (23%; mpfs 2008b). Bei Computerspielen ist die Prävalenz mit 16% deutlich geringer. Bereits fast ein Drittel der Kinder nutzt so gut wie täglich das Handy (31%). Nur 11% lesen so gut wie täglich ein Buch, und 7% malen, basteln oder zeichnen. Immerhin 58% treiben aber ein- oder mehrmals in der Woche Sport. Ein interessanter Befund der Studie ist, dass die Mediennutzung in Form von Musikhören, Fernsehen oder neuen Medien eher alleine und somit selbstständig erfolgt, was die Frage nach der Kontrolle durch die Erwachsenen nach sich zieht (mpfs 2008b und 2010).

Die regelmäßige Nutzung elektronischer Medien, vor allem des Computers, steigt im Laufe des Kindesalters aber steil an. Nutzen nur 8% der Kinder im Alter von sechs bis sieben Jahren einen Computer, so sind es bereits 44% bei den 12- bis 13-Jährigen. Ähnlich verhält es sich bei MP3-Playern, Radio sowie Handy (mpfs 2010). Wichtig sind hier allerdings auffällige Diskrepanzen zwischen Jungen und Mädchen. Jungen beschäftigen sich deutlich häufiger mit Computern sowie Computer- und Konsolenspielen, lesen dafür aber weniger als Mädchen.

Die Schülerbefragung des Kriminologischen Forschungsinstituts Niedersachsen zeigte, dass Jungen der vierten Schulklasse an Schultagen rund 50 Minuten am Tag Computer spielen, wenn sie über eine Spielkonsole im eigenen Zimmer verfügen. An Wochenenden erhöht sich die Spielzeit der Jungen drastisch auf 191 Minuten (Mößle 2009).

Zu den vier **Lieblingsbeschäftigungen** gehören nach Auswertung der KIM-Studie 2010 (mpfs 2010) „Freunde treffen" und „draußen spielen", gefolgt von „fernsehen" und „Computer spielen". Auffällig ist, dass sich Sport zu treiben sowohl bei Mädchen als auch bei Jungen einer geringeren Beliebtheit erfreut als Computer zu spielen (s. Abb. 2-9). Andererseits verbringt ein Großteil der Kinder weiterhin seine Freizeit unter anderem mit der Familie (74%). Auch hier ist wieder zu präzisieren, dass Kinder im Familienverbund dem Fernsehen eine hohe Bedeutung zumessen. Einen weiteren interessanten Befund stellt das Ergebnis dar, dass die individuelle Bedeutsamkeit des Fernsehens gegenüber der Vorstudie aus dem Jahr 2008 zugunsten des Computers um 10% zurückgegangen ist. Immerhin behält bei der Frage, welches Medium für die befragten Kinder am wenigsten verzichtbar ist, das Fernsehen immer noch mit 58% Zuordnung die Führungsposition, gefolgt von Computer und Internet (25%) sowie Büchern (8%). Es gilt aber festzuhalten, dass im beginnenden Jugendalter der Computer bzw. das Internet dem Fernsehen zunehmend den Rang abläuft.

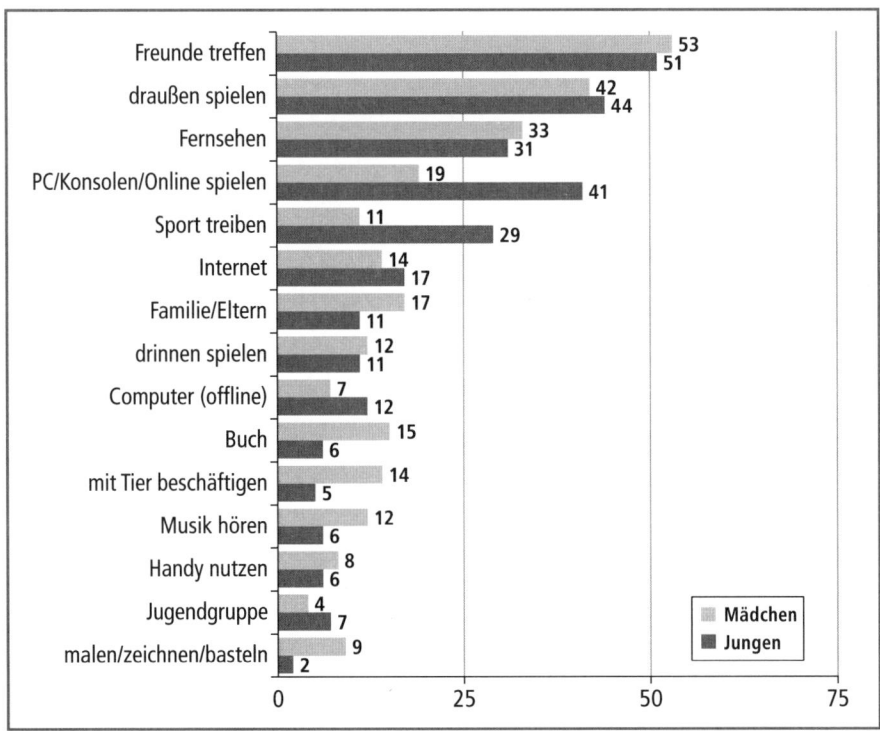

Abb. 2-9: Liebste Freizeitaktivitäten 2010 (bei bis zu drei Nennungen). Nennungen ab 5%, Basis: alle Kinder, n = 1214 (mpfs 2010)

Gut nachvollziehbar ist trotzdem, dass der Medienbesitz von Kindern auch Aussagen über deren Nutzung zulässt. So verfügen 64% der Kinder über einen eigenen CD-Player; über ein eigenes Handy, einen eigenen MP3-Player sowie eine eigene Spielkonsole verfügen ungefähr 50%. Spielkonsolen befinden sich häufiger im Besitz von Jungen als von Mädchen. Bei 45% steht ein Fernseher im Kinderzimmer. Gegenüber der KIM-Studie 2008 (mpfs 2008a) ist wiederum eine Verbesserung der Medienausstattung zu beobachten. Auch muss konstatiert werden, dass Spielen, Sport, kreative Tätigkeiten und Familienunternehmungen an Beliebtheit eingebüßt haben, allerdings wiederum ausgeprägter bei den Jungen.

Wie oben geschildert, ist im Kindesalter das Fernsehen auch weiterhin das zentrale (Unterhaltungs-)Medium. Drei Viertel der Kinder sehen jeden Tag fern. Den Schätzungen der Eltern zufolge verbringen die Kinder im Alter von sechs bis 13 Jahren durchschnittlich 98 Minuten am Tag mit dem Fernsehen, Jungen unerheblich länger als Mädchen (mpfs 2010).

80% der Kinder mit entsprechendem Zugang nutzen den Computer mindestens einmal in der Woche, 28% fast jeden Tag. Im Alter von zwölf bis 13 Jahren

2.7 Die Mediennutzung bei Kindern

liegt der Anteil der täglichen Nutzer bereits bei 44%. Nach den Daten der KIM-Studie 2010 (mpfs 2010) beschäftigen sich Kinder 44 Minuten täglich mit dem Computer, wobei ca. die Hälfte dieser Zeit im Internet verbracht wird. Hervorzuheben ist, dass sich der Anteil der Internetnutzer – mit einer Nutzung von mehr als einer Stunde 2010 gegenüber der Erhebung aus dem Jahr 2008 – fast verdoppelt hat (28% vs. 15%).

Zudem steigt der Anteil der Nichtleser in den letzten Jahren zunehmend an. Lag dieser 2005 noch bei 7%, waren es 2008 17% und 2010 bereits 20%, wobei Mädchen deutlich lieber lesen als Jungen. Entsprechend ist der Anteil der Nichtleser bei den Jungen fast doppelt so hoch wie bei den Mädchen. Die größte Vorliebe der Kinder gilt Büchern aus Reihen wie „Harry Potter", „Twilight", „Die drei ???", „Die wilden Kerle" und „Pippi Langstrumpf". Da alle genannten Bücher auch verfilmt wurden, spricht dies trotz der Expansion der digitalen Medien für die weiterhin bestehende Bedeutsamkeit des Bücherlesens. Momentan wird der Umgang mit Computern im Wesentlichen von den Eltern, vor allem den Vätern vermittelt. Daneben kommt Freunden und der Schule eine wesentliche Vermittlungsfunktion zu (mpfs 2008b und 2010).

Zu den **am Computer am häufigsten ausgeübten Tätigkeiten** zählt fraglos das Spielen. 62% der Kinder mit Besitz eines Computers zu Hause, v.a. Jungen, spielen mindestens einmal in der Woche Computer, und zwar häufiger alleine als mit Freunden. Knapp die Hälfte der befragten Kinder – hier handelt es sich häufiger um Mädchen – nutzen den Computer aber auch als Arbeitsmedium für die Schularbeiten (mpfs 2010).

Die Nutzung von Computerspielen wird in den KIM-Studien 2008 und 2010 (mpfs 2008b u. 2010) von der Hälfte der befragten Kinder als regelmäßige Beschäftigung mit dem Computer genannt und rangiert unter den drei Lieblingsbeschäftigungen von Kindern. Abbildung 2-10 gibt einen Überblick über die Aktivitäten am Computer. Gegenüber früheren Erhebungen kommen Kinder – vor allem Jungen – immer früher, das heißt vor dem Alter von zehn Jahren, mit dem Internet in Kontakt. Allerdings stagnieren die Prävalenzzahlen in diesem Altersegment vermutlich v.a. wegen der Begrenzungen im Hinblick auf die Bedienerkompetenz, denen Kinder aufgrund ihrer kognitiven Entwicklung unterliegen. Allerdings steigt die Intensität der Internetnutzung auch im Kindesalter deutlich an. Allein zwischen 2008 und 2010 stieg der Anteil der Nutzer, die (fast) täglich das Internet nutzten, von 17 auf 26% an, wobei dies v.a. für Mädchen gilt (16% vs. 27%). Zu den beliebtesten Internetseiten zählen schülerVZ, YouTube, Toggo, Blinde Kuh, KI.KA und SpielAffe (mpfs 2010).

Im Unterschied zu Jugendlichen spielt die Teilnahme an sozialen Netzwerken zur Kommunikation mit Gleichaltrigen in diesem Alter noch nicht die prädominante Rolle, der Anteil der Communitynutzer hat sich aber seit der letzten KIM-Studie 2008 von 16 auf 43% mehr als verdoppelt! Es dominieren jedoch nach wie vor die Informationssuche, das Nutzen von Kinderseiten und das Anschauen von Videos und Filmen. Aufhorchen lassen muss, dass mehr als 40% – meist

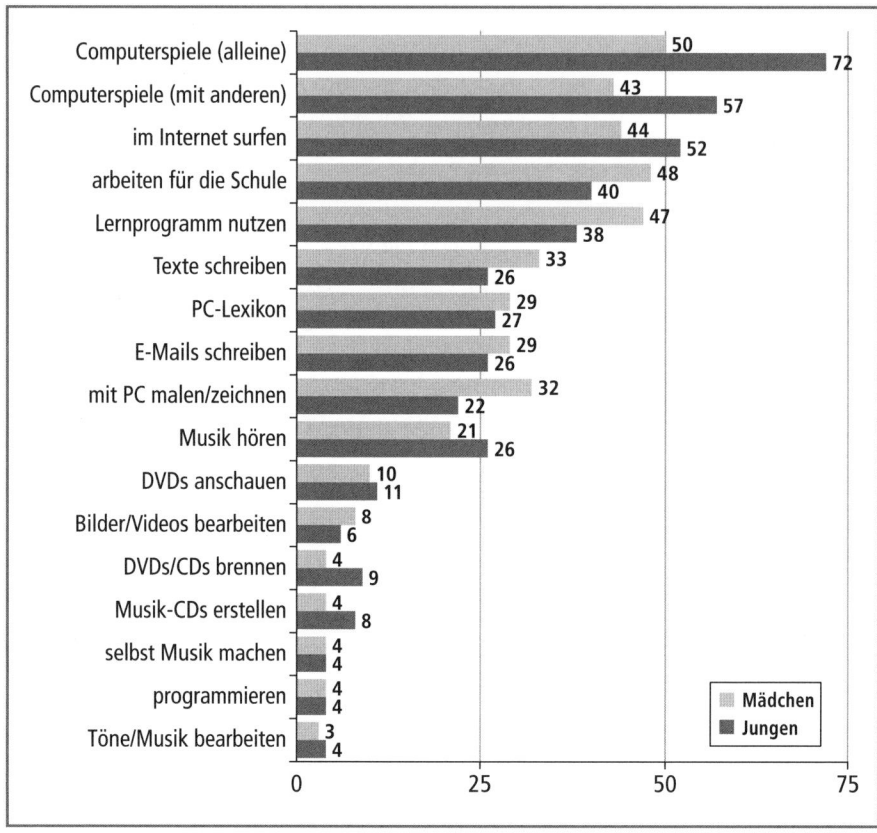

Abb. 2-10: Computertätigkeiten 2008: Mindestens einmal pro Woche ausgeübte Tätigkeiten. Angaben in Prozent, Basis: PC-Nutzer, n = 938 (mpfs 2008b)

wiederum Jungen – im Internet einfach drauflossurfen, bis zu 20% online spielen (mpfs 2010) und ein Viertel Angebote wahrnimmt, die an Erwachsene gerichtet sind (mpfs 2008b). Hinzu kommen aber auch in zunehmendem Maße lernbezogene Tätigkeiten wie das Arbeiten für die Schule, die Nutzung von Lernprogrammen und das Schreiben von Texten. Der E-Mail-Austausch wird von mehr als einem Drittel wahrgenommen (mpfs 2010).

> An dieser Stelle soll noch einmal die unterschiedliche Nutzung der Computer durch Mädchen und Jungen betont werden: Während bei Jungen Spielen, Surfen im Internet oder das Abspielen von Musik dominieren, favorisieren Mädchen eher den Umgang mit dem Computer im Schul- und Lernbereich.

2.7 Die Mediennutzung bei Kindern

Auch die **Handynutzung** gewinnt zunehmend Einzug in die kindliche Lebenswelt. Jedes zweite Kind hat ein eigenes Mobiltelefon, 20% der 6- bis 7-Jährigen sind bereits damit ausgestattet, in der Altersstufe der 8- bis 9-Jährigen ist es ein Drittel, bei den 11- bis 12-Jährigen sind es zwei Drittel und ab dem Eintritt in das Jugendalter herrscht nahezu Vollversorgung. Wie bei den Jugendlichen gilt auch hier, dass die heute verwendeten Geräte multifunktional nutzbar sind. Der Gedanke, Handys dienten der Verbesserung der Kommunikation zwischen dem Kind und seinen Eltern, wenn es alleine unterwegs ist, ist nur noch in Teilen als realistisch anzusehen. Trotzdem ist festzuhalten, dass das Handy in dieser Altersgruppe am häufigsten für die Kommunikation per SMS oder per Telefon eingesetzt wird. Andere Nutzungsmöglichkeiten stehen dahinter derzeit noch deutlich zurück (mpfs 2008b).

In einer anderen Untersuchung fanden sich **deutliche schichtspezifische Unterschiede** bei der Handynutzung im Kindesalter: Kinder aus sozial schwächeren Stadtteilen nutzten mit 59% deutlich häufiger ein Handy als Gleichaltrige mit höherer Sozialschichtzugehörigkeit (16%), obwohl diese öfter über ein Handy verfügten (43,9% vs. 32,8%; Detering et al. 2006). Die Ursachen könnten einerseits in einem größeren Sicherheits- und Kontrollbedürfnis der Eltern liegen und andererseits in einem höheren Sozialprestige, den der Besitz eines Handys aufweist. Ein Nebenbefund der Studie bestand übrigens darin, dass drei Viertel der Befragten beim Versenden der SMS auf eine korrekte Rechtschreibung Wert legten.

Obwohl, wie gezeigt wurde, die Nutzung der neuen Medien auch im Kindesalter eine sehr dynamische Entwicklung aufweist, bedeutet dies nicht, dass die sog. Haupterzieher diesem Phänomen kritiklos gegenüberstehen. Es werden viele Sorgen und Befürchtungen geäußert, z.B. dass das Internet zu einer erhöhten Gewaltbereitschaft beiträgt, Kinder zu Informationen Zugang erhalten, die für sie nicht geeignet sind, oder sich die Freizeitaktivitäten immer dominanter im virtuellen Raum abspielen und aus den Kindern „Stubenhocker" werden. Andererseits wird durchaus auch anerkannt, dass das Internet für die schulische Entwicklung förderlich ist, erstaunlicherweise aber Büchern in dieser Funktion und für die Ausbildung von Fantasie weiterhin eine größere Bedeutsamkeit zugeschrieben wird (mpfs 2010).

> Der Zugang von Kindern zu den modernen Medien ist in der Hauptsache von der Einstellung der Erwachsenen geprägt, vor allem derjenigen der Eltern und deren eigener Medienpraxis sowie von der Schichtzugehörigkeit.

In den bildungsfernen Schichten, deren geringere finanzielle Möglichkeiten es ihren Kindern nicht erlauben, ausreichend gute Freizeitangebote wahrzunehmen, entwickeln diese weniger Freizeitinteressen und die Integration in Vereine ist geringer ausgeprägt. Entsprechend stark ist die Ausrichtung der gesamten Familie auf elektronische Medien. Besonders in diesem Milieu finden sich am häufigsten Fernsehgeräte und Computermedien im eigenen Kinderzimmer. Es erfolgen deutlich seltener Absprachen zwischen Eltern und Kindern über Nutzungsdauer und -inhalte. Zwar verfügen Kinder aus bildungsfernen Schichten insgesamt weniger über Computer und Internet, die Regulierung des Umgangs durch die Eltern ist dafür aber geringer ausgeprägt und die Nutzung erfolgt weniger zur Unterstützung schulischer Tätigkeiten als zum Zweck der Kommunikation und Unterhaltung.

Weitere wichtige Einblicke in das Mediennutzungsverhalten von Kindern erlauben die Ergebnisse einer Befragung des Kriminologischen Forschungsinstituts Niedersachen aus dem Jahr 2005 (Pfeiffer et al. 2007). Neben einem deutlichen Nord-Süd-Gefälle in Deutschland im Hinblick auf die Medienausstattung – mit einem höheren „Versorgungsgrad" in Norddeutschland – ergeben sich die größten Medienausstattungsunterschiede in Abhängigkeit vom Bildungshintergrund der Eltern. Wenn mindestens ein Elternteil Abitur oder ein Studium vorweisen konnte, dann verfügten nur 11% der Kinder über eine Spielkonsole und 16% über einen eigenen Fernseher. Hatten aber beide Eltern die Hauptschule absolviert, besaßen ihre Kinder zu 43% eine Spielkonsole und zu 57% einen

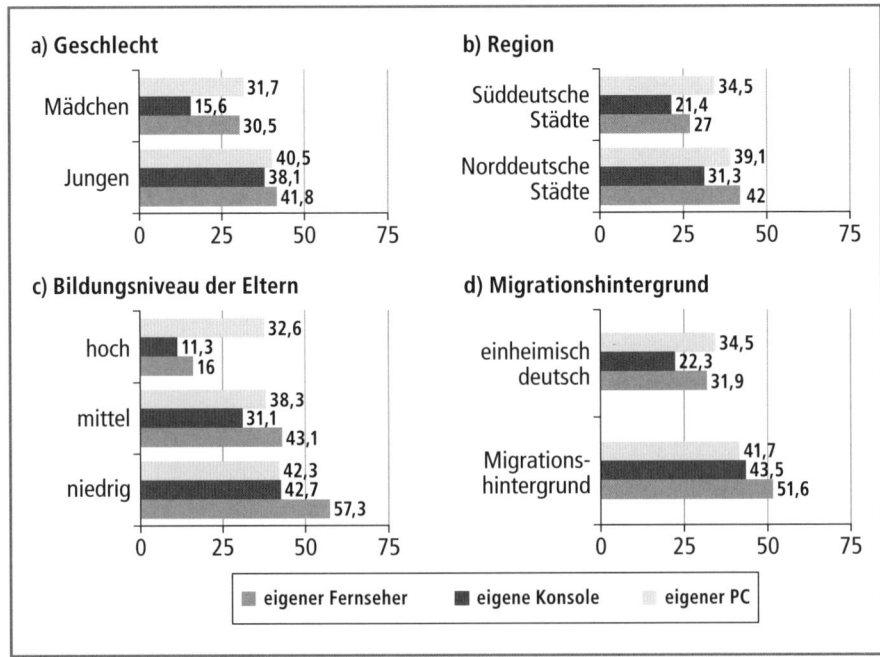

Abb. 2-11: Geräte im eigenen Zimmer nach Geschlecht, Region, Bildungsniveau der Eltern und Migrationshintergrund. Angaben in Prozent, Basis: Kinder der vierten Klasse (Mößle et al. 2007; Pfeiffer et al. 2007)

2.7 Die Mediennutzung bei Kindern

Fernseher. Nach ethnischer Herkunft ergeben sich zur selben Frage ebenfalls erhebliche Unterschiede. Mehr als die Hälfte der Kinder mit Migrationshintergrund (51,6%) besaß einen Fernseher, 43,5% eine eigene Spielkonsole, während bei nur knapp einem Drittel der Kinder ohne Migrationshintergrund (31,9%) ein Fernseher im Zimmer stand und 22,3% über eine eigene Spielkonsole verfügten (s. Abb. 2-11).

Des Weiteren konnte in eindrucksvoller Weise festgestellt werden, dass der Besitz von Fernseher und Computer im eigenen Zimmer zu einer drastischen Ausweitung der Nutzungszeiten führt. Auch hier spielen das Bildungsniveau der Eltern sowie die ethnische Zugehörigkeit eine wichtige Rolle (Abb. 2-12). Zudem führt die Ausweitung der Nutzungszeit auch zu einer deutlichen inhaltlichen Verschiebung der konsumierten Medieninhalte. So werden von den 10-Jährigen mit eigenem Fernseher oder Computer doppelt so häufig Filme mit Freigabe ab 16 Jahren angeschaut wie von den 10-Jährigen ohne eigene Geräte (32,5% vs. 16,3%). Viertklässler mit eigener Spielkonsole nutzen 2,3-mal häufiger USK-16-Computerspiele und 2,8-mal häufiger USK-18-Spiele als Viertklässler ohne Konsole.

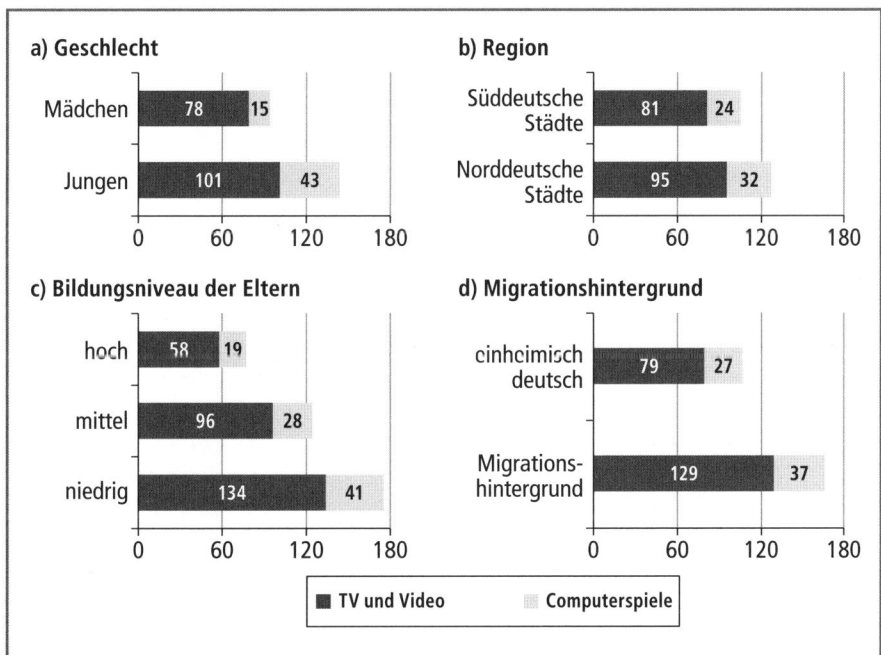

Abb. 2-12: Mediennutzungszeiten an Schultagen nach Geschlecht, Region, Bildungsniveau der Eltern und Migrationshintergrund. Angaben in Minuten, Basis: Kinder der vierten Klasse, n = 180 (Mößle et al. 2007; Pfeiffer et al. 2007)

Spezifische Nutzungsmuster bei den digitalen Medien können ebenfalls zunehmend identifiziert werden. Eine unterhaltungsorientierte Nutzung wird nach einer Untersuchung von Heim et al. (2007) durch Fernsehen, Video- oder DVD-Konsolen realisiert. Dies gilt insbesonders für Jugendliche, die weniger alternative Freizeitaktivitäten angaben und ihr durchschnittliches schulisches Leistungsvermögen als geringer einschätzten. Ausgiebige, d.h. intensivierte Computernutzung mit Downloads, Programmierung, Gestaltung etc. ging mit einer durchschnittlich geringer wahrgenommenen Sozialkompetenz einher. Die Nutzung portabler Spielgeräte erfolgte häufiger durch Jungen, die sich selbst geringere soziale Fähigkeiten zuschrieben.

2.8 Fazit

Skizziert man die aktuellen medialen Freizeitgewohnheiten von Kindern und Jugendlichen, so scheint der Umgang mit den modernen Medien vom Verständnis und der Kenntnis der technischen Beschaffenheit und Abläufe in der digitalen Welt abhängig zu sein. Negative wie positive soziale Konsequenzen des Internets können vor allem bei einem diesbezüglich guten Kenntnisstand besser eingeschätzt werden. Gleichzeitig spielt für eine angemessene Kritikfähigkeit das Alter eine Rolle. Ungefähr ab dem Alter von zwölf Jahren ist von einem relativ guten Verständnis für die soziale Komplexität des Internets auszugehen. Dies ist eine Grundvoraussetzung für die selbstbestimmte und sozialverträgliche Nutzung des Mediums. Das technische Verständnis kann dazu beitragen, Chancen und Risiken des Internet besser abwägen zu können (Yan 2006).

Es bleibt aber dabei, dass den Haupterziehern unabhängig von ihrem eigenen Können und Wissensstand um Computerfunktionen und das Internet weiterhin eine wichtige Rolle zukommt im Hinblick auf die qualitative und quantitative Einordnung der neuen Medien in den Alltag und die Freizeitaktivitäten ihrer Kinder. Dies ist wiederum sowohl abhängig von den eigenen Mediennutzungsgewohnheiten der Erwachsenen im Sinne einer Vorbildfunktion als auch von einer kritischen Reflexion von Erziehungs- und Bildungszielen für das eigene Kind. Schichtspezifische und ethische Aspekte sind hierbei zu berücksichtigen. Ein wichtiger Punkt scheint deshalb darin zu bestehen, die Mediennutzung von Kindern und Jugendlichen in einen pädagogischen Gesamtkontext zu stellen, aus dem heraus sich eventuell auch leichter Einschränkungen oder Freiräume bei der Mediennutzung formulieren lassen.

3 Welche Auswirkungen haben neue Medien, inbesondere Computerspiele, auf Verhalten, Leistung und Gesundheit?

Der Medienwissenschaftler Geert Lovink überschrieb einen Beitrag für die Frankfurter Allgemeine Zeitung vom 22. Juni 2010 mit dem Titel „Was uns wirklich krank macht". Er beschreibt, dass die durch die modernen Medien hervorgerufene Informationsüberflutung einen permanenten Aufmerksamkeitsdruck erzeuge und die Psyche des Menschen verändere bis hin zum Zusammenbruch der Informationsverarbeitungskapazität. Er stellt fest, dass nicht die Technologie das Problem darstelle, sondern die Kombination von Informationsstress und Konkurrenzdruck. Hierzu bezieht er sich auf Franco Berardi, einen italienischen Medientheoretiker. Dieser führt in einer Aufsatzsammlung aus dem Jahr 2009 aus, dass der Cyberspace theoretisch unendlich sei, die Cyberzeit jedoch nicht. Dabei wird als Cyberzeit die Fähigkeit des bewussten Organismus bezeichnet, Informationen zu verarbeiten. Lovink zitiert Berardi: „Flexibilität in der Netzökonomie hat zu einer Fragmentierung der Arbeit geführt, zu befristeter Zeitarbeit." Heute sei von einer soziokommunikativen Epidemie auszugehen. Und weiter:

> „‚Wer überleben will, muss konkurrenzfähig sein, und wer konkurrenzfähig sein will, muss vernetzt sein, eine riesige und ständig wachsende Datenflut aufnehmen und verarbeiten. Das führt zu permanentem Aufmerksamkeitsstress, für Affektivität bleibt immer weniger Zeit.' (Berardi zitiert nach Lovink 2010)
> Um fit zu bleiben, greifen die Leute zu Prozac, Viagra, Kokain, Ritalin und anderen Drogen. Wenn wir diese Analyse auf das Internet übertragen, sehen wir die beiden Bewegungen – die Erweiterung der Speicherkapazität und die Verdichtung von Zeit –, die Computerarbeit so stressig machen. Daraus resultiert das Chaos unserer Zeit. Chaos ist, wenn sich die Welt so schnell dreht, dass wir nicht mehr hinterherkommen." (Lovink 2010)

Fachleute und eine kritische Öffentlichkeit diskutieren zunehmend, inwieweit die Nutzung der neuen Medien neben einer Veränderung unserer Kommunikations- und Freizeitgewohnheiten kognitive Prozesse wie Aufmerksamkeit, Gedächtnis und in der Folge auch das Lernverhalten beeinflusst. Kritisch werden auch die emotionalen und sozialen Auswirkungen diskutiert sowie die Auswirkungen auf die körperliche Gesundheit.

Trotz dieser Vielzahl an wichtigen Fragestellungen ist die Datenbasis aus gesicherten Studien schwach und ungenügend. Dies liegt an der atemberaubenden

Geschwindigkeit, mit der sich die digitalen Medien ausbreiten. Die wissenschaftliche Begleitforschung kann hier kaum Schritt halten. Zudem ist die Forschungslage unübersichtlich und zum Teil auch widersprüchlich.

Wie bereits dargelegt, kann die Kommunikation zwischen Jugendlichen z.B. über Instant Messenger einerseits dazu beitragen, Freundschaften zu vertiefen. Andererseits bestehen jedoch auch Risiken des sozialen Rückzugs, einer zu freizügigen Datenfreigabe oder der Vernachlässigung anderer wichtiger sozialer Aktivitäten im Freizeit- und Lern- bzw. Leistungsbereich. Stets ist zu bedenken, dass die Nutzung digitaler Medien (sei es für den Freizeitbereich, z.b. bei Computerspielen, sei es für schulische Aufgabenstellungen wie der Vorbereitung eines Referats mit Literaturrecherche im Internet) fast immer zeitaufwendig ist. Die Zeit wird z.B. im Spielbereich dafür benötigt, um das Spiel gut zu beherrschen. Bei der Literatursuche im Internet besteht die Schwierigkeit, bei der vorhandenen Datenflut das geeignete Material auszuwählen. Diese Zeit fehlt effektiv für andere Aktivitäten.

Die Vor- sowie Nachteile der neuen Medien zeigen sich in vielfältiger Weise auch im Leistungsbereich: Computerspiele können zwar einerseits dazu beitragen, spezifische Aspekte der Aufmerksamkeit zu verbessern. Andererseits bewirkt exzessives Spielen signifikante Schulprobleme und eine Minderung der Vigilanzfunktionen.

Eine weitere wichtige Frage besteht darin, inwieweit Digitalmedien, deren Nutzung in vielen Fällen sogenannte Multitaskingprozesse erfordert oder nach sich zieht, zu einer tief greifenden Veränderung von Wahrnehmung, Emotionen und sozialen Interaktionen führen.

Schließlich gerät eine weitere Thematik zunehmend in den Fokus des Interesses: der Zusammenhang zwischen der Nutzung digitaler Medien und den Folgen für die körperliche Gesundheit. Dies gilt besonders im Hinblick auf das verstärkte Auftreten von Übergewicht bei Kindern und Jugendlichen. Im Folgenden soll sowohl auf die negativen wie auf die positiven Auswirkungen der Nutzung digitaler Medien eingegangen werden.

3.1 Auswirkungen auf Wahrnehmung und kognitive Funktionen

Frank Schirrmacher schrieb in seinem Beitrag für die Frankfurter Allgemeine Zeitung vom 8. Januar 2010, dass die neurobiologischen Auswirkungen permanenten Multitaskings zu einer immer größeren Abhängigkeit von den Rechnern führen. Und der Evolutionspsychologe Geoffrey Miller meint, dass das Internet jeden Aspekt des Denkens von Menschen verändert: „Ihre Wahrnehmung, ihre Kategorisierung, ihre Aufmerksamkeit, ihr Gedächtnis, ihre räumliche Orientierung, ihre Sprache, ihr Vorstellungsvermögen, ihre Kreativität, ihre Problemlö-

3.1 Auswirkungen auf Wahrnehmung und kognitive Funktionen

sefähigkeit, ihre Theorie des Geistes, ihre Urteilskraft und ihre Entscheidungsfindungsprozesse." (Miller 2010)

Neuere wissenschaftliche Arbeiten zu dieser Fragestellung liegen vor allem aus dem Bereich der Computerspiele vor. In mehreren Studien konnte nachgewiesen werden, dass selbst ein kürzer dauerndes, mehrfaches Computerspielen über eine Gesamtzeit von nur zehn Stunden eine Verbesserung spezifischer **visueller Fähigkeiten** und der **Aufmerksamkeit** bewirkte (Green u. Bavelier 2003, 2006a, 2006b, 2007; Feng et al. 2007; Dye et al. 2009), besonders bei jüngeren Kindern unter zehn Lebensjahren (Rueda et al. 2004). Als Beispiel kann hier „Medal of Honor", ein Ego-Shooter-Spiel, genannt werden. Die so erworbenen Basisfähigkeiten können vor allem dazu genutzt werden, neuen Stimuli und Aufgaben angemessen und reaktionsschnell zu begegnen.

Bemerkenswert hierbei ist, dass die erworbenen Fähigkeiten durchaus auch in anderen Situationen mit ähnlichem Anforderungsprofil – auch außerhalb des Computerspiels – erfolgreich Anwendung finden können. So zeigten Flugschüler der israelischen Luftwaffe, die regelmäßig ein Computerspiel spielten, bei dem u.a. die geteilte Aufmerksamkeit trainiert wird, deutlich bessere praktische Flugleistungen als ihre Kameraden ohne Spielerfahrung (Gopher et al. 1994). Ähnliche Befunde konnten auch bei Helikopterpiloten festgestellt werden (Hart u. Battiste 1992). Neben einer Verbesserung der Reaktionsgeschwindigkeiten (Castel et al. 2005; Chisholm et al. 2010) kam es auch zu einer Stärkung der visuellen Verarbeitungskapazität: Ein regelmäßiges Training von Action-Computerspielen führte zu einer verbesserten Fähigkeit, mehrere sich auf dem Bildschirm bewegende Objekte zugleich zu kontrollieren (Green u. Bavelier 2006a). Außerdem verbesserte sich die visuelle Diskriminationsschärfe und -genauigkeit bei der Identifikation von Objekten (Green u. Bavelier 2007). Weitere positive Effekte betrafen die Auge-Hand-Koordination (Griffith et al. 1983) und das räumliche Vorstellungsvermögen (Gagnon 1985).

Boot et al. (2008) gingen der Fragestellung nach, ob durch intensivierte Computerspielaktivitäten neben einer Optimierung spezifischer Aufmerksamkeitsprozesse auch andere **kognitive Fähigkeiten**, wie Gedächtnis und exekutive Funktionen, trainierbar sind. Ein 20-stündiges Training bei Personen, die üblicherweise nie oder selten Computer spielen, reichte hierfür nicht aus. Dagegen profitierten Intensivspieler. Letztlich blieb die Frage offen, ob dieser Unterschied auf eine größere Vorerfahrung der Intensivspieler zurückzuführen war oder ob spezifische neuropsychologische Grundvoraussetzungen eine Rolle spielten. Es ist denkbar, dass Intensivspieler über besondere Neigungen und Fähigkeiten verfügen, die ihr Interesse an Computerspielen erklären und sie beim Training bevorteilen. Auf solche möglichen Einflüsse der Selbstselektion bei der Gruppenzusammensetzung ist bei der Interpretation empirischer Untersuchungen immer zu achten.

Bedeutsam ist, dass mit Generalisierungseffekten in ähnlichen Anforderungssituationen zu rechnen ist. Intensives Computerspielen kann dann zu einer flexibleren Strategiebildung und einer verbesserten Aufmerksamkeitskontrolle beitragen. Unklar bleibt aber, wie viel Zeitaufwand nötig ist, um signifikante Verbesserungen spezifischer Fähigkeiten zu erzielen. Man könnte schlussfolgern, dass spezifische Computerspiele sehr gut dazu geeignet sind, umschriebene kognitive Teilfähigkeiten zu trainieren, da sie zu einem größeren Engagement und einer verbesserten Motivation der zu Trainierenden gegenüber konventionellen Übungsverfahren führen. Dies ließe sich wiederum auch produktiv für ausbildungsbezogene und therapeutische Prozesse nutzen, wie folgendes Beispiel zeigt:

Unter dem Titel „Carrot sticks or joysticks" erschien 2009 in der Zeitschrift Nature Neuroscience eine Übersichtsarbeit über die Möglichkeiten der Verbesserung **visueller Funktionen** durch intensiviertes Training von Action-Computerspielen (Caplovitz u. Kastner 2009). Die Autoren kommentieren eine noch unveröffentlichte Studie ihrer Kollegen, die zeigte, dass Normalsichtige durch ein 50-stündiges Training mit Action-Computerspielen zu einer signifikanten, ungefähr 50%igen und zeitlich überdauernden Verbesserung ihrer Fähigkeit gelangten, visuelle Kontraste voneinander zu unterscheiden. Durch eher statisch konzipierte Computerspiele konnten dagegen keine Verbesserungen erzielt werden. Die Ausprägung der erreichten Fortschritte war klassischen, nichtdigitalen Übungsparadigmen fast ebenbürtig – allerdings wurden sie mit einem viel geringeren Zeitaufwand und ohne therapeutischen Kontext ermöglicht!

Dass solche computerspielgestützten Übungsparadigmen auch Alltagsrelevanz besitzen, zeigt sich darin, dass es sich bei der Kontrastunterscheidung um eine zentralnervöse, nicht primär von der Sehkraft abhängige Fähigkeit handelt. Sie erlaubt es uns zum Beispiel, bei Nacht oder Nebel Auto fahren zu können – also unter Bedingungen, in denen die Kontraste zwischen verschiedenen Objekten gering sind. Diese Leistung steht zusätzlich mit anderen Teilfunktionen in Zusammenhang, wie z.B. der Wiedererkennungs- und der Aufmerksamkeitsfähigkeit. Die Autoren postulieren, dass Action-Computerspiele dafür geeignet sind, in spezifischen beruflichen Kontexten, die eine sehr gute visuelle Kontrastdiskrimination erfordern (z.B. bei Piloten oder Radiologen), in Schulungs- oder Ausbildungsprogrammen vermehrt zum Training eingesetzt zu werden. Aber auch in anderen medizinischen Kontexten, z.B. bei der Behandlung von Augenerkrankungen wie Katarakten, könnte diese Methode hilfreich sein.

In der Industrie führten diese Befunde bereits zu zahlreichen Bemühungen, Aufmerksamkeits-, Gedächtnis-, aber auch schulische Teilleistungsfähigkeiten wie Mathematik, Lesen oder Rechtschreibung über Computerspiele zu verbessern. Belastbare wissenschaftliche Befunde zur Wirksamkeit solcher Computerspiele stehen allerdings noch aus oder haben sogar enttäuschende Resultate zutage gebracht (Ball et al. 2002).

Im klinischen Bereich wird ebenfalls zunehmend begonnen, kognitive Prozesse, z.B. die Aufmerksamkeitsfähigkeit, bei Kindern durch den Einsatz computerspielbezogener Module zu untersuchen. Sie könnten einerseits für die Thera-

3.1 Auswirkungen auf Wahrnehmung und kognitive Funktionen

pie nutzbar gemacht und andererseits bei Lernprozessen in der Schule vermehrt eingesetzt werden (Berger et al. 2000).

Folgendes Beispiel zeigt das Potential von Computerspielen im therapeutischen Bereich. Jana Hauschild (2010) beschreibt in ihrem Artikel „Tetris gegen Trauma: Computerspiel verdrängt schlimme Erinnerungen" eine Studie, in der Wissenschaftler der Universität von Oxford den Einfluss des Computerspiels „Tetris" auf das Auftreten traumatischer Erinnerungen untersucht haben. Menschen, die lebensbedrohliche Ereignisse erlebt haben, wie z.B. Gewalterfahrungen in der Kindheit, Vergewaltigung, Unfälle oder Naturkatastrophen, leiden oft unter so genannten Flashbacks. Durch diese Flashbacks, die häufig durch Schlüsselreize ausgelöst werden, wird das Traumaopfer in die bedrohliche Situation zurückversetzt bzw. erlebt sie erneut. Als Langzeitfolge eines Traumas kann sich eine posttraumatische Belastungsstörung entwickeln.

In dieser Studie konnte gezeigt werden, dass Tetris die Zahl flashbackartiger Erinnerungen senkt. 60 Probanden wurden in einem Film schwere Unfallverletzungen gezeigt. Nach einer Wartezeit von bis zu vier Stunden spielten 20 Teilnehmer Tetris. Die zweite Gruppe spielte ein Quiz und die restlichen 20 Teilnehmer taten nichts. Nach einer Woche wurden die Teilnehmer befragt:
- Die Tetris-Spieler hatten weniger Flashbacks als die Gruppe ohne Beschäftigung.
- Die Teilnehmer der Quiz-Gruppe berichteten von mehr Flashbacks als die Probanden ohne Beschäftigung.

Zweierlei konnte damit gezeigt werden: Tetris senkt die Anzahl flashbackartiger Erinnerungen, aber nicht jedes Computerspiel hat den Effekt hat, diese Symptome zu reduzieren. Im Moment sind die Befunde noch zu experimentell, aber vielleicht ist Tetris eines Tages – oder entsprechende Computerspiele – ein nützlicher Baustein in der Traumatherapie.

> Das Hauptargument für die Nutzung von Computerspielen im Lern- und Unterrichtsbereich besteht darin, dass durch die damit vermutlich höhere Motivation von Kindern und Jugendlichen auch eine Intensivierung der angestoßenen Lernprozesse verbunden sein könnte. Gerade bei schwächeren Schülern, die einem Fachgebiet wenig Interesse entgegenbringen, könnte dies die Motivation und Leistungsbereitschaft unterstützen (Gee 2007; Ritterfeld et al. 2009). Außerdem verstärkt die multimediale und kommunikative Beschaffenheit von Computerspielen möglicherweise die Effektivität von Lernprozessen und der Merkfähigkeit und erhöht das weitergehende Interesse an einem Thema (Ritterfeld et al. 2009).

Eine wichtige Frage ist diejenige, inwieweit die Nutzung moderner digitaler Medien aufgrund deren technischer Möglichkeiten sogenanntes **Multitasking** – also das zeitgleiche Durchführen mehrerer kognitiver Prozesse oder auch Handlungen – ermöglicht oder erfordert und welche Vor- oder Nachteile dieses mit sich bringt. Die Untersuchung, welche Auswirkungen auf kognitive Prozesse der Einzug der digitalen Medien in den Alltag von Kindern und Jugendlichen hat, ist gerade hier von eminent wichtiger Bedeutung. Man kann inzwischen viele Jugendliche in ihrer Freizeit dabei beobachten, wie sie Medien nutzen und andere Alltagstätigkeiten nebenher ausführen: sei es an der Kasse beim Bezahlen nebenher zu telefonieren, während der Hausaufgaben zu chatten, innerhalb einer persönlichen Unterhaltung zugleich SMS zu empfangen oder zu senden oder Fernsehen und Internet zeitgleich zu nutzen.

Die Mehrzahl der Jugendlichen ist, so bekommt man den Eindruck, von früh bis spät „medial auf Empfang oder Sendung", oft sogar beides zugleich. Ruhephasen, in denen abgeschaltet wird, reduzieren sich zunehmend. Die permanent auf alle Sinne einströmenden hintereinander- und parallelgeschalteten Reize haben ein enormes Ausmaß angenommen. Es stellt sich die Frage nach einer nervalen Überreizung sowie danach, inwieweit kognitive Verarbeitungsprozesse (d.h. Aufmerksamkeitsfähigkeit, Gedächtnis und Lernen) hierdurch beeinflusst werden.

Nicolas Carr, Chefredakteur des Harvard Business Review und ursprünglich ein Protagonist des Internetzeitalters, stellt sich und uns in seinem Buch „Wer bin ich, wenn ich online bin?" kritische Fragen, die die durch das Internet hervorgebrachte Informationsflut aufwirft: Er gibt kritisch zu bedenken, dass Onlineaktivitäten im Internet eiliges und zerstreutes Denken und oberflächliches Lernen förderten (Carr 2010). Carrs Argumentation ist stark angelehnt an Befunde der Hirnforschung, die nachweist, dass nachhaltiges Behalten von Informationen Wiederholungen und dazwischen liegende Ruhepausen erfordert, damit die Inhalte vom „Arbeitsspeicher" in das Langzeitgedächtnis transportiert werden können und in der Zukunft für den Abruf bereit stehen statt rasch wieder vergessen zu werden. Genau diese Zeit und Ruhe lasse uns das Internet aber nicht, weil es dazu einlade, Informationen nur oberflächlich anzusehen, um dann zur nächsten Information zu wechseln.

Manfred Spitzer (2010b) fokussiert in seinem Beitrag „Im Netz", erschienen am 22. September 2010 in der Frankfurter Allgemeinen Zeitung, unter anderem auf die Risiken, die die Nutzung des Internets in seinen Anwendungen für nachhaltiges Lernen bedeutet. Er stellt fest:

> „Schule wird von Schülern nicht selten als bestenfalls langweilig erlebt. Verglichen mit der Zeit, die nachmittags an Konsolen, Computern und Bildschirmen verbracht wird, ist der Unterricht am Vormittag langweilig. [...] Es kommt hinzu, dass gerade Gelerntes stets verfestigt werden muss, um dauerhaft im Gedächtnis verankert zu sein. Dieser Prozess, Konsolidierung genannt, kann durch Emotionen gestört werden. Wenn also vormittags im Französisch- oder Physikunterricht gelangweilt wenig gelernt worden ist, dann sorgt der Umgang mit der Playstation am Nachmittag dafür, dass das Wenige, das am Vormittag dennoch hängen blieb, regelrecht gelöscht wird." (Spitzer 2010b)

3.1 Auswirkungen auf Wahrnehmung und kognitive Funktionen

Wissenschaftlich als gesichert gilt, dass Multitaskingprozesse dazu führen, größere Mengen an Informationen in derselben zur Verfügung stehenden Zeit zu verarbeiten. Eine Untersuchung der Kaiser Family Foundation (Roberts et al. 2005) bei 8- bis 18-jährigen Kindern und Jugendlichen belegt, dass Medieninformationen, die eine Gesamtnutzungszeit von 8,5 Stunden verlangten, durch Multitasking in nur 6,5 Stunden aufgenommen und verarbeitet wurden. Vier von fünf Jugendlichen der gleichen Untersuchung gaben an, dass sie beim Fernsehen parallel noch andere Medien nutzen. Dabei sollte aber auch erwähnt werden, dass über die Hälfte der befragten Jugendlichen angab, sich während des Fernsehens z.B. über das Internet weitere, vor allem vertiefende Informationen über den gerade laufenden Film, die Schauspieler oder Hintergrundinformationen über die Thematik zu beschaffen.

> Die Annahme ist also zu einfach, dass Multitasking in jedem Fall zu einer oberflächlichen Informationsaufnahme führen muss. Die zeitliche und thematische Nähe gleichzeitig verarbeiteter Informationen verstärkt und fördert möglicherweise eine intensivere Auseinandersetzung mit den jeweiligen Inhalten.

Der dauerhafte Lernerfolg von Personen, die sich ein Thema mit einem hohen Multitaskingaufwand erarbeiteten, scheint dagegen deutlich geringer zu sein als bei denjenigen, die darauf verzichten (Ophir et al. 2009). Dies hängt damit zusammen, dass das bei Multitaskingprozessen involvierte Frontalhirn in seiner Verarbeitungsfähigkeit gegenüber gleichzeitiger Informationsverarbeitung begrenzt ist (Dux et al. 2009). Hinzu kommen Befunde, dass exzessive Computerspieler oder Internetnutzer auch gegenüber irrelevanten Stimuli in ihrer Umgebung ablenkbarer sind und sich ihr Gedächtnis als störanfälliger erwiesen hat. Umgekehrt können Nutzer ohne erhebliches Multitasking ihre Aufmerksamkeit auch bei der Anwesenheit irrelevanter Stimuli besser fokussieren (Brazeau u. Brazeau 2009).

Eine erhebliche Rolle kommt bei der Beurteilung von Multitasking-Prozessen der Aufgabenstellung und Zielsetzung zu: Während Multitasking für die vorläufige Exploration eines Themas durchaus von Vorteil sein kann, scheint es für eine intensive Themenbearbeitung nicht der zielführende Zugang zu sein (Brazeau u. Brazeau 2009). Es wird in Zukunft entscheidend darauf ankommen, im Lern- und Leistungsbereich entsprechende pädagogisch-didaktische Weichen zu stellen. Es müssten Trainingsmöglichkeiten entwickelt werden, die eine schnellere Verarbeitungsgeschwindigkeit von Informationen erlauben. Diese ist vor dem Hintergrund einer immer höheren Informationsdichte unabdingbar. Erste Studienergebnisse sprechen dafür, dass eine solche Steigerung durchaus möglich ist (Dux et al. 2009).

3.2 Auswirkungen auf die körperliche Gesundheit

Über die Zusammenhänge zwischen Fernsehen und körperliche Gesundheit bei Kindern und Jugendlichen existiert bereits eine große Anzahl von Untersuchungen. In ihnen wird über verschiedene gesundheitliche Schädigungen berichtet. Auch zum Zusammenhang zwischen exzessiver Computernutzung und körperlicher Gesundheit liegen bereits aussagefähige Befunde vor:

Im Bereich des **Skeletts** und der **Muskulatur** wurden Muskelschmerzen und Taubheitsgefühle in Armen oder Händen und sogar Vorderarmfrakturen beschrieben (Greene u. Asher 1982; Gillespie 2002; Ma u. Jones 2003; Vaidya 2004). Auch schwerwiegende Folgen wie computerspielinduzierte Krampfanfälle bei Personen mit erhöhter Fotosensitivität wurden beobachtet (Badinand-Hubert et al. 1998; Fylan et al. 1999; Millett et al. 1999). Für das kardiovaskuläre System konnte in einer Longitudinalstudie über fünf Jahre bei jungen Männern ein erhöhtes Risiko für einen Bluthochdruck festgestellt werden (Markowitz et al. 1998). Es existieren einzelne Berichte über die Entwicklung einer „E-Thrombose" bei Kindern, die aufgrund langer Computerverweilzeiten ähnliche Pathomechanismen aufweisen, wie sie bei Langstreckenflügen entstehen (Ng et al. 2000; Lee 2004; Murrin 2004).

Nicht zu vernachlässigen sind vor allem Begleit- oder Folgeeffekte exzessiven Computerspielens. Hierzu gehört ein erhöhter **Alkohol- oder Nikotinkonsum** (Ianotti et al. 2009). Unklar bleibt, ob hier von einem polyvalenten Suchtkomplex mit verschiedenen Symptommanifestationen auszugehen ist oder ob intensives Computerspielen bzw. intensive Internetnutzung einen stoffgebundenen Substanzmissbrauch nach sich zieht.

Die meisten Untersuchungen belegen nachdrücklich, dass über alle Altersgruppen hinweg ein Zusammenhang zwischen dem Ausmaß von Medienkonsum, konsekutivem Bewegungsmangel und **Übergewicht** besteht (Proctor et al. 2003; Jago et al. 2005; Thomson et al. 2008). Besonders Intensivspieler weisen eine ungünstige Energiebilanz auf (Cordes u. Miller 2001). Untersuchungen bei US-Amerikanern ergaben, dass der wichtigste pathogenetische Faktor für die Entwicklung von Übergewicht in einem Missverhältnis von zu hoher Kalorienzufuhr und zu geringem Energieverbrauch besteht (Hill et al. 2005). Dieser Befund korreliert mit der Zunahme sitzender Aktivitäten im Alltag, zum Beispiel in Schule und Beruf, aber auch während der Freizeit bei der Mediennutzung (Nelson et al. 2007). Hieraus resultieren langfristig wirksame Risiken im Sinne einer Zunahme der Inzidenz von **kardiovaskulären Erkrankungen, Diabetes mellitus und Hypercholesterinämie** (Hill et al 2005). Abbildung 3-1 zeigt eindrücklich die Beziehung zwischen der Medienausstattung von Viertklässlern und der Entwicklung von Übergewicht und Adipositas. Die Daten stammen aus einer Untersuchung des KFN an 5500 Grundschulkindern (Pfeiffer et al. 2007).

Drei **Mechanismen** erklären den Zusammenhang zwischen Mediennutzung und der Körpergewichtsentwicklung (Vandewater et al. 2004):

3.2 Auswirkungen auf die körperliche Gesundheit

- Die Mediennutzungszeit verringert das Zeitbudget, das für körperliche Aktivitäten investiert werden kann.
- Während der Mediennutzung steigt die Kalorienaufnahme durch Fehlernährung häufig an.
- Es kommt zu einer Verringerung des Körperstoffwechsels.

Interessanterweise konnte auch der umgekehrte Effekt festgestellt werden, dass eine geringere Mediennutzung mit mehr körperlicher Aktivität einhergeht und zugleich das Körpergewicht positiv beeinflusst (Lowry et al. 2002).

Ein weiterer bemerkenswerter Befund besteht darin, dass die erhöhte Kalorienaufnahme damit in Verbindung steht, dass Kinder und Jugendliche häufig ihre Mahlzeiten vor dem laufenden Fernseher oder dem Computer einnehmen und hierbei oftmals gleichzeitig für Nahrungsmittel und Getränke geworben wird (Powell et al. 2007; Thomson et al. 2008). Die Industrie setzt bereits die Interaktivität des Internets für gezielte Werbung (z.B. für Nahrungsmittel) ein, um sich auf die entsprechenden Vorlieben des Internetnutzers einzustellen. Wenn dieser z.B. mehrfach bestimmte Werbebuttons im Internet angeklickt hat, erhält er weitere Werbungsangebote speziell zu den ihn interessierenden Bereichen. Man kann hier von Konditionierungsprozessen sprechen, die das Verhalten der Nutzer in vielfältiger Hinsicht prägen. Ob diese Befunde für Fernsehen, Internetnutzung und Computerspielen gleichermaßen gelten, ist noch unklar. Allerdings legt das zunehmende Angebot von Werbung auch in den digitalen Medien eine solche Wirkung nahe.

Ballard et al. (2009) fanden die genannten Zusammenhänge auch zwischen Computerspieldauer und einer Zunahme des Body-Mass-Index. Am stärksten ausgeprägt war sie bei Vielspielern, da diese auch über ein geringeres Maß an körperlicher Bewegung verfügen. Gerade diese Gruppe von Spielern scheint

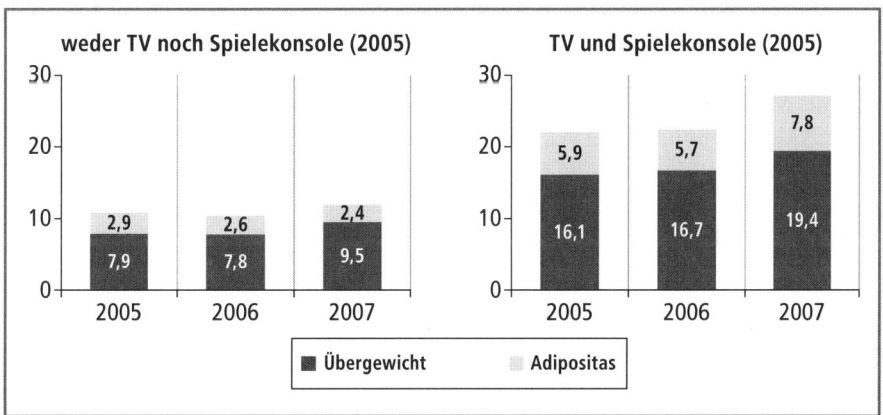

Abb. 3-1: Anteil übergewichtiger und adipöser Kinder 2005 nach Gerätebesitz. Angaben in Prozent (Pfeiffer et al. 2007)

eher bereit zu sein, andere, u.a. körperliche Aktivitäten für das Computerspielen aufzugeben. Dieser Zusammenhang war aber bei Personen nicht im gleichen Umfang vorhanden, die sich viel mit Computerspielen mit sportlichem Inhalt beschäftigten. Mit anderen Worten ist das Ausmaß der gewählten Computerspielaktivität von erheblicher Bedeutung für die möglichen Auswirkungen auf die körperliche Gesundheit.

Nicht unerwähnt soll bleiben, dass es demgegenüber auch Einzelbefunde gibt, die darauf hinweisen, dass Computerspiele, welche ein hohes Maß an psychischer Erregung hervorrufen, den Energieverbrauch erhöhen (Wang u. Perry 2006; Mark u. Janssen 2008).

Möglicherweise gehen Computerspielaktivitäten auch häufiger mit Ritualbildungen im Rahmen eines sogenannten Flow-Erlebens einher. In die dann fest gefügten, rigiden, von den Computerspielen vorgegebenen Inhalte wird die Esssenssituation einbezogen bzw. sie wird von diesen Inhalten mitgestaltet. Es ist anzunehmen, dass dann während des Computerspiels die Kontrolle über die Menge, die getrunken oder gegessen wird, reduziert ist. Außerdem verschiebt sich zumindest bei exzessivem Computerspielen der physiologische **Schlaf-Wach-Rhythmus**. In der Folge kommt es zu einer erhöhten Tagesmüdigkeit, welche wiederum sitzende Tätigkeiten und mangelnde körperliche Aktivität fördert. Des Weiteren resultieren aufgrund der mit der Tagesmüdigkeit einhergehenden Konzentrationsprobleme und höherer Fehlzeiten schlechtere Schulleistungen. Mehr als die Hälfte der von Schlaf-Wach-Rhythmusstörungen Betroffenen weist zudem **psychosomatische Beschwerden** mit Kopfschmerzen, Fieber, gastrointestinalen sowie orthostatischen Beschwerden auf (Rodenbeck 2007).

Im Jugend- und jungen Erwachsenenalter bilden sich zunehmend unflexible, in eine passive Freizeitgestaltung führende Verhaltensgewohnheiten aus. Diese machen es sehr wahrscheinlich, dass selbst bei einer Reduzierung von Computerspielen andere mediale Tätigkeiten an deren Stelle treten oder dass zumindest auch weiterhin sitzende Aktivitäten den körperlichen vorgezogen werden (Seidell et al. 2005; Lanningham-Foster et al. 2006). Umso notwendiger erscheint es, interaktive, körperliche Aktivitäten erfordernde Computerspiele zu entwerfen, wie z.B. das Computerspiel Wii von Nintendo, das die Bewegung unterstützt und anregt. In verschiedenen Studien konnte schon nachgewiesen werden, dass durch diese Spielgenres die Energiebilanz positiv beeinflusst wird (Maddison et al. 2007; Ni Mhurchu et al. 2008; University of Michigan Health System 2008).

3.3 Auswirkungen auf den Schlaf

Die bislang vorliegenden Befunde über die Auswirkungen von Medienkonsum auf die Schlafqualität von Kindern und Jugendlichen berichten über
- eine verlängerte Einschlafdauer (Alexandru et al. 2006; Paavonen et al. 2006),
- vermehrtes nächtliches Aufwachen (Van den Bulck 2004),
- eine Verkürzung der Schlafdauer (Van den Bulck 2004) sowie über
- nächtliche Ängste (Owens et al. 1999).

In einer epidemiologischen Untersuchung an über 500 japanischen Kindern im Alter von sechs bis zwölf Jahren konnte neben den genannten Befunden herausgearbeitet werden, dass abendliche Einschlafzeit und -latenz deutlich später und höher ausfielen, wenn die Kinder Fernsehen oder Computer im eigenen Zimmer zur Verfügung hatten. Die Vermutung liegt also nahe, dass hiermit auch eine stärkere Beeinträchtigung des Schlafs verbunden ist. Gaina et al. (2007) konnten anhand ihrer Untersuchungsergebnisse zum Thema Tagesschläfrigkeit bei japanischen Jugendlichen (n = 9261) sogar eine klare Abhängigkeit des Ausmaßes der Tagesschläfrigkeit vom abendlichen Medienkonsum belegen.

Gegenüber passivem Medienkonsum beim Fernsehen oder DVD-Sehen scheinen für das Computerspielen einige, wenn auch nicht substanzielle Unterschiede zu bestehen: Computerspielen vor dem Einschlafen führt, verglichen mit DVD-Sehen, nach Weaver et al. (2010) zu einem höheren Maß an kognitiver Wachsamkeit und zu subjektiv geringer wahrgenommener Schläfrigkeit bei einer Verlängerung der Schlaflatenz. Die von den Wissenschaftlern untersuchte kleine Gruppe Jugendlicher blieb in ihrer Schlafarchitektur für REM- und Non-REM-Schlaf unbeeinträchtigt. Andere, ebenfalls in kleinem Rahmen mit niedriger Fallzahl durchgeführte polysomnografische Studien bestätigen diese Befunde, sehen aber eine deutliche Verringerung der REM-Schlafphasen bei gesunden erwachsenen Probanden (Higuchi et al. 2005). Nach den Ergebnissen einer Schlaflaboruntersuchung bei gesunden Jugendlichen, die einmalig exzessiv Fernsehen oder Computer spielen durften, betrug die Einschlafdauer zwischen 32 und 57 Minuten, was als verlängert betrachtet werden muss (Dworak et al. 2007). Bei einer ohnehin tendenziell schon zu kurzen Gesamtschlafdauer vieler Kinder und Jugendlicher (Heins et al. 2007) bedeutet dies eine Verschärfung der häufig zu beobachtenden erhöhten Tagesmüdigkeit.

Ein weiterer wichtiger Befund belegt, dass Computerspielen, nicht aber Fernsehen vor dem Einschlafen zu einer signifikanten Verringerung der Gedächtnisleistung tagsüber führen kann (Dworak et al. 2007). Außerdem wurde bei den Computerspielern eine signifikante Verringerung an Tiefschlafanteilen und eine Zunahme an oberflächlichen Schlafstadien beobachtet, was ein Korrelat für einen erhöhten Arousal-Level darstellt und nochmals die aktivere zentralnervöse bzw. gesamtkörperliche Beteiligung der Nutzung von Computermedien gegenüber dem Fernsehen herausstellt.

3.4 Auswirkungen auf die schulische Leistungsfähigkeit

Die oben genannten Grundlagenbefunde beeinflussen mit großer Wahrscheinlichkeit die schulische Leistungsfähigkeit. Über den Zusammenhang zwischen Medienkonsum im Allgemeinen (u.a. Fernsehen) und schulischen Leistungen liegen differenzierte und aufwendige Untersuchungen vor. Spitzer (2003) fasst die Ergebnisse wie folgt zusammen:

> „Vielseher sind nicht nur schlechter im Lesen, sondern lernen zudem langsamer hinzu als Wenigseher. Interessanterweise zeigte sich, dass dies erstens gerade für Kinder aus wohlhabenden Familien zutrifft – Kinder mit hohem sozialökonomischen Status, die viel fernsehen, weisen besonders mangelhafte Leistungen auf. Zweitens trifft es auch gerade für die wenig intelligenten Kinder zu. Kurz: Auf weniger intelligente Kinder hat das Fernsehen einen besonders verheerenden Einfluss." (Spitzer 2003, S. 113f.)

Demzufolge hat der vorschulische Fernsehkonsum auch unter Berücksichtigung relevanter kognitiver Prädiktoren und der sozialen Schicht einen eigenständigen und bedeutsamen Beitrag zur Vorhersage der Lese-Rechtschreib-Kompetenzen in der dritten Klasse. Dies bedeutet, dass Fernsehen im Vorschulalter zu schlechteren Leistungen im Lesen und Schreiben später in der Schule führt. Dabei sind die Auswirkungen „dosisabhängig", d.h. je mehr ferngesehen wurde, desto schlechter die späteren Leistungen.

Aus verschiedenen westlichen Ländern liegen Studien vor, dass mit wachsendem Medienkonsum die Schulleistungen negativ beeinflusst werden. Dies liegt unter anderem daran, dass weniger effektive Lern- und Übungszeit zur Verfügung steht (Ennemoser 2003a und 2003b, Gentile et al. 2004; Shin 2004; Hancox et al. 2005). Auch gibt es Befunde, die einen Zusammenhang zwischen körperlicher Tätigkeit und kognitiver Entwicklung über die Anregung der Hirndurchblutung postulieren (Kubesch 2002, 2004).

In Deutschland leistete die Schülerbefragung des Kriminologischen Forschungsinstituts Niedersachsen (KFN), an der im Jahr 2005 5500 Viertklässler und 17000 Neuntklässler aus sechs verschiedenen Bundesländern teilnahmen, einen wesentlichen Beitrag. Die Fragestellung bestand schwerpunktmäßig darin, welche Bedeutung die Medien in der komplexen Interaktion von Schule, Familie und Peers haben und mit welchen Konsequenzen insbesondere intensiver Medienkonsum von Kindern und Jugendlichen einhergeht. Unter dem Titel „Die PISA-Verlierer – Opfer ihres Medienkonsums" kommen Christian Pfeiffer und seine Mitarbeiter (Pfeiffer et al. 2007) zu folgenden Ergebnissen: Kinder der vierten Schulklasse, die über keine Medienausstattung mit Spielkonsole und Fernse-

3.4 Auswirkungen auf die schulische Leistungsfähigkeit

hen im eigenen Zimmer verfügten, schnitten in den Schulfächern Deutsch, Mathematik und Sachkunde um 0,2–0,4 Notenzehntel besser ab als die gleichaltrige Vergleichsgruppe mit entsprechendem Medienzugang im eigenen Zimmer. Noch gravierender stellten sich diese Unterschiede dar, wenn die Mediennutzungszeit zunahm oder Spiele gespielt wurden, die noch keine entsprechende Altersfreigabe, insbesondere für 18-Jährige (USK 18), besaßen. Hier stieg der Notenunterschied im Fach Deutsch von 0,47 auf 0,66 Notenzehntel an (s. Abb. 3-2). Dabei ist zu berücksichtigen, dass die schulischen Leistungen natürlich auch von anderen Einflussfaktoren abhängen, wie dem **Bildungsstatus der Eltern** und der **ethnischen Zugehörigkeit**. Diese sind aber ihrerseits wiederum maßgebliche Faktoren für die Mediennutzung der Kinder. Andererseits konnte der Zusammenhang zwischen schlechteren Schulnoten und der Mediennutzungsdauer in derselben Untersuchung auch für Jungen mit mittlerem bis höherem Bildungshintergrund, gut funktionierenden Beziehungen zu ihren Eltern sowie Gewaltfreiheit in der Erziehung in der Zeit vor der Untersuchung festgestellt werden. Besonders negativ wirkte sich die Mediennutzung bei dieser Gruppe auf die Schulleistungen aus, wenn Spiele mit einer Altersfreigabe ab 18 Jahren konsumiert wurden.

Als höchster Risikofaktor für schlechte Schulleistungen gilt der **Konsum von Mediengewalt**. Dies könnte damit erklärbar sein, dass emotional aufwühlende Computerspiele andere, kürzlich angeeignete Gedächtnisinhalte (z.B. aus der Schule) löschen oder deren Wiedergabe blockieren (Bushman u. Bonacci 2002). Zudem ist es möglich, dass durch häufiges Computerspielen zwar z.B. die Reak-

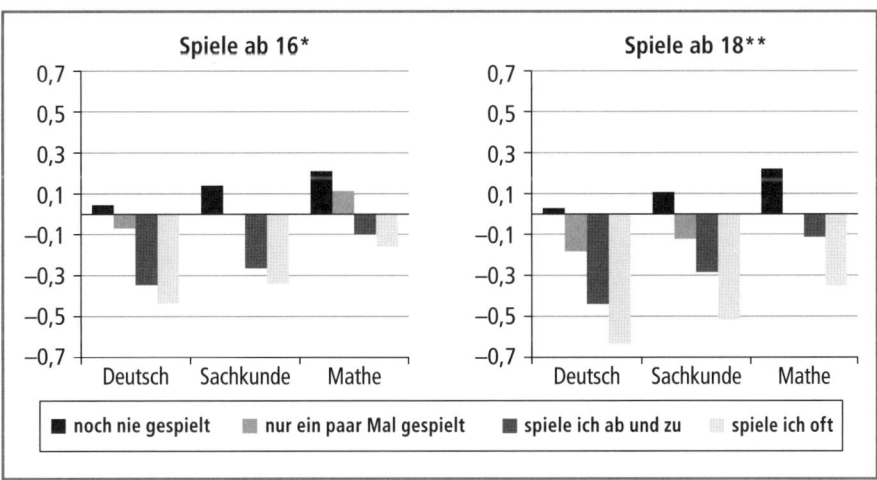

Abb. 3-2: Abweichungen der Schulnoten von Jungen zum Notendurchschnitt der Klasse in Deutsch, Sachkunde und Mathematik nach Häufigkeit des Spielens verbotener Spiele. Basis: n*=2410, n**=2235 (Mößle et al. 2007; Pfeiffer et al. 2007)

tionsgeschwindigkeit verbessert wird, andererseits aber kognitive Fähigkeiten, die für intensives, nachhaltiges Lernen notwendig sind, hiervon überdeckt oder blockiert werden. Hierauf weisen psychophysiologische Messungen hin. Vielseher weisen als Zeichen einer TV-bedingten emotionalen Abstumpfung eine geringere emotionale Frequenzerhöhung auf.

Spitzer (2003) weist vor dem Hintergrund der Befunde zur Emotionsabhängigkeit von Lernprozessen darauf hin, dass diese Ergebnisse eine bedeutsame Schwachstelle im Erziehungssystem offenlegen:

„Wer morgens in der Schule döst und wessen Pulsfrequenz nahe der Schlafgrenze liegt und wenig moduliert, der wird nichts lernen. Wer dann nachmittags Gewaltfilme oder

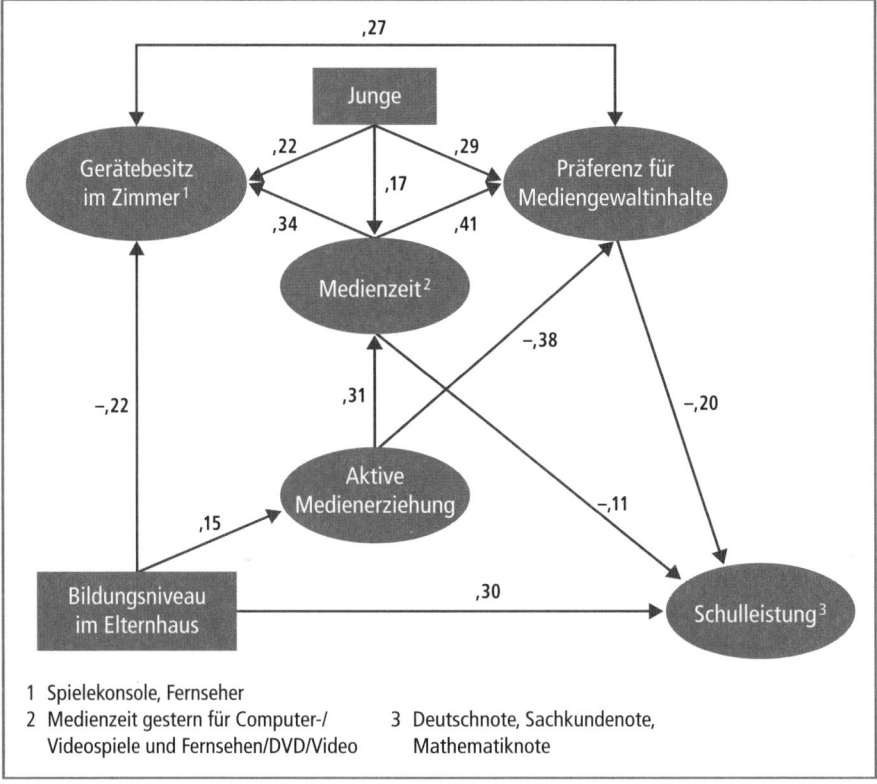

Abb. 3-3: Pfadmodell zum Einfluss von Mediennutzung auf die Schulleistung. Die Werte an den Pfeilen mit einer Spitze repräsentieren standardisierte Pfadkoeffizienten (Beta), die wie Korrelationskoeffizienten (r) zu interpretieren sind und eine vorgegebene Wirkrichtung aufweisen. Die Werte von den Pfeilen mit zwei Spitzen repräsentieren einen korrelativen Zusammenhang ohne vorgegebene Wirkrichtung (Mößle et al. 2007; Pfeiffer et al. 2007). Nicht dargestellt sind aus Gründen der Übersichtlichkeit die Pfade zum gewaltfreien Familienklima sowie zu mangelnden Sprachfähigkeiten bei der Einschulung.

3.4 Auswirkungen auf die schulische Leistungsfähigkeit

Horrorvideos mit Pulsbeschleunigung betrachtet, der lernt die Gewalt besonders gut. Liegt der Jugendliche dann abends zu lange vor dem Fernseher, ist er morgens erst recht müde und das Ganze geht wieder von vorne los." (Spitzer 2003, S. 115)

Da zugleich aber auch beim Konsum nicht gewalthaltiger Medieninhalte die Schulleistungen beeinträchtigt sind, gilt als zusätzliche einfache, aber ebenso einleuchtende Erklärung, dass den Kindern schlicht die **Zeit zum Lesen, Lernen** und zum **Hausaufgabenmachen fehlt**. Kinder, die regelmäßig Computer spielen, verbringen im Vergleich zu den Gleichaltrigen ohne regelmäßige Computernutzung 30% weniger Zeit mit Lesen und 34% weniger Zeit mit den Hausaufgaben (Cummings et al. 2007).

Die genannten Befunde, zunächst nur im Querschnitt nachgewiesen, zeigen aber auch im Längsschnitt zwischen der dritten und vierten Klasse mit hoher Stabilität, dass die negativen Auswirkungen durch den Medienkonsum als zeitlich anhaltend zu betrachten sind. Dabei treffen die Befunde stärker auf Jungen als auf Mädchen zu, da sie eine deutlich höhere Mediennutzungszeit aufweisen. Abbildung 3-3 gibt zusammenfassend einen Überblick über die Gewichtung der unterschiedlichen medialen Wirkfaktoren, die für den schulischen Erfolg maßgeblich sind.

Andere Längsschnittstudien haben analog enge Zusammenhänge zwischen frühem Fernsehen bereits im Alter von einem bis drei Jahren und der späteren Entwicklung von Aufmerksamkeitsproblemen im Alter von sieben Jahren aufgedeckt (Christakis et al. 2004). Das Risiko hierfür scheint mit zunehmender Fernsehzeit stark anzusteigen. Weiterhin wurden Zusammenhänge berichtet zwischen sehr frühem Medienkonsum und schlechteren Schulleistungen hinsichtlich der Lese-, Sprach- und Rechenkompetenz (Christakis et al. 2004) sowie negativen Auswirkungen auf den Schul- oder Universitätsabschluss (Hancox et al. 2005).

4 Liegt die Zukunft der Bildung im E-Learning und benötigen Schüler überhaupt noch Lehrer?

Die Revolutionierung der Informationssuche und der Kommunikation, welche sich aus der Entwicklung des Internets ergibt, ist in ihren Aus- oder besser gesagt „Nebenwirkungen" bislang noch kaum erforscht, weder in privaten noch in lern-/ausbildungsbezogenen Bereichen. Dies liegt an der geringen Zeitspanne und der enormen Beschleunigung, mit der das Internet zum sozialen Massenkommunikationsmedium geworden ist.

4.1 Medienkompetenz als Voraussetzung

Die Thematik hat hohe Relevanz für die heutigen Schulen und andere Bildungsinstitutionen. Der Umgang mit digitalen Medien wird schon mit dem Erwerb einer vierten Kulturtechnik neben Lesen, Schreiben und Rechnen verglichen. Bereits 1995 formulierte die Bildungskommission NRW, dass der Medienkompetenz eine Schlüsselfunktion zukomme, deren Beherrschung zu einer „konstruktiven und zugleich kritischen Nutzung der Medien" führe. Speziell das Internet ist mittlerweile für Erwachsene wie Jugendliche zu einer der Hauptquellen des Informations- und Wissenserwerbs geworden. Den Ergebnissen der PISA-Studie durch die OECD (2006) zufolge, an der 400 000 Schülerinnen und Schüler aus 57 Ländern teilnahmen, wird allerdings in Deutschland der Computer am seltensten als Lernmedium im Unterricht eingesetzt – und dies trotz jährlich beträchtlicher Zuwächse an Computern. Dem steht eine überdurchschnittliche Nutzung digitaler Medien im privaten Kontext gegenüber.

Die EU-Kommission hat mittlerweile eine langfristige Strategie zur Förderung der digitalen Kompetenzen erarbeitet, mit den Kerngebieten einer verstärkten IT- und PC-Ausbildung an den Schulen, einer besseren Ausbildung der Lehrer, der Förderung computergestützten Lernens (E-Learning) und einer höheren finanziellen Ausstattung der Schulen mit Hard- und Software. Das Ziel der Initiative des Kompetenzzentrums „Schulen ans Netz e.V." (s. S. 155) war es, bis 2001 alle bundesdeutschen Schulen an das Internet anzuschließen, um damit den Schülern eine größere Medienkompetenz zu vermitteln. Insgesamt wurde das Projekt gut angenommen und fand eine hohe Akzeptanz, obwohl zugleich nur eine Minderheit der Lehrer über eigene Erfahrungen verfügte.

Medienpädagogisch stellt sich aber die Frage, wie ökonomisch die Informationssuche über das Internet für einen Jugendlichen wirklich ist, der ein nicht übermäßig anspruchsvolles Referat z.B. für den Geografieunterricht vorbereiten soll. In der Regel wird er einen mehr oder minder spezifischen Suchbegriff eingeben oder „googeln" und hierzu rasch eine Unzahl an Informationen aus allerlei Quellen erhalten. Für den Schüler ergibt sich nun die Aufgabe, ob alle gefundenen Informationen gleichermaßen relevant sind, um gelesen werden zu müssen, oder ob zunächst eine Übersicht mit nachfolgender spezifischer Auswahl ausreicht, v.a. auch nach dem Gesichtspunkt größerer und geringerer Wichtigkeit. Die Hauptfrage hierbei ist, ob er die Expertise hierzu besitzt oder vonseiten der Schule oder des Elternhauses konsequent hierzu Anleitung bzw. Unterstützung erhält, z.B. in Form eines Faches „**Mediennutzungskunde**". In aller Regel wird er die Unterstützung bei der Internetrecherche nicht in Form eines speziellen Unterrichtsfaches erhalten, sondern mehr oder weniger auf sich selbst angewiesen sein. Falls er Unterstützung erhält, dann am ehesten vom Elternhaus. Häufig wurde zu Recht kritisiert, dass insbesondere Kinder aus bildungsfernen Familien hier keine entsprechende Anleitung erhalten und somit benachteiligt sind.

Das nächste Problem ergibt sich bei der Überprüfung der Dignität der Quellen, da die in das Internet gestellten Informationen so gut wie nie einer vollständigen, objektiven Realitätsüberprüfung unterzogen werden, was auch bekanntermaßen für viele Onlinelexika der „Wiki"-Reihe gilt. Bisher liegen für die meisten zur Verfügung gestellten Quellen keine rechtlich verbindlichen Qualitätsstandards vor. Dies führt oftmals zu einer unreflektierten und ungeprüften Nutzung der aus dem Internet entnommenen Informationen. Auf diese Weise werden Wissen und Meinung in einem Ausmaß verwischt, das vor der digitalen Revolution so noch nicht existierte. Schließlich bleibt offen, wie hoch der Wissenserwerb zur Thematik bei dem Jugendlichen selbst sein wird, wenn er das Referat fertiggestellt hat. Er hat auf dem Weg hierzu zwar eine hohe formale **Bildungskompetenz** aufbringen müssen. Offen bleibt jedoch, inwieweit hiermit auch ein zeitlich nachhaltiger Wissenserwerb verbunden ist.

Nach Borgmann (2003) sollte ein Rechercheprozess in elektronischen Datenbanken drei Formen von Wissen und Fähigkeiten als Bedingung aufweisen:
- Neben konzeptionellem Wissen zum Prozess der Informationsgewinnung selbst spielt die Vertrautheit mit dem Leistungsvermögen der meisten Suchmaschinen eine wichtige Rolle.
- Dazu kommen spezifische (Vor-)Kenntnisse zum Themenbereich der Suche, da sich ohne sie die Suche als viel zu unspezifisch, zu wenig zielbezogen und folglich unpräzise in den Ergebnissen gestalten würde.
- Notwendig hierzu ist gerade bei Schülern eine kompetente Beratung und Hilfestellung (sog. Consulting) hin zu einer Verbesserung der selbst gesteuerten Kompetenz zum Informationserwerb.

Mittelstrass (2001) stellt hierzu treffend fest, dass es ohne Orientierungswissen keine Wissensgesellschaft, sondern lediglich eine Informationsgesellschaft gebe.

Entsprechend wird für den pädagogischen Bereich die Wichtigkeit einer „Informationskompetenz-Förderung" betont (Webber 2003).

4.2 E-Learning – widersprüchliche Ergebnisse

Die Vorteile des sogenannten „E-Learnings", v.a. mehr Aktualität, Flexibilität, Interaktivität, Eigenverantwortlichkeit und Motivation beim Lernen, werden trotz des Fehlens der genannten Grundkompetenzen weithin beschworen. Um dies zu belegen, reicht die Eingabe des Begriffs in den gängigen Suchmaschinen aus. Es liegt eine Vielzahl an Schulversuchen unter verstärktem Einsatz digitaler Lernangebote vor, zudem gibt es wissenschaftliche Kongresse zur Thematik wie die International Conference on Technology Supported Learning and Training, die 2009 in Berlin stattfand, oder E-Learning-Module, die über das Fernsehen angestoßen werden.

Propagiert wird eine neue Lernkultur, die aus der Passivität herausführt, welche wenig motivierend ist und darüber hinaus oft zu „trägem Wissen", d.h. theoretisch beherrschten, aber in der konkreten Umsetzungssituation nicht anwendbaren Fertigkeiten führt. Stattdessen, so die Annahme, führe digitales Lernen zu einer höheren Selbststeuerung und Eigenverantwortlichkeit, was einer konstruktivistischen Auffassung von Lernen entspricht (Mandl u. Winkler 2002a, 2002b). Lernen ist demnach ein aktiver Prozess nach dem Diktum von Konfuzius: „Sage es mir und ich vergesse es, zeige es mir und ich erinnere mich; lass es mich tun und ich behalte es." Lernen ist darüber hinaus ein selbst gesteuerter, konstruktiver Prozess, bei dem der Lernende auf der Basis seines Vorwissens und seiner Erfahrungen ein eigenes Wissensgerüst konstruiert. Außerdem werden soziale Prozesse aktiviert, da durch digitales Lernen der Anschluss an andere Lernende oder die Lehrperson erleichtert und unterstützt wird (Seufert u. Mayr 2002). Diese Entwicklung ist erst mit dem Web 2.0 möglich geworden. Die Onlineenzyklopädie Wikipedia arbeitet zum Beispiel genau nach diesem Prinzip. Da das Lexikon von den Nutzern ständig eigenverantwortlich aktualisiert wird, handelt es sich nicht um ein reines Nachschlagewerk, sondern um eine moderne Form der informativen Kommunikation mit dem wesentlichen Merkmal eines „Bottom-up"-Prozesses (Baumgartner 2006).

Die Ergebnisse wissenschaftlicher Projekte, die den Einsatz digitaler Medien zum Thema hatten, fallen allerdings höchst unterschiedlich aus. Vergleichende empirische Studien konnten bislang nicht eindeutig belegen, ob ein verstärkter Einsatz digitaler Medien tatsächlich einen größeren Lernerfolg bewirkt (Freudenreich u. Schulte 2002). Tendenziell scheint es nach dem bisherigen Erkenntnisstand aber so zu sein, dass mit didaktisch geeigneter Software höhere Lerngewinne und eine Verkürzung der Arbeitszeiten erzielt werden können (Waxman et al. 2003; Blumschein 2004).

Wegen dieser z.T. widersprüchlichen Ergebnisse und Haltungen erfolgt die Implementierung in den Schulunterricht nicht in dem gleichen Ausmaß, wie es die Begeisterung der Protagonisten vermuten ließe. Die inhaltlichen Gründe hierfür liegen darin, dass die praktischen Erfahrungen digitalen Lernens anscheinend doch nicht rundherum positiv sind: Die Lerninhalte sind nicht immer didaktisch und motivierend gestaltet, was zum Teil daran liegen mag, dass die Gestalter mehrheitlich Digital Immigrants sind, also in der Regel *nicht* mit der Nutzung moderner, digitaler Medien aufwuchsen und sich entsprechend schwer damit tun, sich von ihrer eigenen Lehr- und Lernsozialisation zu emanzipieren (Wilbers 2001). Des Weiteren scheint es bislang nicht in zufriedenstellender Form zu gelingen, eine abgewogene Mischung zu finden zwischen dem intendierten selbstbestimmteren Lernen, bei dem der Unterrichtende eher als Coach oder Moderator fungiert, und einem nach wie vor bestehenden Bedürfnis nach Kontakt seitens des Lernenden zur Lehrperson.

Aufgrund erschreckend hoher Abbruchquoten von E-Learning-Versuchen entstanden modifizierte Projekte, sogenanntes **Blended Learning**, bei dem traditionelle Lehr- und Lernformen mit Elementen des E-Learnings verbunden werden. Eine weitere Fortentwicklung ist die Hinwendung zu solchen Formen des digitalen Lernens, bei denen die Simulation von Problemsituationen und Elemente von Computerspielen integriert werden, um auf der Seite des Lernenden Engagement, Motivation und in der Folge den Lernerfolg zu steigern. Beispiele hierfür sind Lernquiz oder virtuelle Lernwelten. Mithin werden Aspekte der Unterhaltung in die Lernwelt implementiert, wobei zwischen beiden ein fließender Übergang besteht. Aber selbst die Wegbereiter dieser neuen Lernmethode geben zu, dass spezifische Qualifikationen von Fähigkeiten und Fertigkeiten nicht spielerisch erworben werden können. Trotzdem ist insgesamt von einer Entwicklung der Lernprozesse in Richtung **Edutainment** oder **Edugaming** auszugehen (s. Abb. 4-1).

4.3 Ressourcen

Für Lehrkräfte und Pädagogen gibt es mittlerweile eine ganze Anzahl von Materialien, die sie sinnvoll in ihrem Unterricht oder für die Projektarbeit nutzen können.

Lehrer-Online ist zum Beispiel ein Projekt von **Schulen ans Netz e.V.** (s. S. 155), das Lehrer mit einem kostenlosen Internetservice für den Einsatz digitaler Medien im Unterricht unterstützt. Das Land Baden-Württemberg bietet mit seinem Portal **Medi@culture-Online** eine Palette von Vorschlägen und Beispielen für neue Formen der kreativen Unterrichtsgestaltung an.

Einen möglichen Weg, Recherchen und Fragestellungen über das Internet zu spezifizieren und zugleich schnelle Antworten zu erhalten, deutet David Pogue in der Wissenschaftszeitschrift Scientific American (2010) an: In den USA grei-

4.3 Ressourcen

fen Internetnutzer zunehmend auf Internetdienste zu, die sich darauf spezialisiert haben, Informationen auf Anfragen hin so zu filtern, dass sie eine möglichst zielgenaue Antwort geben, irrelevante Informationen dagegen vernachlässigen. Einer dieser Dienste nennt sich beispielsweise **ChaCha**. Der Nutzer ruft über das Telefon den Dienst an und formuliert seine Frage. Normalerweise erhält er innerhalb einer Minute die von ihm benötigte Antwort. (*Beispiel:* „Wie heißt die astronomische Bezeichnung, wenn sich Sonne, Mond und Erde genau auf einer Achse liegen abbilden?" *Antwort:* „Die Konfiguration heißt; Syzygy.") Hierbei handelt es sich aber überraschenderweise nicht um eine technische Neuerung, sondern um eine Dienstleistung, die von Menschen getätigt wird, denn die Fragen werden an Personen des Dienstes gerichtet, deren professionelle Tätigkeit darin besteht, rasche und effektive Informationssuche mithilfe von Google und anderen Internet-Search-Tools zu betreiben.

Ein ähnlicher Weg, der allerdings Expertenmeinung mit objektiver Sachinformation verbindet, ist ein US-amerikanischer Internetdienst namens **Aardvark**. Fragen werden – kostenfrei – an den Dienst per E-Mail, Twitter, Instant Message oder iPhone-App gestellt. Der Dienst wird nun in der Weise aktiv für den Fragesteller, indem er für ihn herausfindet, welcher Mitnutzer von Aadrvark in seinem persönlichen Beziehungsnetz im Internet in der Lage sein könnte, die Frage zu beantworten. Hierfür analysiert er die Profile und Interessen aller Personen, die dieser über Facebook kennt. Falls nötig, werden auch deren Freunde und wiederum deren Freunde durchsucht, bis er fündig wird.

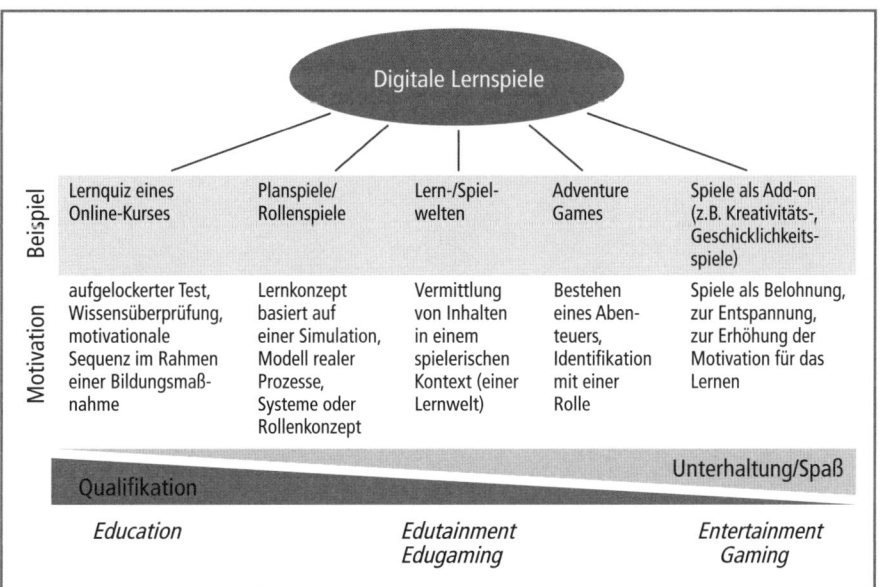

Abb. 4-1: Typen digitaler Lernspiele (Seufert u. Meier 2003)

Zusammengefasst wird die Informationsbündelung aber bemerkenswerterweise nicht über eine technische Neuerung erzielt, sondern durch Menschen. Dies verdeutlicht nochmals – gerade im spezifischeren Zusammenhang mit Kindern und Jugendlichen –, dass den Erwachsenen bei der Nutzung des Internets eine große Verantwortung zukommt. Es genügt eben nicht, dass im Unterricht lediglich der Auftrag gegeben wird, mithilfe des Internets ein Thema zu bearbeiten. Der Lehrer steht hier in der Verantwortung. Er muss im Vorfeld die oben beschriebene Arbeit des Filterns der benötigten Informationen leisten bzw. die Fähigkeit dazu vermitteln – im besten Sinne eines Blended Learnings.

5 Wie achtsam gehen Jugendliche mit ihrer Privatsphäre um? Missbrauchsgefahren und psychische Schädigungen durch Cyberstalking

5.1 Der Umgang mit persönlichen Daten und die missbräuchliche Nutzung des Internets

Eröffnen sich Kindern und vor allem Jugendlichen im digitalen Zeitalter einerseits völlig neue Wege der Kommunikation, die wie dargestellt zur Vertiefung bereits bestehender Freundschaften oder zur Ausweitung des kommunikativen Netzes genutzt werden, so birgt besonders die Onlinenutzung des Computers auch neue, bisher kaum überschaubare Gefahren. Eines der wesentlichen Kennzeichen von Online-Communitys besteht darin, dass die jugendlichen Nutzer hier ihre Identität und persönliche Interessen offenlegen. Die Mehrheit stellt **persönliche Daten**, Hobbys, Freundeslisten sowie Fotos und Videos von sich, der Familie oder von Freunden in das Netz ein. Die meisten Communitys verfügen zwar über eine sogenannte Privacy-Option – d.h. dass der Nutzer darüber entscheiden kann, ob nur seine „Freunde" die von ihm hinterlegten Informationen einsehen können oder ob sie generell zugänglich sind. Bei einer durchschnittlichen Anzahl von 144 „Freunden" im schülerVZ wird aber rasch deutlich, dass auch bei aktivierter Privacy-Option nicht ernsthaft kontrollierbar ist, wem persönliche Daten im Internet zugänglich werden (mpfs 2009). Derselben Studie zufolge nimmt nicht einmal die Hälfte aller Nutzer überhaupt eine Einschränkung des persönlichen Datenzugangs vor. Daher ist es nicht überraschend, dass sich 42% der Internetnutzer bereits einmal auf Videos oder Fotos abgebildet gesehen haben, die ohne ihre eigene Zustimmung online gestellt wurden.

Vielen Nutzern ist offenbar nicht klar, dass sie, sobald ihre persönlichen Daten im Netz vorhanden sind, leicht „gegoogelt" werden können. Über sie kann ein Vielfaches mehr an Informationen in Erfahrung gebracht werden, als sie sich vorzustellen vermögen. Die auf diese Weise angelegten Onlinedossiers erlauben es Dritten, also z.B. Behörden oder zukünftigen Arbeitgebern, systematisch Informationen über den Nutzer zusammenzutragen und zu einem beliebigen Zeitpunkt zu verwenden.

Für eine 16-jährige Schülerin aus dem italienischen Ort Adria stellte es eine persönliche Katastrophe dar, als intime Szenen von ihr im Internet auftauchten, die ihr ehemaliger Freund nach der Trennung an seine Freunde verschickt hatte. Danach waren die Aufnahmen frei zugänglich im Internet anzusehen. Immer wieder wurde das Mädchen von Mitschülern und Nachbarn auf die Aufnahmen im Internet angesprochen. Auf diese Weise bloßgestellt, gedemütigt und verzweifelt, erschoss sie sich in der Wohnung ihrer Eltern mit der Pistole ihres Vaters (Hauck 2008).

Da eine Löschung der Daten faktisch unmöglich ist, verbleiben sie für unabsehbare Zeit im öffentlichen Raum. Die Zahlen sind beeindruckend: 490 Millionen Nutzer weltweit nutzten im Februar 2011 die bedeutendste Online-Video-Seite YouTube mit insgesamt 92 Milliarden Seitenaufrufen im Monat (Kilian 2011). Das auf der ganzen Welt dominierende Social Network Facebook hat ebenfalls immense Zuwachsraten: Im Juni 2011 gab es bereits über 700 Millionen Nutzer, während es im Juli 2007 „nur" 30 Millionen waren (Facebookbiz 01. Juni 2011). Hiermit verbunden ist die Offenlegung privater und privatester Meinungen, Wünsche, Ängste, Leidenschaften oder Laster, mit denen Millionen aktive Nutzer die sozialen Netzwerke des Internets und damit die Welt in Text und Film beglücken. Die eigentliche Pointe der Datenschwemme, so Schneider (2010), ist nicht etwa eine Arbeitsentlastung für den Regulierer: „Es ist der neue Mensch, lesbar als Träger seiner Daten. Es ist eine neue Anthropologie, entstanden aus einer Art von Aktionsmüll, einem Rechenfutter, aus dem die Rechner dann im Auftrag Dritter Gold machen". Abbildung 5-1 gibt einen Überblick über die Weitergabe persönlicher Daten im Internet.

Neben der Preisgabe persönlicher Daten mit den hieraus resultierenden Missbrauchsgefahren besteht ein weiteres Risiko des Internets darin, Jugendliche vermehrt mit medialer **Gewalt** oder **Pornografie** zu konfrontieren. Gegenüber dem vordigitalen Zeitalter erscheint zumindest die Zugangsmöglichkeit zu den entsprechenden Inhalten deutlich erleichtert zu sein. Die Konfrontation mit pornografischen Inhalten im Internet ist allgegenwärtig und der Zugang zu entsprechenden Angeboten einfach. Sogenannte Hardcore Adult Galleries sind tausendfach über spezielle Linklisten verfügbar und die einschlägigen Adressen werden längst unter Schülern ausgetauscht. Sobald der sogenannte „Familyfilter" ausgeschaltet wird, lassen sich vor allem über ausländische Suchmaschinen massenhaft pornografische Darstellungen finden. Schließlich gibt es frei zugängliche pornografische Videoplattforen wie YouPorn, die sich bei Jugendlichen großer Beliebtheit erfreuen.

Studien, die die Auswirkungen des Konsums **pornografischer Medieninhalte**, insbesondere über das Internet, auf die Einstellung von Jugendlichen zur Sexualität oder auf deren Sexualverhalten untersuchen, liegen nur in geringem Umfang vor. Dies liegt schon allein daran, dass sich experimentelle Versuchsanordnungen aus ethischen Gründen verbieten.

Eine US-amerikanische repräsentative Telefonumfrage bei 1501 Jugendlichen im Alter von 10–17 Jahren ergab folgendes Bild: Bei aktiv und nicht zufällig aufgesuchten pornografischen Medieninhalten überwiegen in hohem Ausmaß Jungen als Nutzer, während nur 5% der befragten Mädchen diese Inhalte aufsuchten. Erst ab dem Alter von 14 Jahren, also wenn Jugendliche ohnehin sexuell aktiv werden, werden pornografische Medieninhalte verstärkt konsumiert. Bei denjenigen, die häufiger pornografische Medieninhalte aufsuchten, bestand

5.1 Der Umgang mit persönlichen Daten und die missbräuchliche Nutzung

überdies eine signifikante Korrelation zu delinquentem Verhalten und zu Substanzmissbrauch innerhalb des letzten Jahres. Darüber hinaus unterschieden sich Online- gegenüber Offline-Nutzern dadurch, dass sie deutlich mehr depressive Symptome angaben und eine geringere intrafamiliäre Bindung aufwiesen (Ybarra u. Mitchell 2005). In einer griechischen Studie konnte der Zusammenhang zwischen der Nutzung pornografischer Medieninhalte und gleichzeitigem Vorliegen von Sozialverhaltensproblemen repliziert werden (Tsitsika et al. 2009). Der Befund, dass Jungen deutlich häufiger Internetpornografie rezipieren, wird auch von anderen Studien geteilt (s. Übersicht bei Grimm et al. 2010).

Im Hinblick auf die Auswirkungen der Darstellung und des Konsums von Internetpornografie auf Jugendliche sind aufgrund der noch schwachen Datenlage nur einige vorsichtige Aussagen zu treffen. Vermehrter Konsum pornografischer Medieninhalte führt möglicherweise zu einer Lockerung der Einstellung zu sexueller Aktivität, also z.B. dass vor- und außerehelicher Geschlechtsverkehr eher befürwortet wird (Lo u. Wei 2005; Peter u. Valkenburg 2006). Zugleich ist aber auch eine geringere Zufriedenheit mit dem eigenen Sexualleben bei den häufigeren Nutzern dieser Medieninhalte verbunden (Peter u. Valkenburg 2006). Bei der Einstellung zur Pornografie scheint es ebenfalls geschlechtsbezogene Unterschiede zu geben: In einer schwedischen Studie wurden von Jungen als häu-

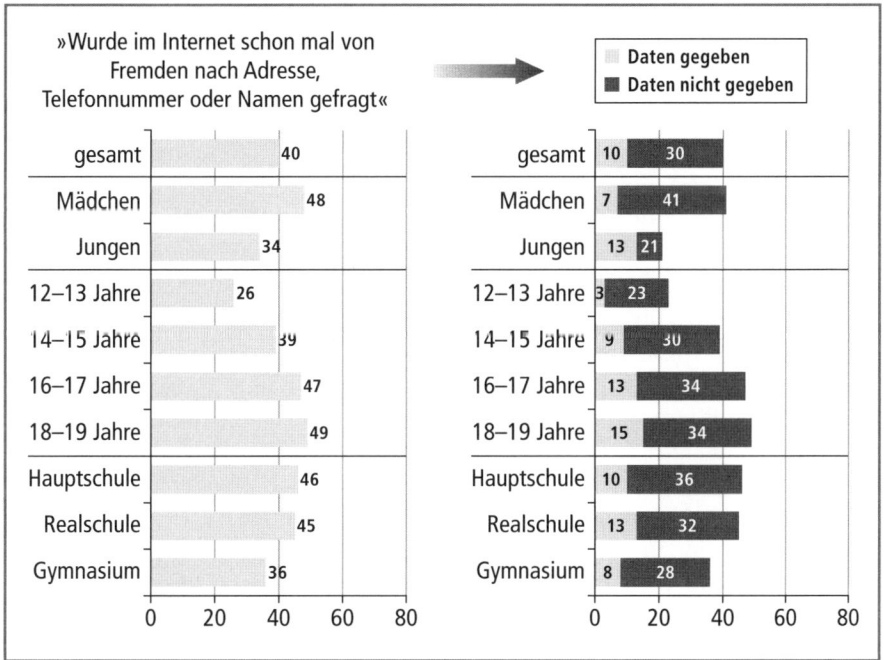

Abb. 5-1: Datenübermittlung im Internet. Angaben in Prozent, Basis: Internetnutzer, n = 1173 (mpfs 2009)

figste Motive „sexuelle Erregung und Masturbation" angegeben, gefolgt von „it's cool", während Mädchen mehrheitlich „Neugier" als häufigstes Motiv angaben. Obendrein bewerteten fast zwei Drittel der Mädchen Pornografie insgesamt als negativ, während umgekehrt zwei Drittel der Jungen eine positive Einstellung dazu artikulierten (Wallmyr u. Welin 2006). Geschlechtsübergreifend hat außerdem die Zugehörigkeit zur Peergroup einen wesentlichen Anteil daran, ob und wie stark ausgeprägt Pornografie im Jugendalter konsumiert wird. Hierbei kommt dem Wunsch, sich seiner sozialen Gruppe zugehörig fühlen zu wollen, eine wichtige Bedeutung zu (Weber 2009). Interessant ist schließlich der Befund, dass anscheinend die Mehrheit der Jugendlichen Unterschiede zwischen der medial dargestellten Pornografie und realer Sexualität gut kennt (Weber 2009).

Bei **Gewaltdarstellungen im Internet** handelt es sich häufig um importierte Mitschnitte aus Horrorfilmen. Gewaltverherrlichende und demütigende Inhalte finden sich als reale Szenen bis hin zu Tötungsvideos (sog. Snuff-Videos) oder als entwürdigende Darstellungen von Unfall- und Gewaltopfern. Sehr populär sind bei Jugendlichen sogenannte Tasteless Sites, auf denen Anbieter Bilder und Videos von toten und schwer entstellten Menschen veröffentlichen.

> Die zunehmend sorglose Weitergabe und Darstellung persönlicher Daten stellt jedoch aktuell das größte Risiko dar. Etwa die Hälfte der Jugendlichen, die regelmäßig Chat-Foren besuchen, gab 2008 an, von ihnen unbekannten Chat-Teilnehmern nach Namen, Adresse und Telefonnummer gefragt worden zu sein. 13% gaben an, dieser Aufforderung gefolgt zu sein, vor allem Jungen (mpfs 2008a).

Da bereits ein Viertel der Kinder zwischen sechs und 13 Jahren mindestens einmal pro Woche chattet, ist diese Altersgruppe aufgrund ihres reifebezogen noch geringeren Kritikbewusstseins besonders gefährdet, missbräuchlichen Informationen oder sie gefährdenden Kommunikationsinhalten ausgesetzt zu sein. Nach der KIM-Studie (mpfs 2008b) waren immerhin 8% der kindlichen Internetnutzer „im Internet schon einmal auf Sachen gestoßen, die ihnen unangenehm waren oder ihnen Angst gemacht hatten". Bei 15% wurden durch E-Mails massive Ängste ausgelöst. Hierbei handelte es sich um gewalttätige Darstellungen oder um Erotik- und Pornografieseiten. Trotz dieses erschreckend hohen Belastungspotenzials teilten die betroffenen Kinder und Jugendlichen diese unangenehmen Erfahrungen ihren Eltern zumeist nicht mit – oft aus Scham oder aus Angst, den Internetzugang gesperrt oder eingeschränkt zu bekommen.

Im Internet finden sind auch zunehmend Angebote, die selbstverletzendes, selbstzerstörendes Verhalten oder **psychische Erkrankungen** wie Anorexie oder Bulimie verharmlosen, propagieren oder sogar als Lebensform anpreisen. In diesen „Informations"- und Chat-Foren übernehmen keine Fachleute die Moderation, sondern es handelt sich zumeist um selbst Betroffene, die eher zu einer Verharmlosung, schlimmstenfalls sogar zu einer Zunahme der Problematik beitragen. „Pro-Ana-Foren" für Patienten mit Anorexia nervosa stellen z.B. Gewichtstagebücher oder Tipps zum Abnehmen vor (Norris et al. 2006; Eichenberg u. Brähler 2007). Fotos mit der Darstellung stark untergewichtiger Frauen sollen der „Thinspiration" dienen. Protagonisten dieser Foren predigen eine positive Einstellung gegenüber Essstörungen im Sinne eines erstrebenswerten Lifestyles (Banuelos u. Battaglia 2007). Zwischen 2006 und 2007 wurden 80% der zum Thema Essstörung aufgefundenen 270 Seiten als relevant für den Jugendschutz eingestuft (Rauchfuß et al. 2008).

Selbstschädigendes Verhalten stellt ebenfalls in zunehmendem Ausmaß eine Basis für Austauschforen zwischen Jugendlichen dar (Whitlock et al. 2006). Schon auf einfache Google-Suchanfragen erhält man eine Vielzahl an Treffern. Auf Internetplattformen wie YouTube finden sich Hunderte absichtlich zugefügte, detailliert dargestellte Selbstverletzungen (Whitlock et al. 2007). Zum Teil werden sogar konkrete Methoden zu selbstschädigendem Verhalten verbreitet, z.B. die „sichersten" Formen einer wirkungsvollen Selbstverletzung. Die Kontakte in den verschiedenen Foren ersetzen leider allzu oft die notwendige professionelle oder im Freundeskreis oder der Familie erfahrbare Unterstützung. Sie bergen durch die Virtualität der Kontakte erheblich Gefahren im Sinne eines vollständigen Kontrollverlusts mit zum Teil fatalen Folgen.

„Gestern träumte ich davon, mich mit einer Rasierklinge zu verletzen", schreibt eine 22-Jährige, die sich „Emily the Strange" nennt, in einem einschlägigen Forum für Selbstverletzer. „Ich krieg das Bild einfach nicht aus dem Kopf". Im Internet berichtet sie über ihre Erfahrungen und tauscht sich mit anderen Selbstverletzern, die sich ritzen, aus, wie sie ihre Sucht vor ihren Eltern am besten verbergen kann (Westerhoff 2010).

5.2 Spezialfall Handy

Jedoch nicht nur dem Internet, sondern auch dem Handy kommt aufgrund seiner Multifunktionalität eine zunehmende Bedeutung im Rahmen **missbräuchlicher Anwendungen** zu: 30% der jugendlichen Handybesitzer gaben in der JIM-Studie 2008 (mpfs 2008a) an, dass in ihrem Freundeskreis Fotos und Videos pornografischen oder gewalttätigen Inhalts verbreitet würden. 7% gaben an, bereits selbst schon einmal solche Inhalte zugesendet bekommen zu haben.

Weitere irritierende Angaben können den Ergebnissen der JIM-Studie 2009 (mpfs 2009) entnommen werden: „Vier Fünftel der Handybesitzer (79%) wissen davon, dass gewalthaltige oder pornografische Bilder über das Handy verbreitet werden, 27% berichten, dass solche Inhalte im Freundeskreis kursieren und 8% gaben an, selbst solche Inhalte bekommen zu haben" (s. Abb. 5-2). Nicht verwunderlich ist, dass mit zunehmendem Alter der Anteil der betroffenen Jugendlichen ansteigt. 90% der Volljährigen wissen um die beschriebene Problematik, jedoch nur zwei Drittel der Jüngeren. Es liegt eine ausgeprägte Schulbildungsab-

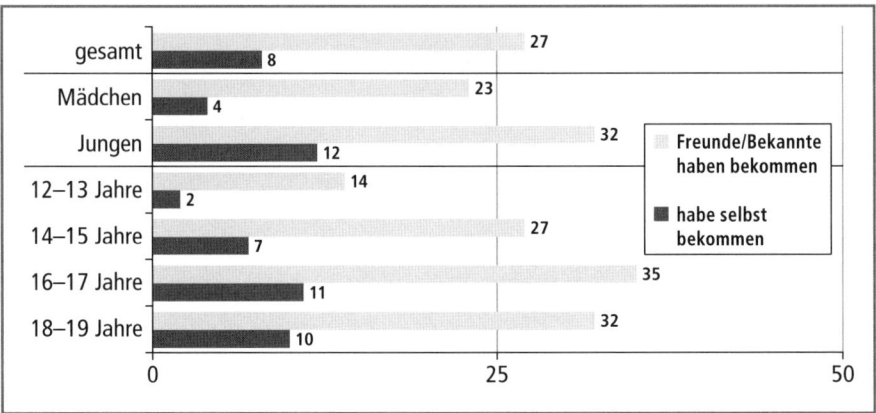

Abb. 5-2: Kenntnis/Erhalt brutaler Videos oder Pornofilme aufs Handy. Angaben in Prozent, Basis: Handybesitzer, n = 1143 (mpfs 2009)

hängigkeit vor, da das Phänomen bei Hauptschülern (14%) doppelt so häufig auftritt wie bei Realschülern (7%) und Gymnasiasten (6%).

Ein Drittel der jugendlichen Handybesitzer berichtete zudem, dass im Bekanntenkreis schon einmal eine Prügelei mit dem Handy mittels Videofunktion aufgenommen worden sei – sogenanntes Happy Slapping. Gegenüber den Vorjahren ist hier eine steigende Tendenz auszumachen (2006: 17%; 2009: 32%; s. Abb. 5-3). In der Mehrzahl der Fälle handelte es sich um echte und nicht gespielte Auseinandersetzungen. Auch hier dominieren wieder Jungen und Hauptschüler, wobei besonders Jugendliche mit geringem Bildungshintergrund betroffen waren.

5.3 Cybermobbing und Cyberstalking

Bei der Nutzung des Handys und des Internets kann es zu „verbalem Missbrauch" und mit zunehmender Verbreitung bei Jugendlichen zum sogenannten Cybermobbing oder Cyberstalking kommen. Unter **Cybermobbing** ist das Bloßstellen und Diffamieren von Personen im Internet durch diskriminierende Texte, Bilder oder Filme zu verstehen. Eine Steigerung hierzu stellt das **Cyberbullying** dar, weil hiermit zusätzlich noch Einschüchterungsversuche sowie aggressive Angriffe auf das Opfer über das Netz verbunden sind. Der psychische Druck auf das Opfer ist also als noch höher zu veranschlagen. Das gegenüber realem Mobbing Neue ist, dass der Eingriff in das Privatleben rund um die Uhr möglich ist, was das Gefühl der Hilf- und Schutzlosigkeit beim Opfer erheblich verstärkt. Zudem ist das Publikum unüberschaubar groß und die abwertenden Inhalte können rasend schnell verbreitet werden – genauso wie die Löschung so gut wie unmög-

5.3 Cybermobbing und Cyberstalking

lich ist. In einer nicht repräsentativen Onlineumfrage des Zentrums für empirische pädagogische Forschung der Universität Koblenz-Landau aus dem Jahr 2007 gaben 19,9% der befragten Schüler an, bereits einmal das Ziel von Cybermobbing geworden zu sein (Jäger et al. 2007). Bei den Tätern handelte es sich meist um Mitschüler (s. Abb. 5-4). Am häufigsten waren Schüler der Klassenstufen 8 bis 13 betroffen. Es existieren regelrechte „Hassforen", mit Titeln wie „Alle hassen Martin", in denen Jugendliche über Betroffene herziehen können. Oft

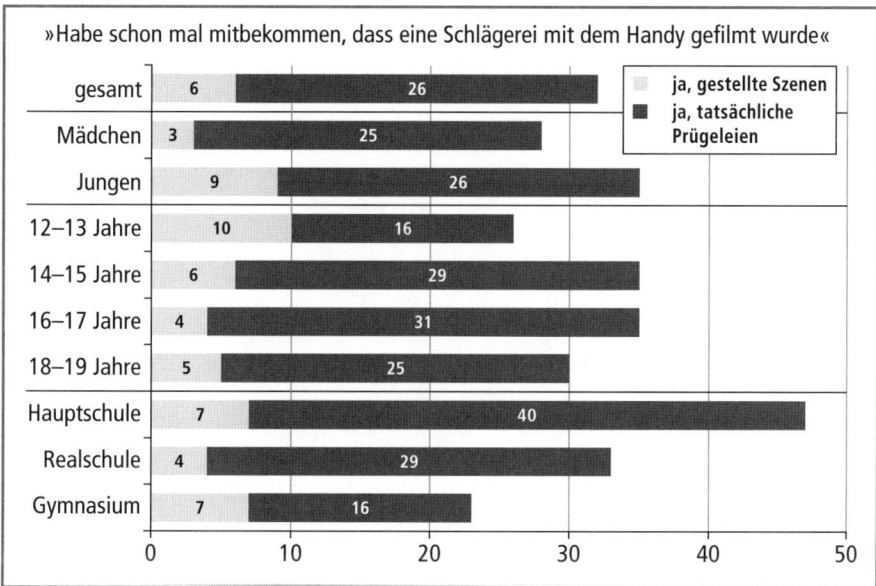

Abb. 5-3: Kenntnisnahme von „Happy Slapping". Angaben in Prozent, Basis: Handybesitzer, n = 1143 (mpfs 2009)

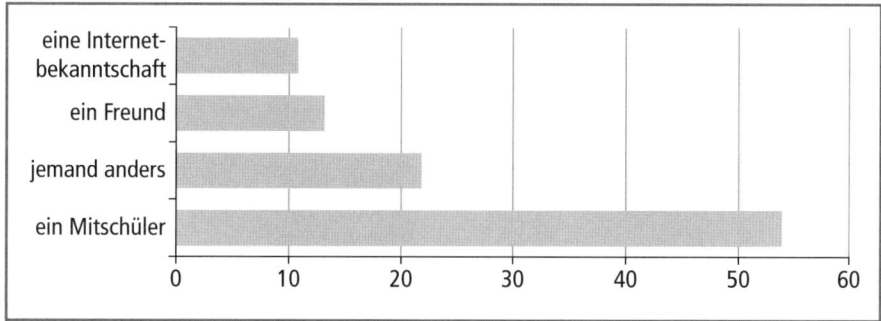

Abb. 5-4: Cybermobbing: Wer steckte dahinter? Basis: n = 1997 (nicht repräsentativ, davon 19,9 % bereits von Cybermobbing betroffen) (Jäger et al. 2007)

werden z.B. die in das Netz gestellten Fotos der Mobbingopfer auf groteske Weise entstellt und manipuliert.

Es existieren ganz unterschiedliche Formen des Mobbings im Internet. Beim sogenannten **Flaming** (Douglas u. McGarty 2001) handelt es sich um schriftliche Beleidigungen einer Person oder einer Organisation im Internet. Die Beleidigung erfolgt in boshafter, feindlicher Absicht über E-Mail, Blog oder Chat (Alonzo u. Aiken 2004). In großen Foren kann es hierüber sogar zu regelrechten „Flame Wars" kommen. Diejenigen, die sich am aktivsten und am lustvollsten beteiligen, erhalten den reputativen Titel eines „Flame Lords".

Die **Motive**, sich an Cybermobbing zu zu beteiligen, sind unterschiedlicher Natur: Enthemmung und Verlust von Schamgrenzen durch Anonymität, das Bedürfnis Dominanz und Macht auszuüben oder nur das Vertreiben von Langeweile können die Triebfedern sein. Ängstliche Menschen hingegen nutzen Flaming mitunter als Möglichkeit zur Entspannung, als Fluchtmöglichkeit oder um ihre gehemmte Aggressivität loszuwerden. Andere Motive können sein:
- das Bedürfnis nach Anerkennung in der eigenen Peergroup (z.B. als besonders cool zu gelten)
- die Stärkung des Gemeinschaftsgefühls, da Cybermobbbing häufig in der Gruppe verübt wird
- Angst, selbst zum Mobbingopfer zu werden und daher lieber selbst mitzumobben

Erwähnt werden sollte allerdings auch, dass **in zunehmendem Maße auch Lehrer zum Opfer von Cybermobbing** werden. Hierbei konzentrieren sich zum Beispiel einzelne Schüler darauf, den Lehrer durch gezielte Provokationen in eine psychische Ausnahmesituation zu bringen. Ein in die Auseinandersetzung nicht einbezogener Schüler filmt darauf die Reaktionen des Lehrers mit seinem Handy. Daraufhin wird der Film mit abwertenden Kommentaren versehen in das Internet gestellt, um den Lehrer in ein schlechtes Licht zu rücken. In Internet-Communitys wird fleißig über unliebsame Lehrer diskutiert – mit erschreckenden Bekenntnissen. Für die einen ist eine Lehrerin „das ekeligste, das je geboren wurde", andere empfinden gegen sie „abgrundtiefen Hass", und ein anderer stellt fest, dass er die Lehrerein „soo lieb" habe, dass er „ihr den Kopf abhacken" wolle.

Cyberstalking stellt eine wiederholte, andauernde und absichtliche Belästigung von Personen dar, die mit dem Ziel einer Verfolgung, Überwachung, Bedrohung oder Bloßstellung ausgeführt wird. Ein wesentliches Zusatzkriterium besteht darin, bei den Betroffenen Angst auszulösen (Fiedler u. Fydrich 2007; Belik 2009). Als Motive können zumeist Rache, unerwiderte Liebe, verletzte Ehre oder eine schwerwiegende psychische Störung des Täters ausgemacht werden.

5.3 Cybermobbing und Cyberstalking

Als eines der bekanntesten Beispiele gilt der Fall einer 49 Jahre alten Frau in den USA, die durch Internetstalking ein 13-jähriges Mädchen in den Suizid getrieben haben soll. Megan Meyer, die Jugendliche, erlebte sich wie viele Gleichaltrige in der Pubertät als hässlich, zu dick und war voller Selbstzweifel. Ihre Freizeit verbrachte sie am liebsten in der beliebten Freundschaftsplattform Myspace. Dort lernte sie eines Tages den 16-jährigen Josh Evans kennen. Dieser beschrieb sich als gut aussehenden und gerade neu in die Gegend zugezogenen Jungen. Er begann mit ihr zu flirten und machte ihr allerlei Komplimente, woraufhin sich diese in den Jungen verliebte. Was Megan nicht ahnte, war, dass sich hinter Josh die Mutter einer ehemaligen Schulfreundin verbarg, mit der sie sich ein paar Wochen zuvor verkracht hatte. Die Mutter schmiedete zusammen mit ihrer Tochter daraufhin einen Racheplan. Nach einer Phase, in der Megan viele Komplimente erhielt, begann „Josh" das Mädchen unvermittelt mit wüsten Beleidigungen, Beschimpfungen und Demütigungen zu attackieren. Er drohte, dass er mit Megan nicht mehr befreundet sein wolle. In seiner letzten E-Mail schrieb er ihr: „Die Welt wäre ein besserer Ort ohne dich!" Noch am selben Tag fanden die Eltern Megans ihre Tochter erhängt im begehbaren Kleiderschrank auf. (Quelle: Stalking Forum, eingestellt am 20. Mai 2008)

Die ermittelten Prävalenzraten für Cyberstalking fallen aufgrund unterschiedlicher methodischer Zugangswege höchst unterschiedlich aus. In der JIM-Studie 2009 (mpfs 2009) gaben insgesamt 24% der Jugendlichen an, dass bereits einmal jemand in ihrem Bekanntenkreis fertiggemacht worden sei (s. Abb. 5-5). Bei

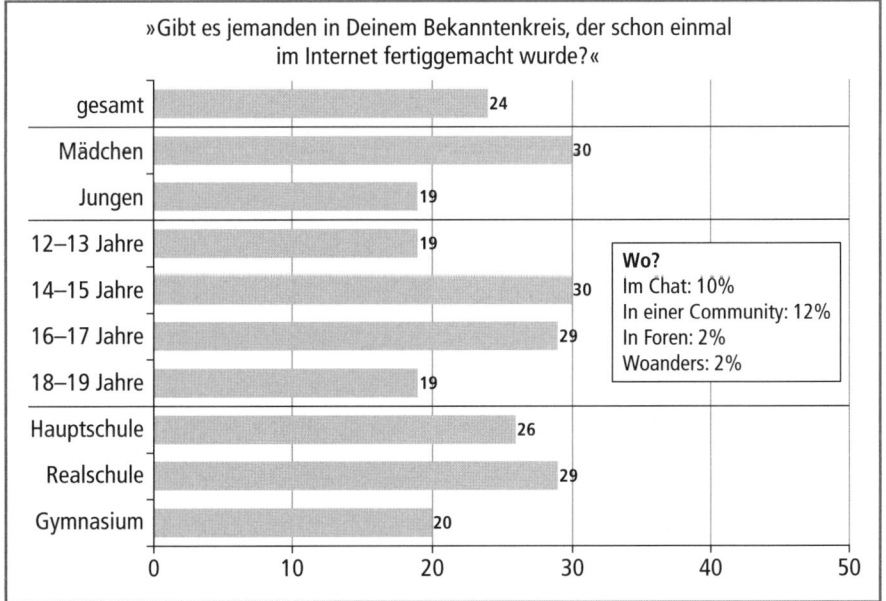

Abb. 5-5: Persönlicher Kontakt zu Fällen von Cybermobbing. Angaben in Prozent, Basis: Internetnutzer, n = 1173 (mpfs 2009)

einer Onlinebefragung berichteten 29% der befragten Jugendlichen bis zum 18. Lebensjahr davon, schon einmal von Onlinebullying betroffen gewesen zu sein (Patchin u. Hinduia 2006). In einer weiteren Studie gaben 43% der Jugendlichen zwischen 13 und 17 Jahren entsprechende Erfahrungen an (Moessner 2007). In keiner der beiden Studien wurde allerdings erfasst, ob bei den Opfern Angst ausgelöst wurde und wie oft sie betroffen waren. Bei enger gefassten Definitionskriterien reduzierte sich einer anderen Studie zufolge die Prävalenz aber auf unter 5% (Wolak et al. 2007).

Aufgrund der unterschiedlichen Stalkingformen ist folgende Differenzierung hilfreich:
- E-Mail-Stalking, also das Verschicken unerwünschter, zum Teil bedrohender E-Mails
- Computerstalking, bei dem der Täter Kontrolle über den Computer des Opfers erlangt und beispielsweise die Internetkommunikation des Opfers ausspäht
- Internetstalking durch das Veröffentlichen privater oder sogar intimer Texte oder Fotos des Opfers, die Beschädigung des Computers des Opfers durch das Versenden von Viren oder das Bestellen von Ware unter dem Namen des Opfers über das Internet (Belik 2009)

Sofern die technischen Kenntnisse vorliegen, muss davon ausgegangen werden, dass die Möglichkeiten des Cyberstalkings fast unbegrenzt sind. Dabei wird Cyberstalking vor allem den Personenkreis betreffen, der einen erheblichen Teil seiner Kommunikation im Internet tätigt. Eine reale Beziehung zwischen Täter und Opfer muss dabei nicht zwingend bestehen, genauso wenig eine räumliche Nähe. Dies wirft aufgrund der Überschreitung nationaler Grenzen auch Probleme bei der Strafverfolgung auf. Die Folgen für die von Cyberstalking betroffenen Personen sind zum Teil ernsthaft und lang anhaltend. In klinischen Studien wurden Ängste, posttraumatischer Stress, Depressionen und Suizidgedanken beschrieben (Purcell et al. 2005; Mullen et al. 2006; Belik 2009).

Die wissenschaftliche Erfassung dieser Thematik steht trotz ihrer zunehmenden Bedeutung allerdings noch in den Anfängen. Erste Forschungsergebnisse zum Thema Cyberstalking belegen, dass es sich um ein sehr ernst zu nehmendes, für die psychische Gesundheit sehr relevantes Thema handelt. Epidemiologische Studien haben gezeigt, dass es sich um ein in den westlichen Industrienationen häufig vorkommendes Phänomen handelt, das ernsthafte psychische Folgen für die Betroffenen hat (Dreßing et al. 2005a, 2005b; Kühner et al. 2007).

Es ist nicht die Aufgabe dieses Buchs, die **rechtlichen Aspekte** der zunehmend grassierenden missbräuchlichen Nutzung des Internets im Detail zu beschreiben. Nur im Überblick kann folgendes festgestellt werden: Für Cyberstalking oder -mobbing existieren in Deutschland aktuell keine spezifischen Gesetze. Es finden die Rechtsbestimmungen Anwendung, die auch für reales Stalking, Mobbing oder jede andere Art menschenentwürdigender und -verletzender Ta-

5.3 Cybermobbing und Cyberstalking

ten gelten. Festgestellt werden muss, dass die in der realen Welt geltenden Gesetze auch für das Internet gelten, so z.B. das Strafrecht bei Beleidigungen, das Datenschutzrecht bei Verletzung des personenbezogenen Datengeheimnisses sowie das Medienrecht nach Jugendmedienschutz-Staatsvertrag zum Schutz von Kindern und Jugendlichen. Der Betreiber des Mediendienstes ist nach dem Telemediengesetz (sog. Störermithaftung) dazu verpflichtet, dass die Privatsphäre des Nutzers gesichert ist und Dritte diese Informationen nicht erlangen können. Ein großes Problem zur Einhaltung dieser Bestimmungen besteht allerdings darin, dass die entsprechenden Bestimmungen zwar nationale Geltung haben. Nutzt der Stalker allerdings den Server eines anderen Landes – und dies geschieht absichtsvoll sehr häufig –, so werden hierdurch die nationalen Gesetze umgangen. Hinzu kommt, dass bei der Flut von in das Internet eingestellten Kommentaren, Texten oder Filmen eine wirksame Kontrolle sehr schwer ist. Einer Untersuchung von YouTube zufolge beinhalteten von 435 innerhalb von nur drei Tagen geprüften Videos 86 eindeutige Mobbingszenen und 92, bei denen bei entsprechender Auslegung Mobbing angenommen werden konnte! Nur 18 der Videos wurden aber in den folgenden Tagen von YouTube oder vom Nutzer nach der Suche entfernt (Shanmuganathan 2010).

6 Spiele ohne Grenzen: Killerspiele

6.1 Verbreitung gewalthaltiger Computerspiele

Eltern wundern sich häufig darüber, dass sich ihre Kinder zu Computerspielen mit stark gewalttätigen Inhalten Zugang verschaffen und dass sich dies ihrer Kontrolle entzieht. Unter Umgehung von Altersgrenzen gelingt es vielen Jugendlichen häufig, die bereits seit geraumer Zeit bestehenden Schutzmechanismen zu umgehen.

Die Ergebnisse der JIM-Studie 2009 (mpfs 2009) weisen hierzu folgende Ergebnisse auf: Auch wenn die vorgegebenen Altersgrenzen den Nutzern bekannt sind, geben zwei Drittel der befragten Jugendlichen an, diese umgangen zu haben. Dies trifft für Jungen deutlich häufiger zu als für Mädchen. Obwohl sich die Mehrzahl der Jugendlichen bei den indizierten Spielen nicht mit stark gewalthaltigen Spielen beschäftigt, ist mehr als ein Drittel der Meinung, dass gewalthaltige Computerspiele in ihrer Altersgruppe durchaus verbreitet seien. Dies trifft vor allem für die Gruppe ab 14 Jahren und bei bestehendem Hauptschulhintergrund zu. Diese Befragungsergebnisse verdeutlichen, dass Jugendliche ohne Probleme Zugang zu Computerspielen mit Altersbegrenzung haben. Dies scheint nicht nur technisch ohne größere Probleme möglich zu sein, sondern ist darüber hinaus auch weit verbreitet.

Nach den dramatischen School-Shootings der vergangenen Jahre hat sich die öffentliche Wahrnehmung verständlicherweise v.a. dem Einfluss sogenannter Killerspiele zugewandt. Es wird gefragt, inwieweit sie als Ursachen der Gewalt oder zumindest Gewalt erleichternde und anstoßende Faktoren infrage kommen. **Ego- oder First-Person-Shooters** sind Computerspiele, bei denen der Spieler aus der Ich-Perspektive in einer frei begehbaren, dreidimensionalen Spielwelt agiert und mit Schusswaffen andere, ebenfalls agierende Spieler bekämpft. Beispiele für Ego-Shooter, die zum Teil in Deutschland auf dem Index stehen, sind „Counter-Strike", „Wolfenstein 3D", „Doom", „Quake", „Half-Life" oder „Far Cry".

Kaum ein Spiel wird im gleichen Ausmaß diskutiert wie „Counter-Strike", weil es als klassisches Beispiel eines Ego-Shooters gilt und mit das am meisten gespielte Online-Shooter-Spiel ist. Zwei der drei Schul-Amokläufer der letzten Jahre hatten dieses Spiel auf ihrem Computer geladen. Der Amokläufer von Emsdetten soll seine Schule als Counter-Strike-Level nachgebaut haben. „Counter-Strike" ist ein Online-Computerspiel, das v.a. Ende der 1990er-Jahre durch LAN-Parties und das Internet bekannt wurde und rasch eine große Verbreitung fand. In Deutschland ist das Spiel ab dem Alter von 16 Jahren freigegeben, unter anderem deshalb, weil die Bundesprüfstelle für jugendgefährdende Medien (BPjM) feststellte, dass das Spielziel auch ohne das Töten des Gegners erreicht werden könne. Es existieren internationale Counter-Strike-Profi-Ligen, die Siegprämien von mehreren 10 000 Euro ausloben. So wurden in den Counter-Strike-Wettbewerben der Jahre 2006 und 2007 Preisgelder von über einer Million US-Dollar ausgeschüttet (GotFrag esports 2008; Wikipedia 2011a).

> **Wie sehen die konkreten Inhalte und Aufgaben von „Counter-Strike" für den Spieler aus?**
> Es handelt sich um einen taktisch geprägten Kampf zwischen Terroristen und einer Antiterroreinheit. Die Teams erhalten verschiedene Aufträge und sollen per Chat- oder Sprachfunktion miteinander kooperieren, z.B. bei der Befreiung von Geiseln. Für die Abschüsse von Geiseln oder von eigenen Teammitgliedern werden Lebenspunkte von einem Punktekonto abgezogen, das man am Spielbeginn zur Verfügung gestellt bekommt. Je nach angerichtetem Schaden verliert der Spieler eine definierte Zahl von Lebenspunkten – z.B. führt ein Kopfschuss zu einem deutlich höheren Punkteabzug als eine Beinverletzung. Das Spiel endet, wenn die Mission erfüllt wurde oder wenn eines der Teams eliminiert wurde.

6.2 Motive der Jugendlichen für die Nutzung gewalthaltiger Computerspiele

Für die hohe Anziehungskraft von gewalthaltigen Online-Computerspielen wie Counter-Strike auf Jugendliche werden immer wieder vor allem drei generelle Motive diskutiert, die die Befürchtungen eines tatsächlichen Auslebens von Aggressionen – nicht nur in der virtuellen Welt – in seiner Bedeutung relativieren:

Einerseits kann das Beherrschen dieses Spiels dazu beitragen, die eigene, in der realen Welt womöglich nicht zufriedenstellende **Position in der sozialen Gruppe** der virtuellen Welt zu verbessern. Zum anderen scheint der Gesichtspunkt **Teamwork und Kooperation** mit anderen Gleichgesinnten eine erhebliche Rolle spielen, wie folgende Konversation zwischen einem älteren, das Spiel anführenden, und einem jüngeren, den älteren bewundernden Spieler veranschaulicht (mod. n. Frostling-Henningsson 2009).

> **Pascal, 13 Jahre:** „Wow! Nochmal! Schön! Komm, bring die Kerle um! Schau, sie laufen immer denselben Weg. Hey, super Schuss! Geh dazwischen, opfere Dich!"
> **Niklas, zwölf Jahre:** „Ich hab ihn fast gekriegt. Dieses Mal knall ich ihn ab! Wunderbarer Schuss, jaa!"
> **Pascal:** „Hier werden sie lagern, ich versprechs. Nimm Dein Messer und lauf mit mir. Oh wunderbar, so geht das noch viel leichter und schneller mit dem Kill, ich versprechs Dir."

6.2 Motive der Jugendlichen für die Nutzung gewalthaltiger Computerspiele

Viele Jugendliche gehen hierbei offensichtlich so weit, Ego-Shooter-Spiele im Onlinemodus mit Fußballspielen zu vergleichen, bei denen es auch keinen Spaß mache, erlernte Tricks alleine auszuprobieren. Jugendliche Counter-Strike-Spieler beschreiben, dass das Gefühl vergleichbar mit Emotionen sei, die andere Mannschaftssportarten wie Fußball auch hervorrufen. Bei Siegen fühle man einen „Kick", bei Niederlagen das Gefühl einer leichten Depression, so die Ergebnisse einer Befragung junger Counter-Strike-Spieler (Frostling-Henningsson 2009).

Das dritte Motiv besteht für Jugendliche darin, Dinge tun zu können, die für sie im realen Leben negative, zum Teil rechtliche Konsequenzen nach sich ziehen würden. Man könne seiner **Fantasie** freien Lauf lassen, ohne dafür zur Rechenschaft gezogen zu werden und ohne dass das Opfer zu Schaden komme, wie die Ausführungen zweier Counter-Strike spielender Mädchen veranschaulichen (mod. n. Frostling-Henningsson 2009):

> **Jennifer:** „Jemand zu töten, all das Blut zu sehen und gegen andere anzutreten, das ist erregend und macht Spaß."
> **Malin:** „Außerdem macht es Spaß mit Leuten zu spielen, die man gut kennt. Es macht auch einfach Spaß, jemand abzuknallen, mit dem du so viel Zeit zusammen verbringst. Im richtigen Leben langweilt dich diejenige doch manchmal oder geht dir auf die Nerven. Und dann machts halt mal „Bäng", ohne dass es sich in Wirklichkeit ereignen würde!"

Wirkt Aggression im Cyberspace also kathartisch auf negative Gefühle, die im Laufe einer Interaktion zwischen ganz normalen jugendlichen Menschen auftreten – und kann man sicher sein, dass es dabei bleibt, diese Gefühle beschränkt auf die virtuelle Welt auszuleben? Ist es also gewährleistet, immer ausreichend gut zwischen Realität und Fiktion unterscheiden zu können? Es wäre beruhigend, hiervon ausgehen zu können, wenn nicht auch andere Gesichtspunkte in der psychosozialen Lebenswelt mit zu berücksichtigen wären, die dazu beitragen, dass die Unterscheidungsfähigkeit zwischen Fiktion und Realität unter bestimmten Umständen doch verlassen wird.

Insofern kommt der seit Jahren kontrovers diskutierten Frage eine zentrale Rolle zu, ob ein Zusammenhang zwischen dem Konsum gewalthaltiger Computerspiele und einer Zunahme aggressiven Verhaltens besteht und wenn ja, ob es sich um einen kausalen und messbaren Effekt handelt, der nachweislich das Zustandekommen aggressiver Einstellungen, Emotionen und Handlungen begünstigt.

6.3 Welche Einflüsse müssen bei der Frage nach den Auswirkungen gewalthaltiger Computerspiele berücksichtigt werden?

Zunächst sei als Vorbetrachtung betont, dass nicht von einfachen, monokausalen Erklärungsmustern auszugehen ist, sondern von komplexen, individuell ablaufenden emotionalen, motivationalen und physiologischen Prozessen. Diese interagieren und verstärken sich gegenseitig und werden durch psychosoziale Prozesse im Umfeld getriggert. Beispiele für solche psychosozialen Prozesse sind familiärer Stress, Einbindung in eine aggressive (oder nicht aggressive) Gleichaltrigengruppe sowie schulische Misserfolge.

Die Klärung der Fragen, ob sich aggressive Einstellungen durch den Konsum gewalthaltiger Computerspiele eher herausbilden, ob es hierdurch vermehrt zu gewalttätigen Handlungen kommt, ob von einer „kritischen Dosis" des Konsums auszugehen ist, oberhalb derer mit einer Zunahme aggressiver Handlungen gerechnet werden muss und ob die postulierten Einflüsse geschlechts-, bildungs- sowie schichtspezifisch sind, steht noch aus. Sie erfordert intensive Anstrengung bei der Beantwortung. Würde es gelingen, ein Risikoprofil besonders gefährdeter Personen zu erkennen, dann ergäben sich hieraus Möglichkeiten zur Früherkennung und -intervention.

Im Vorfeld einer kritischen Beurteilung und Abwägung negativer Folgen gewalthaltiger Computerspiele ist unbedingt festzuhalten, dass vor allem männliche Jugendliche zwischen elf und 14 Jahren eine Entwicklungsphase durchlaufen, bei der es zu einer **Zunahme aggressiver Verhaltensweisen** kommt. Insofern dürfte die zeitgleich beobachtbare Zunahme an Computerspielnutzung mit gewalttätigem Inhalt einen allgemein üblichen Entwicklungsprozess widerspiegeln. Das Interesse an aggressiven Themen nimmt in dieser Altersphase deutlich zu, sodass die pathogenetische Bedeutung von Computerspielen als Ursache für aggressive Verhaltensweisen bei aller kritischen Betrachtung auch nicht überschätzt werden sollte (Kirsh 2002). Aus einer Vielzahl von Studien ist uns mittlerweile bekannt, dass Jungen gegenüber Mädchen im Hinblick auf ihre Spielpräferenzen mehr an sogenannten Rough-and-Tumble-Spielen orientiert sind. Diese zeichnen sich durch einen raueren Umgangston aus, sind (wett-)kampfbetont und von Dominanz geprägt (von Salisch et al. 2007). Gewalthaltige Computerspiele werden deshalb auch als mediatisierte Form der Rough-and-Tumble-Spiele eingeordnet (Goldstein 1998).

Als eine wichtige Einflussvariable im Vorfeld muss die sogenannte **Rahmungskompetenz** angeführt werden. Hierbei wird davon ausgegangen, dass es Kindern und Jugendlichen gelingt, die im Computerspiel erlebte virtuelle Welt von der sie umgebenden realen Welt zu unterscheiden bzw. dass sie dazu in der Lage sind, den Transfer zu kontrollieren. Fehlende Rahmungskompetenz bedeutet dagegen, dass Erlebnisse aus den Computerspielen, z.B. gewalthaltige Handlungen, ungeprüft in die reale Welt übernommen und ausgelebt werden. In den

6.3 Auswirkungen gewalthaltiger Computerspiele

meisten Fällen besteht bei den Spielern eine funktionierende Rahmungskompetenz. Sie geht in der Regel nur dann verloren, wenn zusätzliche Belastungen im psychosozialen Bereich oder psychische Störungen vorliegen (Fritz 1997).

Die Kommentare Jugendlicher und junger Erwachsener aus dem Internet zur Diskussion um die Auswirkungen gewalthaltiger Computerspiele geben einen Einblick in die Perspektive derjenigen Jugendlichen, die solche Spiele nutzen. Gefragt wurde, warum „Killerspiele" für die Gewalt mancher Jugendlicher verantwortlich gemacht würden (Quelle: Yahoo! Clever. http://answers.yahoo.com/question/index?qid=20080406032123AAoNSVn, 18. November 2010).

Arminator: „Weil es ein einfacher Sündenbock ist, mit dem die jetzigen Erwachsenen nicht zurecht kommen und auch kein Verständnis für haben. Viel früher waren es die aufkommenden Comics, die die Jugendlichen angeblich verrohen und gesellschaftunfähig machten. Dann war das Kino für die Jugend schädlich. Die jetzige Elterngeneration wurde von ihren Eltern vor der Rock und Roll Musik gewarnt. So hat jede Generation ein Medium, das die ‚Erwachsenen' nicht verstehen und was als absolute Gefahr für die Jugend angesehen wird."

Gabi: „weil das, womit du dich beschäftigst, dich prägt. wer mit leuten umgang hat, die ok sind, läuft nicht so schnell gefahr, ins kriminelle milieu abzurutschen wie menschen, die schlechten umgang haben. wer sich täglich gewalt per spiel oder film reinzieht, bei dem sinkt früher oder später, ohne das ers selbst mitkriegt, die eigene hemmschwelle. das was man ständig sieht, wird für den Menschen normal."

Scrat: „Das ist halt so, wenn die Erziehung versagt dann muss man halt ein Spiel oder einen Horrorfilm dafür verantwortlich machen. Es kann ja nicht sein das manche Eltern oder Erziehungsberechtigte unfähig sind sich um ihre Kinder zu kümmern und dann ist es halt ein leichtes zu sagen das Spiel oder der Film ist daran schuld."

Daniel F.: „Die jenigen die denn Killerspielen die Schuld geben haben selbst noch nie eins gespielt und denken wenn man virtuel in die schule geht um hilflose Menschen umzubringen fällt es denn Jugendlichen leichter das in die Realität umzusetzen. Ich denke dass nicht die Killerspiele einen Jugendlichen zum Mörder machen sondern dass zukünftige Mörder kein Winipuh game kaufen."

Battle Witch: „Ist doch ein toller Sündenbock! […] Kein Mensch, der psychisch ‚normal' tickt, wird nach dem zocken von Counter Strike den Waffenschrank seines Vaters aufbrechen, in die Schule laufen und Leute abknallen. Das ist völliger Schwachsinn!"

6.4 Die Sonderstellung der Computerspiele vs. Fernsehen/Kino hinsichtlich der aggressionsverstärkenden Wirkung

Eine Vielzahl von seit Jahren verfügbaren Studien belegt für das Fernsehen einen aggressionsfördernden Effekt durch den Konsum gewalthaltiger Filme. Uneinigkeit besteht lediglich darüber, wie stark und bedeutsam dieser Einfluss auf das aggressive Verhalten im realen sozialen Umfeld ist (Huston et al. 1999). Bei den gewalthaltigen Computerspielen lassen die meisten Studien und Expertenmeinungen wesentlich deutlicher ausgeprägte aggressionsfördernde Auswirkungen vermuten. Zudem sind stärkere Zusammenhänge zwischen Konsum und Auswirkungen auf das Alltagsverhalten zu erkennen.

> Dies erscheint deswegen gut nachvollziehbar, weil Computerspiele statt einer ausschließlich rezeptiven Haltung ein **aktives Engagement** des Spielers erfordern. Über Mechanismen der **Rollenidentifikation** wird er im Spiel dadurch selbst zum Aggressor. Neben Rollenlernen finden weitere **positive Verstärkermechanismen statt**, indem der Spieler zum einen lernt, seine Interessen mit Gewalt durchzusetzen – und sei es nur in der Position des Verteidigers. Ein anderer positiver Verstärkermechanismus gewalthaltiger Computerspiele besteht aber auch ganz einfach nur darin, dass aggressives Handeln belohnt wird. Dies geschieht in Form von Freispielminuten, durch das Erreichen höherer Spiellevel oder, in interaktiven Spielen, durch das Einnehmen einer Führungsposition. Ein weiterer, überwiegend gradueller Unterschied zum Fernsehen besteht darin, dass beim Spieler hohe psychophysiologische Erregungslevel **(Arousal-Level)** hervorgerufen werden. Diesen kommt oft eine wichtige Katalysatorenfunktion beim Zustandekommen aggressiver Handlungen zu. Außerdem verstärken sie die emotionale Erlebnisintensität und erleichtern kognitive Abspeicherungsvorgänge, z.B. aggressive Verhaltensskripte.

Ein weiterer Unterschied zum Fernsehen besteht darin, dass sich Computerspiele durch eine extreme **Gewaltdichte** auszeichnen. Der erschreckend hohe Gewaltrealismus wurde in den letzten Jahren durch eine immer besser werdende Bildqualität gesteigert (Gentile et al. 2004).

Mit der neuesten Version des Shooter-Spiels „Medal of Honor" wurde erstmalig ein realer Konflikt – der Afghanistan-Krieg – zum Vorbild eines Computerspiels. In der geplanten neuen Version von „Medal of Honor" können Spieler in einem Mehrspielermodus auch als Taliban kämpfen. Die Bundeswehr kommentierte die Einführung des Spiels mit den Worten: „Es ist widerwärtig, so ein Spiel auf den Markt zu bringen, während in Afghanistan Menschen sterben" (mbe 2010).

Für solche Projekte werden von den Spieleentwicklern keine Mühen gescheut, um zu einer möglichst realitätsgerechten Darstellung zu gelangen. Die Entwickler von „Medal of Honor" beschäftigen zum Beispiel ehemalige Mitglieder von

6.5 Individuelle kognitive, emotionale und motivationale Bedingungen

Spezialeinheiten als Realitätsberater und lassen im Einsatz befindliche Helikopter oder Maschinengewehrsalven am Originalgerät aufnehmen. Sogar das Sterben nimmt immer realere Züge an, indem Blut und Dreck auf die Kamera des Shooters spritzen und die Sicht einengen, nachdem er einen Gegner getroffen hat. Die grafische Brillanz der Spiele steigert zusätzlich die Realitätsnähe.

Im vergangenen Jahr versuchte das Softwareunternehmen Konami mit dem Projekt „Six Days in Fallujah" ein geeignetes, realitätsnahes Ego-Shooter-Spiel zu entwickeln, welches an den schweren und verlustreichen Gefechten im Irakkrieg 2004 orientiert sein sollte. Erst auf empörte Proteste auch von offizieller Stelle wurde das Projekt gestoppt. Die Spielergemeinde würde das umstrittene Spiel dagegen sehr begrüßen, wie folgende Kommentare verschiedener Nutzer zeigen:

Kommentar 1: „sieht gut aus. ich hab mir die uncut version gekauft. wegen blut u köpfe usw."
Kommentar 2: „wegen blut und köpfe … wie geil das rüberkommt xD"
Kommentar 3: „FREU* *FREU* *FREU* *FREU*, JU HU MEDAL OF HONOR!!! ich freu mich auch schon auf MoH frontline"
Kommentar 4: „ Ist auch richtig so […], tät mir auch kein Spiel kaufen, wo nicht Blut und köpfe vorhanden sind! Es mag ja Leut geben dene sowas nicht interesiert aber ist schon wichtig erst DAS macht das Spiel zum kompletten Game XD"
Kommentar 5: „jup net schlecht erinnert mich an den film gamer einkleinwenig und das is jetzt blöd echt wollte mir eigendlich vanqish zum birtday schenken lassen weil ich mir im okt. doch das dracula ding hole mit der peitsche grins, aber naja dann muss frau wohl das bestellen und zwar schon wegen blut und köpfe … hahahahahahahahahah"

6.5 Individuelle kognitive, emotionale und motivationale Bedingungen – Desensibilisierungsprozesse auf neurophysiologischer, kognitiver und moralischer Ebene

In neurophysiologischen Studien konnte gezeigt werden, dass Jugendliche, die regelmäßig gewalthaltige Computerspiele konsumieren, auf aggressive Bilder mit einer deutlich geringeren und langsameren zentralnervösen Erregung antworten als Kontrollpersonen mit geringer Mediengewaltexposition. Dies gilt unabhängig von vorbestehenden Persönlichkeitsmerkmalen. In einem weiteren Experiment zur Erfassung tatsächlicher aggressiver Handlungen neigten die Nutzer von Gewaltspielen dann auch zu schnelleren und härteren Bestrafungen fiktiver Gegner. Mit anderen Worten: Es kann angenommen werden, dass regelmäßiges *Spielen* gewalthaltiger Computerspiele über neurophysiologisch ablaufende Desensibilisierungsprozesse aggressive *Handlungen* und nicht nur Einstellungen fördert (Bartholow et al. 2006).

Folgende Schlussfolgerungen können hieraus gezogen werden: In Computerspielen immer wiederkehrende Kampfszenen, bei denen der Gegner attackiert, im schlimmsten Fall sogar getötet werden muss, haben zur Folge, dass die damit einhergehenden physiologischen und emotionalen Reaktionen vom Spieler als zunehmend weniger unangenehm erlebt werden. Es kommt zu einem **Desensitivierungsprozess**, der bereits nach kurzzeitigem Konsum gewalthaltiger Computerspiele einsetzt (Huesmann et al. 2003; Funk et al. 2004; Funk 2005; Carnagey et al. 2007). Durch diesen Desensitivierungsprozess erlangt er im Spiel eine größere kognitive Kontrolle und wird zunehmend erfolgreicher. Zugleich verändern sich aber auch seine Wahrnehmung und Bewertung aggressiver Handlungen.

> Die Hemmschwelle zu aggressivem Handeln sinkt und Gewalt wird im Sinne von Modelllernen und operanter Konditionierung als zunehmend legitimes Mittel zur Durchsetzung eigener Ziele erlebt. Hinzu kommt, dass die häufige Konfrontation mit aggressiven Spielinhalten das Auftreten aggressiver Gedanken begünstigt, also von Bahnungsprozessen auszugehen ist.

Es kann somit zu **erlernten Reflexmechanismen** aggressiven Handelns unter Ausschaltung des Präfrontalkortex kommen. Dieses Hirnareal spielt bei kognitiven Evaluationsprozessen, aber auch moralischen Entscheidungen, eine wichtige Rolle (Eslinger 1998; Suzuki et al. 2003; Matsuda u. Hiraki 2005). Außerdem entwickeln die Spieler Hypervigilanzprozesse auf bedrohliche Reize hin, die bei ihnen sofort aggressives Handeln auslösen. In der Realwelt kann dies bedeuten, dass schon ambivalente Signale des Gegenübers häufig als bedrohlich eingeschätzt werden und einen aggressiven Reflexmechanismus in Gang setzen, der das Opfer ohne Möglichkeit zu einer Unterbrechung überrollt (Huesmann et al. 2003).

Die sogenannte **Stimulationshypothese** zur Auswirkung medialer Gewalt geht erweiternd zu diesen Annahmen davon aus, dass durch den häufigen Konsum ähnlicher, hier aggressiver Computerspiele Gedächtnisinhalte mit vergleichbarer semantischer Bedeutung aktiviert werden. Durch diese Assoziation können entsprechende Gedanken, Gefühle, Einstellungen oder Verhaltensweisen im Sinne ganzheitlicher Schemata auftreten (Jo u. Berkowitz 1994). Diese erweisen sich als hochgradig veränderungsresistent (Huesmann 1988). In der UNESCO-Globalstudie konnte zudem eindrucksvoll gezeigt werden, dass der häufige Konsum medialer Gewalt das Menschenbild erheblich beeinflussen kann. So sehen hochaggressive Jugendliche, die selbst im realen Leben Gewalt erfahren haben, unter dem Einfluss medialer Gewalt ihr Menschenbild bestätigt, dass die meisten Menschen böse und ihnen feindlich gesinnt seien (Groebel 2010).

Eine weitere langfristige Folge stellt der **Verlust an Mitleids- bzw. Empathiefähigkeit** dar. Da sich die emotionale Erregung bei dauerhafter Konfrontation mit gewalthaltigen Medieninhalten verringert und hierdurch der Anstoß zu moralischen Abwägungen, die eine aggressive Handlung verhindern könnten, ausbleibt, treten aggressive Gedanken und Handlungen vermehrt auf (Eron 2001; Funk et al. 2003). Zumindest scheint die Hilfsbereitschaft gegenüber potenziellen Opfern abzunehmen oder zumindest zeitverzögert aufzutreten (zit. n. Funk 2005).

Muss also befürchtet werden, dass durch die mittlerweile ubiquitär anzutreffende Beeinflussung durch gewalthaltige Medieninhalte – auf dem Computer ebenso wie im Fernsehen – langfristig gesamtgesellschaftlich ein Verlust an Empathie zu beobachten sein wird (Carnagay et al. 2007)? In diese Richtung weisen durchaus Phänomene wie das sogenannte Happy Slapping, bei dem Gewalt unter Jugendlichen mit dem Handy gefilmt und dann ins Internet gestellt wird. Anlässlich der jüngst zurückliegenden Katastrophe der Love Parade 2010 konnte vielfach die erschreckende Erfahrung gemacht werden, dass Besucher sich trotz der ihnen bereits bekannt gewordenen Todesfälle und einer Unzahl an Verletzten gleich nach der nächsten Tanzlocation erkundigten.

> „[…] Mehrere hundert Leute tanzen hier, in der verkehrsfreien Innenstadt […] Sie wollen noch alles geben, bevor die Stecker gezogen werden. Menschen gehen mitten auf der Straße, sitzen auf Gehsteigen, essen, schlafen, trinken, lehnen berauscht an den Hausmauern. Die Toten auf dem Weg zum Gelände? Ja, davon hätten sie gehört, wie viele waren`s noch mal, 17? Oder 30? Schon krass. Sag mal, hast Du nicht Lust, ein bisschen mitzutanzen?" (Belz 2010)

Die durch Medienkonsum angestoßenen Desensitivierungsprozesse, die Veränderung von Gedanken, Gefühlen und Einstellungen sowie die Reduzierung der Mitleids- und Empathiefähigkeit sollten eine ernst zu nehmende Sorge für die weitere soziale Entwicklung der Gesellschaft darstellen.

6.6 Das General Affective Aggression Model als Grundlage für den Einfluss gewalthaltiger Computerspiele auf das Verhalten

Das sogenannte General Affectice Aggression Model (GAAM) stellt pathogenetische Zusammenhänge zwischen aggressiven Persönlichkeitsstrukturen, aggressivem Verhalten und dem Spielen gewalthaltiger Computerspiele her (Anderson u. Dill 2000). Zusammengefasst geht das Modell davon aus, dass der Konsum gewalttätiger Videospiele kurzfristig folgende Reaktionen hervorruft:
- das Auftreten oder eine Verstärkung bestehender aggressiver Kognitionen
- eine Erhöhung des körperlichen Arousal-Zustandes
- die Provokation feindseliger Affekte

Langfristig kommt es zu einer Verstärkung aggressiver Wahrnehmungs- und Verhaltensstrukturen. Dabei kommt der Grundpersönlichkeit der Betroffenen eine erhebliche Bedeutung zu: Bereits aggressiv prädisponierte Personen reagieren schneller und stärker auf situativ dargebotene gewalthaltige Medieninhalte und sind für deren Konsum disponibler. In einer Art **„Abwärtsspirale"** wird hierdurch der Zugang zu aggressiven Computerspielen verstärkt, was wiederum eine ausgeprägtere aggressive Akzentuierung der Grundpersönlichkeit bewirkt (Slater et al. 2003). Eine Reihe von Studien konnte diese Zusammenhänge eindrucksvoll belegen (Anderson u. Dill 2000; Haridakis 2002; Funk et al. 2004; Gentile et al. 2004; Hoffner u. Levine 2005). So konnte gezeigt werden, dass jugendliche Spieler mit aggressiveren Grundpersönlichkeiten zugleich aggressivere Handlungen in Computerspielen durchführten (Peng et al. 2008).

6.7 Zusätzlich wirksame Einflussfaktoren

Trotz der gut nachweisbaren Auswirkungen gewalthaltiger Computerspiele auf Gedanken, Gefühle und Handlungen müssen zusätzliche Einflussfaktoren erfasst werden, die das Zustandekommen aggressiver Reaktionen weiter begünstigen.

Geschlechtsunabhängig steigt die Gewaltprävalenz bei bereits zuvor aggressiven Jungen und Mädchen signifikant an, wenn sie Computerspiele mit Gewaltinhalten nutzen, deren Altersfreigabe bei 16 oder sogar 18 Jahren liegt (s. Abb. 6-1).

Jungen – auch ohne aggressive Verhaltensproblematik – nutzen gewalthaltige Computerspiele von Beginn an häufiger als Mädchen (Yelland u. Lloyd 2001) und spielen, wie bereits dargestellt, insgesamt häufiger Computer als diese. Zugleich ist die grundsätzlich aggressionsfördernde Wirkung gewalthaltiger Videospiele aber geschlechtsübergreifend wirksam (Anderson u. Bushman 2001).

Gewalthaltige Computerspiele werden vor allem von der Gruppe männlicher Jugendlicher regelmäßig genutzt, die eine besonders hohe Gewaltakzeptanz in

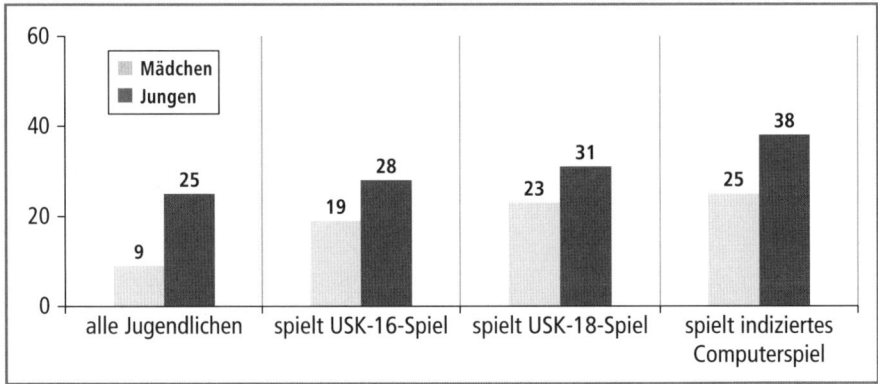

Abb. 6-1: Gewaltprävalenz in den letzten zwölf Monaten nach gespielten Computerspielen und Geschlecht. Angaben in Prozent (mod. nach Mößle u. Kleimann 2009)

6.7 Zusätzlich wirksame Einflussfaktoren

ihrem sozialen Alltag aufweisen und Gewalt als Mittel zur Konfliktlösung ansehen (Mößle u. Kleimann 2009). Besonders bedeutsam ist hierbei, ob Gewalt in dem sozialen Milieu, aus dem die jugendlichen Gewalttäter stammen, eine akzeptierte Form der Konfliktlösung zwischen den Geschlechtern, den Eltern, in der Familie und in der Peergroup darstellt. Kam es im Entwicklungsverlauf zu schweren Züchtigungen und Misshandlungen, steigt in der Folge bei den Jugendlichen sowohl die Gewaltakzeptanz als auch das Kontaktrisiko zu delinquenten Gleichaltrigen. Die Gewaltprävalenz gegenüber Jugendlichen ohne familiäre Gewalterfahrung liegt mit 27% fast doppelt so hoch.

Bedeutsam ist der **Einfluss patriarchalischer Gesellschaftsnormen mit männlicher Dominanz**. Gerade in der familiären Sozialisation männlicher Jugendlicher mit Gewalterfahrungen fungieren Mediengewaltszenen als Identifikations- und Handlungsmuster. Aber auch bei Jugendlichen, die angeben, gewaltfrei erzogen worden zu sein, findet sich eine erhöhte Gewaltpräferenz, wenn sie exzessiv Computerspiele mit aggressiven Inhalten konsumieren (Mößle et al. 2006).

Hinzu tritt als weiterer Einflussfaktor der **Kontakt zu aggressiven bzw. gewalttätigen Gleichaltrigen**. Während die Gewaltprävalenz bei Jugendlichen ohne delinquente Freunde lediglich bei 2% (Mädchen) bzw. 9% (Jungen) liegt, steigt diese bei lediglich einem delinquenten Freund oder einer delinquenten Freundin auf 5% bzw. 16% an. Hat der/die Jugendliche Kontakt zu einer größe-

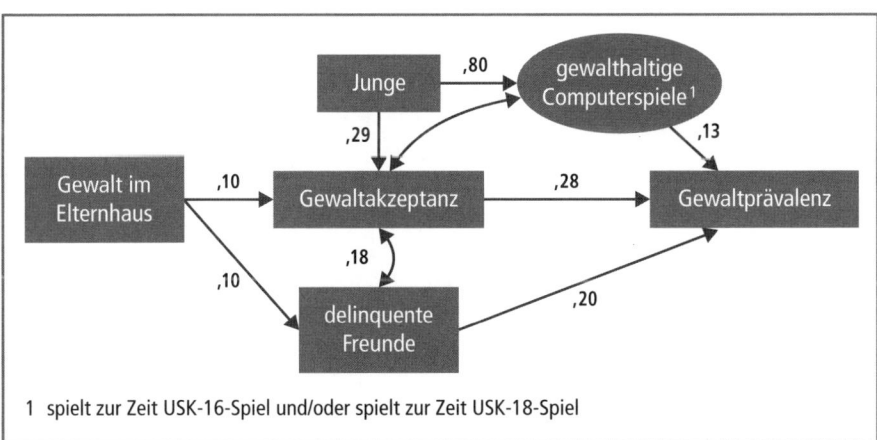

1 spielt zur Zeit USK-16-Spiel und/oder spielt zur Zeit USK-18-Spiel

Abb. 6-2: Schematische Darstellung des Einflusses von Mediennutzung auf Gewaltprävalenz. Das vollständige Pfadmodell inklusive sämtlicher Modellparameter ist bei Mößle et al. (2007) zu finden. Anmerkung: Die Werte an den Pfeilen mit der Spitze repräsentieren standardisierte Pfadkoeffizienten (Beta), die wie Korrelationskoeffizienten (r) zu interpretieren sind, jedoch mit vorgegebener Wirkrichtung. Die Werte an Pfeilen mit zwei Spitzen repräsentieren einen korrelativen Zusammenhang ohne vorgegebene Richtung (Mößle u. Kleimann 2009)

ren delinquenten Peergroup, so berichten 50% der Jungen und ca. 25% der Mädchen über eigene Gewalthandlungen im letzten Jahr (Mößle u. Kleimann 2009). Abbildung 6-2 gibt einen Überblick über den Einfluss der Mediennutzung sowie von Kofaktoren auf die Gewaltprävalenz.

Umgekehrt belegen kulturvergleichende Studien, dass unterschiedliche Normensysteme einen großen Einfluss darauf haben, inwieweit sich mediale Gewalt in der Realität auf aggressive Verhaltensweisen auswirkt. So besteht zum Beispiel in Japan ein vergleichbar hohes Maß an Mediengewalt wie in anderen westlichen Ländern. Zugleich ist der reale Gewalteffekt aber aufgrund der hohen sozialen Kontrolle viel niedriger (Groebel 2010).

Schließlich muss unbedingt darauf hingewiesen werden, dass der **elterlichen Kontrolle** über die zeitliche und inhaltliche Nutzung von Computerspielen ihrer

Tab. 6-1: Einflussfaktoren gewalthaltiger Videospiele (mod. n. Funk 2005)

Mechanismus	Beschreibung	Kurz-/Langzeiteffekte
Beobachtungs- und Modelllernen	Durch Beobachtung aggressiven Verhaltens, welches verstärkt wird, erfolgt eine Integration in das eigene Verhaltensrepertoire	Kurz – und Langzeiteffekte
Entwicklung von Verhaltensschemata und -skripten	Durch häufiges Spielen entwickeln sich zunehmend automatisierte, aggressive Verhaltensreaktionen auf spezifische, als bedrohlich wahrgenommene Signale.	Langzeiteffekte
Primingprozesse	Gewalthaltige Computerspielinhalte aktivieren aggressive Verhaltensschemata.	Kurzzeiteffekte
Arousal-Prozesse	Spezifische Stimuli in gewalthaltigen Computerspielen bewirken körperliche, aggressiv getönte Erregung.	Kurzzeiteffekte
kognitive Verzerrungen	Die Fehlinterpretation subjektiv als bedrohlich wahrgenommener Situationen in Computerspielen führt schneller zu aggressiven Reaktionen.	Kurzzeiteffekte
emotionale Desensitivierung	Durch den Rückgang emotionaler Beteiligung beim häufigen Konsum gewalthaltiger Computerspiele sinkt die Hemmschwelle gegenüber aggressiven Handlungen.	Langzeiteffekte

Kinder eine große Bedeutsamkeit zukommt, wie auch noch im Kontext des Jugendmedienschutzes vertieft zu diskutieren sein wird. Ein höheres Maß an Kontrolle wirkt sich positiv auf das Sozialverhalten sowie die schulische Leistungsfähigkeit aus (Gentile et al. 2004).

Tabelle 6-1 gibt abschließend einen Überblick über die unterschiedlichen Einflussfaktoren, die für das Zustandekommen aggressiven Verhaltens beim Konsum gewalthaltiger Medieninhalte betrachtet werden müssen.

6.8 Zusammenfassung der Befundlage

Zusammenfassend lässt sich feststellen, dass in fast allen empirischen Untersuchungen durchgängig festgestellt wird, dass gewalthaltige Computerspiele physisch aggressive Handlungen in mittlerer Stärke fördern (Anderson u. Dill 2000; Anderson u. Bushman 2001; Bushman u. Anderson 2002; Gentile et al. 2004; Bushman u. Huesman 2006; Anderson et al. 2007). Einer Metaanalyse von Anderson zufolge liegt die Effektstärke des regelmäßigen Konsums gewalthaltiger Computerspiele mit seinen Auswirkungen auf aggressives Verhalten bei 0.26. Auch wenn es sich hierbei um einen niedrigen bis mittleren Effekt handelt, ist er vergleichbar mit dem Zusammenhang zwischen Passivrauchen und dem Auftreten von Lungenkrebs oder dem Schutzeffekt von Kondomen vor einer HIV-Infektion (Anderson 2004). In einer Metaanalyse von Sherry (2001) über 25 US-amerikanische Studien lag der Zusammenhang bei r=0.15 bzw. bei einer Effektstärke von 0.3. Obwohl dies wahrlich keine großen Effekte sind, bleiben die Befunde bedeutsam, da sie umso stärker werden, je jünger die Kinder sind (Paik u. Comstock 1994).

Für die Bewertung und Einordnung der Ergebnisse ist die Tatsache bedeutsam, dass insgesamt eher langfristige, aggressionsbezogene Kognitionen beeinflusst werden als akut offen auftretende aggressive Verhaltensweisen. Variablen wie Ablehnung durch die Peergroup, Klassenklima, Leistungsstand und schwaches Selbstwertgefühl scheinen diesen Analysen zufolge einzeln wie kumuliert einen bedeutsamen Einfluss auf die Entwicklung aggressiver Verhaltensweisen zu haben.

> Die wiederholte und dauerhafte Beschäftigung mit gewalthaltigen Computerspielen scheint bereits vorbestehende aggressionsbezogene Einstellungen, Wahrnehmungsschemata und Verhaltensskripte durch Übung und Belohnung zu verstärken. Hierdurch werden aggressive Kognitionen und Verhaltensweisen langfristig über Jahre hinweg im Sinne einer **Abwärtsspirale** (sog. Downward Spiral) erlernt, es kommt zu einer Enthemmung und Desensibilisierung (Slater et al. 2003).

7 Wenn aus Spiel Sucht wird: Kontexte der Entstehung

Mit dem Einzug der digitalen Medien haben sich in den letzten zehn Jahren gravierende Veränderungen in der zwischenmenschlichen Kommunikation, im Lern- und Arbeitsleben wie auch in der Freizeitgestaltung ergeben. Neben positiven Auswirkungen sind aber auch, wie bereits diskutiert, spezifische gesundheitliche Risiken und vor allem negative Auswirkungen einer möglichen Computerspiel- oder in zunehmendem Ausmaß auch einer Internetsuchtentwicklung zu nennen.

Die brennendsten Fragestellungen beziehen sich aktuell zum einen auf den Kontext der Entstehung von Abhängigkeitsentwicklungen. Zu fragen ist einerseits, medienimmanente Gründe erkennen zu können, die die Suchtgefahren als besonders hoch erscheinen lassen. Andererseits müssen Zusammenhänge zwischen bestimmten Persönlichkeitseigenschaften, spezifischen psychosozialen Konstellationen und psychischen Störungsbildern im Hinblick auf ein erhöhtes Suchtrisiko identifiziert werden.

In intensiven Diskussionen versucht man außerdem derzeit zu klären, inwieweit bei einer Computerspiel- oder Internetsucht die gleichen neurobiologischen Modelle und diagnostischen Kriterien anzuwenden sind wie bei stoffgebundenen Abhängigkeitserkrankungen.

Zunächst wenden wir uns den pathogenetisch wirksamen Einflüssen zu, unter deren Einwirkung sich eine medienbezogene Suchtentwicklung vollziehen kann.

7.1 Spielimmanente Besonderheiten und psychosoziale Risikofaktoren für eine Suchtentwicklung

Moderne Computerspiele, vor allem solche, die im Onlinemodus als Rollenspiele mit mehreren Teilnehmern stattfinden, sogenannte MMORPG (Massively Multiplayer Online Role-Playing Games), zeichnen sich durch einen hohen Komplexitätsgrad aus, was ihre hohe Attraktivität zu einem guten Teil erklärt. Die Anzahl während eines Spiels änderbarer, auch nicht vorhersehbarer Konstellationen ist immens groß, sodass sich für den Spieler immer wieder neue Situationen ergeben und so gut wie nie Langeweile auftritt. Im Gegenteil: Bei hoher emotionaler Beteiligung des Spielers kommt es zum **Flow-Erleben**, also einem Zustand zielgerichteten, konzentrierten Computerspielens, bei dem Anforderungen und Fähigkeiten in einem ausgewogenen Verhältnis stehen. Es kommt weder Langeweile noch Überforderung auf und die Tätigkeit verlangt keine Mühe ab. In diesem als höchst angenehm, manchmal euphorisch erlebten Zustand ändert sich das Gefühl für Zeitabläufe. Handlung und Bewusstsein verschmelzen miteinander und äußere Gegebenheiten werden ausgeblendet. Daher erstaunt nicht, dass die Spiele bei derart massiver emotionaler Beteiligung auch zum Stimmungsmanagement eingesetzt werden.

Nachfolgend sollen einige Äußerungen jugendlicher Computerspieler das sich einstellende Flow-Erleben veranschaulichen (zit. n. Fritz 2005).

> „Ich weiß nicht, also ich will irgendwann nicht mehr aufhören, ich will immer weiter. Ich weiß, dass ich irgendwann ans Ziel komme und dann nichts mehr zu lösen ist."

> „Eigentlich ist das reizlos, wenn man zuviel Abstand hat vom Computerspielen, finde ich. Es verliert eigentlich jeden Reiz. Wenn man sich da wirklich hinsetzt und denkt: Ja, das ist irgend ein blödes Spiel, da läuft jetzt irgend ein blödes Teil rum, du steuerst das irgendwie von ganz außen, dann wird es irgendwo uninteressant. Für mich liegt auf jeden Fall der Reiz darin, sich da rein zu versetzen und zu versuchen, sozusagen in diese Welt einzutauchen. Und eben, wenn das richtige Spiel kommt, dann sitze ich dann halt auch da wie so ein Depp, stundenlang. Spiele halt die Nacht durch oder so. Weil ich da schon total drin gefesselt bin, würde ich sagen."

> „Ja, also wenn ich das spiele, vergesse ich meist, was um mich herum geschieht. Ich bin dann so mit der Sache beschäftigt, so damit verschmolzen irgendwo, ja da vergisst man halt einfach so, was drum herum geschieht. Ja und die Länge – mmh, weiß ich gar nicht, da guck ich doch nicht auf die Uhr, wie lange ich spiele, kann ich jetzt gar nicht sagen."

> „Also, ich hab' die Zeit nicht mehr mitgekriegt, wenn ich mit meinem Freund gespielt habe. Der kommt immer extra zu mir, um diese Adventures zu spielen. Wir hatten eigentlich vor, abends raus zu gehen und irgendwann um zwei Uhr, ist es uns erst aufgefallen. Also vollkommen vergessen, voll in dem Spiel drin, vollkommen daneben. Ich glaube, wir haben fünf Stunden gespielt. Wir haben erst aufgehört als wir müde waren und keine Ahnung mehr, wie es weitergeht. Irgendwie war es scheinbar die Wand, die uns dann absolut überfordert hat. Das war dann Ende."

> „Was mich persönlich ein bisschen stört, ist das, also ist mir so ergangen, dass ich drum herum nichts mehr mitkriege. Also, wenn ich da sitze, bin ich da voll drin, also, ich meine, das sind halt so harmlose Spiele. Aber ich kann mir auch vorstellen, je nachdem wie die aufgemacht sind, dass ich da reinklettern könnte, dass ich da das Gefühl hätte, drin zu sein. So Simulationsspiele, das könnte mir da ganz gut passieren, weil ich schon bei den kleinen, also bei den leichteren Spielen, also wirklich schon um mich herum die Sachen nicht mehr wahrnehme. Ich bin drauf so konzentriert."

> „Also ich habe das letzte Jahr im Urlaub erlebt, da saß im Zelt gegenüber von uns eine Frau. Und als ich morgens aufwachte, da saß die schon an ihrem Gameboy. Ich habe gedacht, die hat den totalen Schaden! Aber dass ich nicht aufhören kann! […] Also das habe ich auch selber erlebt."

7.1 Spielimmanente Besonderheiten und psychosoziale Risikofaktoren

Hinzu kommen Faktoren, die im Vergleich zu nicht interaktiven Spielen im Offlinemodus eine weitaus längere Spieldauer bewirken:
- die hohe technische Qualität der Spiele, zum Beispiel bei der Bildauflösung
- die breit angelegte sensorische Stimulation des Spielers
- die Interaktivität mit anderen Spielern

Die Kommunikation miteinander erfolgt im Textmodus oder über Voice-Chat, sodass sich innerhalb der Spielergruppen auch soziale Bindungen entwickeln können. Dies geschieht zunächst innerhalb der Spielewelt, im Verlauf aber durchaus auch im privaten Kontext. Hierdurch wächst die Bereitschaft und Verbindlichkeit, am Spiel teilzunehmen. Folgende kurze Fallgeschichte verdeutlicht die durch das Spiel entstehenden Verbindlichkeiten und die daraus resultierenden Folgen:

> **Fallbeispiel: Männlicher, 14-jähriger Gymnasiast, Exzessivspieler mit Suchtentwicklung**
> Ein 14 Jahre alter Gymnasiast, der in seiner bisherigen Entwicklungsgeschichte keine wesentlichen Probleme hatte, spielt seit Jahren auf seinem Computer zu Hause in geringem Umfang typische Rough-and-Tumble-Spiele. Er hat durchschnittliche Noten, ist eher etwas schüchtern, gleichwohl recht gut integriert in die Gleichaltrigengruppe. Er ist sportlich und besucht dreimal in der Woche einen Fußballverein. Von seinem besten Freund wird er gefragt, ob er Lust dazu hätte, sich so wie er an „World of Warcraft" (WOW) zu beteiligen. Er willigt ein und fängt am Nachmittag an zu spielen. Seine alleinerziehende Mutter ist voll berufstätig und weiß nichts davon, dass er nachmittags immer länger vor dem Computer verbringt, immer mit WOW.
> Er erreicht durch sein Können und seine hohe zeitliche Präsenz bemerkenswerte Erfolge. Er beginnt die schulischen Belange zu vernachlässigen – die schulischen Leistungen sinken innerhalb von drei Monaten erkennbar ab. Er geht weniger in seinen Fußballverein, um WOW spielen zu können und um seinen erzielten Erfolgsstatus dort halten zu können. Dank seines Könnens wird er von anderen Spielern häufig als Mitspieler zur Lösung der Quests angefragt. Er fühlt sich verpflichtet, seiner Gilde zu helfen. Seiner Mutter gegenüber erklärt er, er könne nicht zum Fußball, weil er verletzt sei.
> Im Verlauf fängt er an, heimlich auch nachts zu spielen, da er Computer- und Internet frei zugänglich im eigenen Zimmer zur Verfügung hat. Die Mutter wundert sich, dass er zunehmend morgens sehr unausgeschlafen wirkt, sie sogar mit ihm „kämpfen" muss, damit er aufsteht. Dass die Ursache der in zunehmender Stärke auftretenden Probleme in seinem Computerspielkonsum begründet ist, erkennt sie erst, als sie von der Mutter des Freundes angerufen wird: Der Freund sei vor wenigen Tagen stationär wegen seiner Computerspielsucht in eine psychiatrische Klinik aufgenommen worden.
> Die Mutter konfrontiert ihren Sohn mit ihrem Verdacht, dass auch er spielsüchtig sei. Der Sohn leugnet zunächst, gibt dann aber seine entstandene Sucht offen zu und gelobt Besserung. Er steht fortan einigermaßen pünktlich morgens auf und verlässt das Haus, die Mutter in dem Glauben belassend, er gehe jetzt zur Schule. In Wahrheit wartet er nur

ab, bis die Mutter selbst zur Arbeit geht, kehrt zurück und spielt dann bis zum Abend WOW. Nachdem die Mutter von der Schule benachrichtigt wurde, dass ihr Sohn die Schule nicht besuche, organisiert sie endlich umgehend eine fachpsychiatrische Vorstellung mit dem Ergebnis einer raschen stationären Aufnahme.
(Quelle: Patient aus eigener Praxis)

Ein weiteres Charakteristikum der Online-Computerspiele besteht darin, dass sie **ohne Unterbrechung weiterlaufen**, auch wenn der jeweilige Spielteilnehmer zwischendurch mit dem Spielen aussetzt. Das Spiel kann nicht angehalten werden und das Abspeichern eines Punktezwischenstands ist auch nicht möglich. Es existiert also für den Spieler eine neben seinem realen Leben bestehende, **parallele virtuelle Welt**, in der sich permanent etwas ereignet und die nie stillsteht. Besonders dieser Mechanismus erweist sich als wichtig für eine Suchtentstehung, da nur derjenige Spieler in der Konkurrenz zu anderen dauerhaft erfolgreich sein kann (z.B. indem er eine Spielergilde anführt), der eine möglichst hohe zeitliche Präsenz im Spiel zeigt. Vor allem für Spieler, die in der realen Welt über ein nur geringes Selbstbewusstsein verfügen, besteht hier die verlockende Möglichkeit, der realen Welt eskapistisch zu entkommen und eine andere soziale Rolle einzunehmen – bis hin zum **Identitätswechsel**. Verständlich wird hierdurch auch das immer stärker werdende, fast sogartige Eintauchen in die virtuelle Welt. Damit verbunden ist die zunehmende individuelle Höherbewertung des Spiel im Alltag und die gleichzeitige Vernachlässigung sozialer Kontakte und Verpflichtungen. Es erfolgt ein sogenannter **semantischer Shift**, bei dem die Wichtigkeit der realen Welt gegenüber den Herausforderungen des Spiels in den Hintergrund tritt. Die Gedanken und sozialen Handlungen kreisen immer mehr um das Spiel.

Aus klinischer Erfahrung können weitere Bedingungen, die das Computerspielen zu einer Gewohnheit werden lassen und nachfolgend in einen suchtartigen Konsum hineinführen, formuliert werden:

Bei der **Gewohnheitsbildung** als Vorlauf zu einer Suchtentstehung spielt der große **Zeitaufwand** eine zentrale Rolle, der für das Computerspielen erforderlich ist. Dieser führt dazu, dass – wie oben bereits formuliert – andere, vormals wahrgenommene Freizeitbeschäftigungen schon mangels der zur Verfügung stehenden freien Zeit weniger ausgeübt werden können. In der Folge werden z.B. Vereinstätigkeiten vernachlässigt oder aufgegeben. Hierdurch verringern sich soziale Kontakte oder es kommt aufgrund der Unregelmäßigkeit der Teilnahme vor allem an Mannschaftssportarten zu gehäuften Frustrationserlebnissen, denen sich der Jugendliche nicht mehr aussetzen möchte und die Vereinsaktivitäten aufgibt.

Die **Verfügbarkeit des Mediums** spielt ebenfalls eine ganz erhebliche Rolle auf dem Weg hinein in eine Suchtentwicklung. Vor allem die Platzierung des Computers oder gar des Internetzugangs im eigenen Zimmer erhöht naturgemäß die Nutzungswahrscheinlichkeit in Bezug auf Dauer und Intensität. Eltern können dann weniger Einfluss nehmen und schlechter Kontrolle ausüben. Viele

7.1 Spielimmanente Besonderheiten und psychosoziale Risikofaktoren

besorgte Eltern berichten, dass ihre Tochter oder ihr Sohn nachts, wenn sie schon zu Bett gegangen sind, im eigenen Zimmer Computer spielt oder im Internet chattet oder surft.

Nicht unbedeutsam ist auch die Möglichkeit, überhaupt **alternative Freizeitbeschäftigungen** wahrnehmen zu können. Wohnen Familien z.B. in sozialen Brennpunktregionen, lassen Eltern ihre Kinder eher Computer spielen, als dass sie sie den Risiken des sozialen Umfeldes aussetzen (von Salisch et al. 2007).

Als das derzeit am stärksten suchtfördernde Computerspiel wird in der Öffentlichkeit, zum Teil auch von Experten, immer wieder **World of Warcraft** (WOW) genannt. Sein intermittierend nach dem Zufallsprinzip aufgebautes Belohnungssystem, das dem von Glücksspielen ähnelt, sowie der Umstand, dass Erfolg oft nur in der Gilde (Gruppe) erzielbar ist, stellen die wesentlichen Kritikpunkte dar. Die Spielewelt ist in einer comicähnlichen, dreidimensionalen Grafik aufgebaut und enthält eine Vielzahl von Städten und Landschaften. Der Spieler sieht den von ihm ausgewählten Spiel-Charakter, der sich fast frei in der Landschaft bewegt, aus der Verfolger-Perspektive. Während des Spiels kann der Spieler eine große Anzahl sogenannter Quests (Aufgaben/Missionen) übernehmen, z.B. Handel treiben, mit anderen Spiel-Charakteren kommunizieren oder kämpfen. Dies kann ihm Erfahrungspunkte und Belohnungen in Form von virtuellem Geld, Ausrüstungsgegenständen oder anderen sogenannten Items eintragen (mod. nach Wikipedia vom 08.08.2011). Im gesamten Spiel existieren mehr als 8000 dieser Quests. Weiterhin erhält der Spieler Punkte für den erfolgreich bestandenen Kampf gegen virtuelle Charaktere und Monster. Auch für das Erkunden unbekannter Gebiete gibt es Erfahrungspunkte. Nach dem Erreichen einer bestimmten Anzahl von Erfahrungspunkten steigt der Charakter um einen Level (Stufe) auf. Es ist üblich, Gruppen von Spielern zu bilden, um gemeinsam zu kämpfen oder Aufträge zu erfüllen. Manche Aufgaben lassen sich nur zusammen lösen und bestimmte Items nur mit Gruppen erlangen. Dies unterstützt den Zusammenhalt von Spielergemeinschaften, hindert aber andererseits auch daran, das Spiel zu verlassen. In diesem Fall kann es zu einem erheblichen Gruppendruck auf den Spieler kommen, was mit Befürchtungen verbunden ist, sein erreichtes Level nicht halten zu können. Der Spielaufbau ist zudem so konzipiert, dass ein hohes Maß an Übung und damit auch Zeit aufgewendet werden muss, um an dem Spiel erfolgreich teilhaben zu können. Auf diese Weise kommen männliche WOW-Spieler nach Angaben der KFN im Schnitt auf nahezu vier Stunden tägliche Spielzeit (Rehbein et al. 2009).

Abbildung 7-1 stellt dar, wie ein Computerspiel den Spieler in eine Spirale aus sich abwechselnden Frustrations- und Erfolgserlebnissen hineinführen kann – als Vorbedingung für die Entwicklung einer Computerspielsucht.

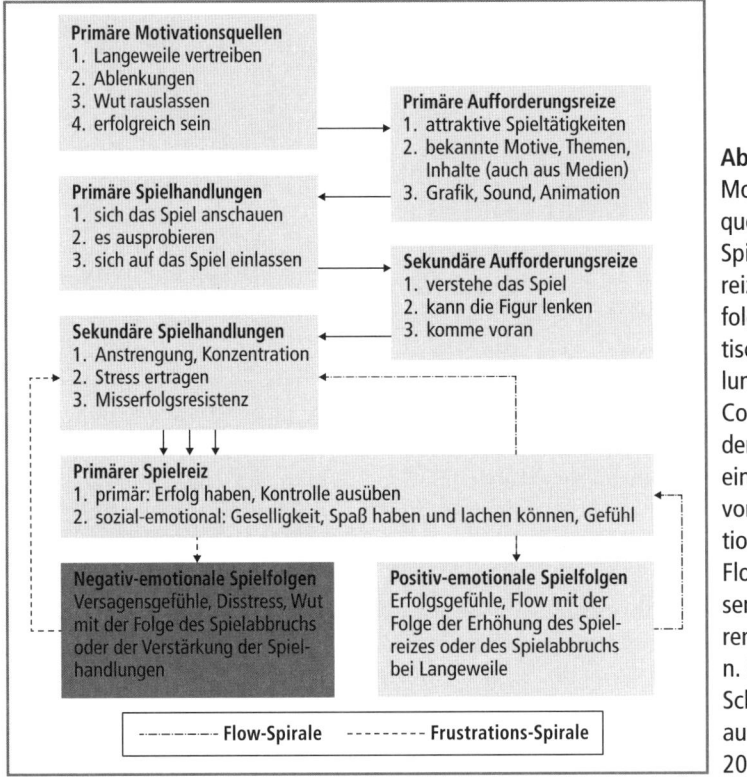

Abb. 7-1: Motivationsquellen für das Spielen, Spielreiz und Spielfolgen. Schematische Darstellung, wie ein Computerspiel den Spieler in eine Spirale von Frustrations- oder Flow-Erlebnissen hineinführen kann (mod. n. Fritz u. Misek-Schneider 1995, aus Groppler 2002, S. 29)

7.2 Risikomodelle für die Entstehung einer Computerspiel-/Internetsucht

Ein Risikomodell für die Entstehung einer Computerspielsucht könnte so aussehen, dass dem Spielen für die **Stressregulation** eine hohe Wichtigkeit zukommt (Grüsser et al. 2005). Computerspielen wird demnach vor allem von solchen Jugendlichen eingesetzt, die in der realen Welt leistungsbezogen oder im sozialen Kontext objektiv Misserfolge erfahren oder sich als nicht erfolgreich erleben. Statt der Auseinandersetzung mit den real vorhandenen Problemen erfolgt eine Flucht in die virtuelle, mehr Selbstwert und Belohnungen versprechende Medienwelt, um sich hier als kompetent und selbstwirksam zu erleben. Werden Gefühle von Kontrolle und Macht beim Spielen erlebt, wächst das Abhängigkeitsrisiko. Abbildung 7-2 gibt eine Übersicht über den Teufelskreis der Computerspielsuchtentwicklung und -aufrechterhaltung.

In der Schülerbefragung des KFN aus dem Jahr 2005 (Pfeiffer et al. 2007; Rehbein u. Borchers 2009) wiesen computerspielabhängige Jugendliche sowohl ein **erhöhtes Maß an Schulleistungsangst** als auch eine **geringere Bindung an Mit-**

7.2 Risikomodelle für die Entstehung einer Computerspiel-/Internetsucht

schüler auf. Als weitere Risikofaktoren konnten eine **erhöhte Gewaltakzeptanz, männliches Geschlecht** sowie das Vorbestehen einer **Aufmerksamkeitsdefizit-/Hyperaktivitätsstörung** und einer **Angststörung** identifiziert werden. Eine pathogenetisch wichtige Rolle spielten auch die **Art des genutzten Spiels** sowie die **investierte Spielzeit**. So wies WOW den höchsten Anteil jugendlicher abhängiger Spieler und die längste Spielzeit gegenüber den anderen genutzten Spielen (s. Abb. 7-3). In der gleichen Studie über regelmäßig Computer spielende Jugendliche konnte mithilfe regressionsanalytischer Auswertungen nachgewiesen werden, dass es einige personenbezogene, situative und computerspielbezogene Variablen gibt, die erklären, warum bestimmte Jugendliche besonders gefährdet sind.

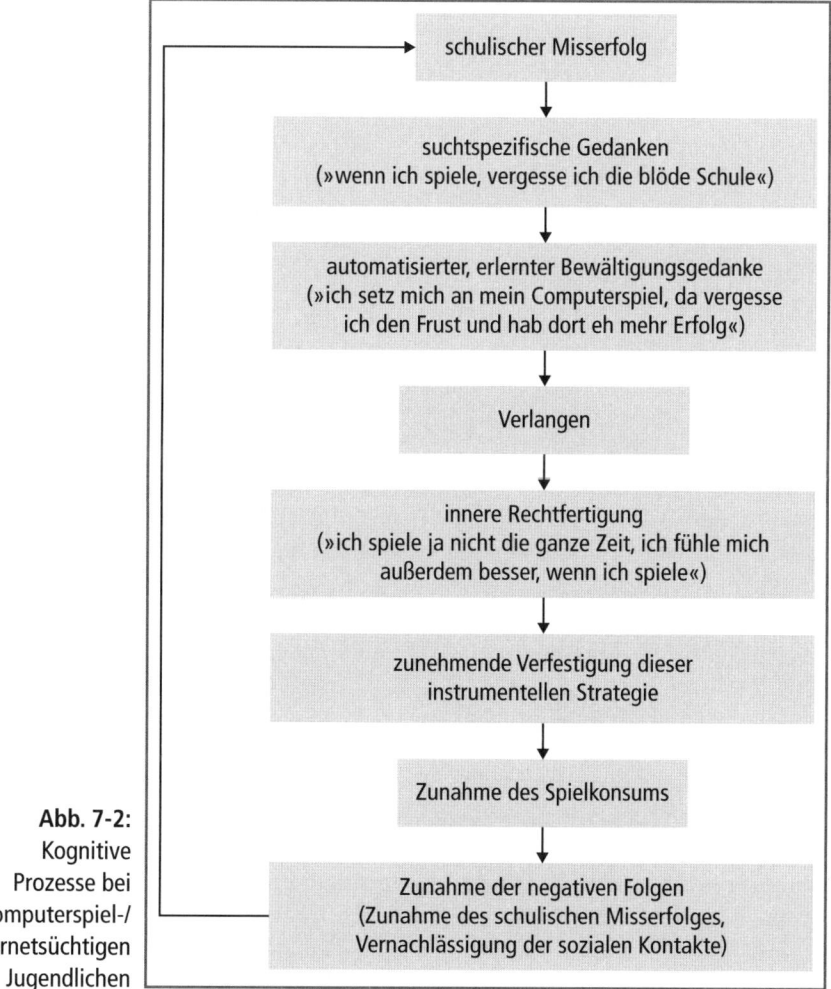

Abb. 7-2: Kognitive Prozesse bei computerspiel-/internetsüchtigen Jugendlichen

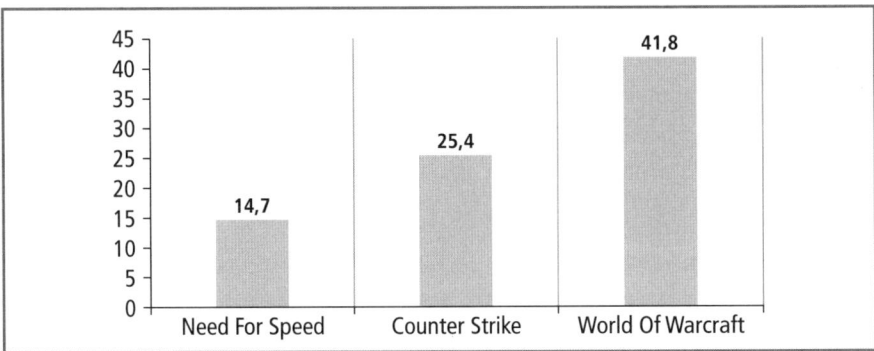

Abb. 7-3: Anteil Computerspielabhängiger und -gefährdeter in der Gruppe exzessiv spielender Jugendlicher nach Spielpräferenz. Exzessivspieler ab 4,8 Stunden täglicher Nutzung (>90. Perzentil), Angaben in Prozent (Rehbein et al. 2009)

Zunächst ist festzuhalten, dass nur für **Online-Computerspiele** das Suchtrisiko zusätzlich erhöht war. Dies ergibt sich aus den bereits diskutierten spielimmanenten, suchtfördernden Charakteristika von Online-Computerspielen.

Ein **niedriges Selbstwerterleben** während des letzten Jahres in Schule und Freizeit erhöhte ebenso den PC-Konsum, denn dann stellte das Computerspielen die einzige Selbstwertquelle dar. Zu ganz ähnlichen Ergebnissen gelangen auch andere Autoren (Batthyány et al. 2009; Wölfling et al. 2010).

Im Hinblick auf **psychische Belastungen** waren Jugendliche mit geringerer Rollenübernahmefähigkeit, schwach entwickelten konstruktiven Konfliktlösefähigkeiten und höherer Gewaltakzeptanz gefährdeter. Auf der Ebene traumatisierender Erfahrungen erhöhte schwere elterliche Gewalt das Risiko um das Dreifache.

Interessanterweise scheinen die Zugehörigkeit eines Jugendlichen zu einer bestimmten **Schulform** und das **Bildungsniveau des Elternhauses** keine eigenständige signifikante Auswirkung auf das Zustandekommen einer Computerspielsucht zu haben. Das Phänomen betrifft alle gesellschaftlichen und Bildungsschichten. Auch dem Geschlecht kommt keine eigenständige Erklärungskraft zu. Hier werden eher indirekte Einflüsse wirksam, die besonders für Jungen gelten. Dazu gehören erhöhte Impulsivität, erhöhte Gewaltakzeptanz und das Bedürfnis nach Macht.

Schließlich zeigten die Ergebnisse verschiedener Untersuchungen, dass **psychische Grunderkrankungen** zwar nicht zwingend für die Entwicklung einer Computerspielabhängigkeit vorliegen müssen, spezifische Störungsbilder jedoch enger mit einer Computerspielsucht verbunden sind. Nach den derzeitigen Studienerkenntnissen scheint dies vor allem für **Aufmerksamkeitsdefizitstörungen**, **Angststörungen** und **Depressionen** zuzutreffen. Hier gilt es aber zu diskutieren, inwieweit diese Störungsbilder pathogenetische *Bedingungen* für eine Computerspiel-/Internetsuchtentwicklung darstellen, *unabhängig* hiervon bestehen können oder auch eine *Folge* der Suchterkrankung sind (s. Kap. 9).

8 Kriterien der Internet- und Computersucht bei Jugendlichen

8.1 Kontroverse Diskussion um die nosologische Zuordnung

Ist Computer- und Internetspielsucht ein eigenständiges Störungsbild? Handelt es sich um eine Impulskontrollstörung, ein Zwangssymptom oder lediglich um die Begleitsymptomatik einer affektiven Erkrankung? Mit der zunehmenden Verbreitung und Bedeutung von Computerspielen und Internetnutzung in der Freizeit von Kindern und Jugendlichen stellt sich klinisch und wissenschaftlich die Frage, inwieweit bestimmte Muster der Computerspiel- oder Internetnutzung stoffgebundenen Abhängigkeitserkrankungen gleichzusetzen sind.

Parallelen zu stoffgebundenen Süchten

Interessante Parallelen finden sich zum lerntheoretischen **Modell der klassischen Konditionierung** und des Belohnungssystems. Genauso, wie z.B. anfänglich neutrale Reize – etwa der Anblick einer Zigarettenschachtel – im Verlauf mit der subjektiv als positiv erlebten Wirkung des Nikotingenusses assoziiert und damit zu konditionierten Reizen werden, berichten auch viele Computerspieler mit Suchtverhalten von ähnlichen Ritualen. Sie durchlaufen diese beim Computerspielen und empfinden sie als sehr angenehm (z.B. das Hochfahren des Computers, es sich bequem zu machen im Sessel, das Bereitstellen von Getränken oder Nahrung). Alle diese Attribute oder Handlungen erhalten eine konditionierte Bedeutung im Rahmen des Computerspielens und tragen im Verlauf zur Suchtentstehung und -erhaltung bei (Grüsser u. Thalemann 2006a).

Hinzu kommt, dass die Mehrzahl der Computerspiele beim Nutzer in hohem Maß ein **umfassendes Belohnungserleben** hervorruft. Je komplexer die Computerspiele sind, desto vielfältigere Belohnungen ergeben sich in Form von Punktekonten, Ranglisten, Führungspositionen in einer Spielgruppe, Voranschreiten in einer Spieleanordnung oder neuen Fähigkeiten und Einflussnahmemöglichkeiten bei Erreichen bestimmter Spiellevel. Besonders bei Online-Computerspielen kann die subjektive Bedeutsamkeit erzielter Erfolge wichtig werden: Mit diesen Spielen kann durch die Möglichkeit des Einnehmens von Führungspositionen ein hoher Gewinn an Sozialprestige verbunden sein. Ein solches Prestige kann in der realen Welt häufig so nicht erreicht werden, deshalb ist von einem den Selbstwert stabilisierenden Effekt der Spiele auszugehen. Außerdem sind viele Spiele intentional so konzipiert, dass **in intermittierender Form erreichbare Verstärker** vergeben werden, wodurch lernpsychologischen Konzepten zufolge ein lang anhaltendes, hochfrequentes Verhalten – hier Computerspielen – begünstigt und erhalten wird (Zimbardo u. Gerrig 2004). Damit weisen Computerspiele eine hohe Ähnlichkeit zu Glücksspielen auf, denen ein hohes Abhängigkeitspotenzial zugeschrieben wird (Meyer u. Bachmann 2005).

Abgrenzung zu Impulskontrollstörungen

Gleichwohl wird die Computerspielabhängigkeit im Gegensatz zu pathologischem Glücksspiel in den psychiatrischen Klassifikationssystemen DSM-IV und ICD-10 noch nicht als eigenständige Diagnose verschlüsselt. Eventuell könnte dies bei der nächsten Revision von DSM-IV der Fall sein (American Medical Association 2007). Im Moment besteht lediglich die Möglichkeit einer diagnostischen Einordnung unter die Störungen der Impulskontrolle in der Form von pathologischem Spielen (312.31/F63.0). Insofern kann zum gegenwärtigen Zeitpunkt bei der Diagnostik nur auf die Kriterien, wie sie für das pathologische Glücksspiel oder die stoffgebundene Abhängigkeit gelten, zurückgegriffen werden.

Zugleich ist aber kritisch festzuhalten, dass diese diagnostische Einordnung unzureichend ist, weil bei den Störungen der Impulskontrolle verlangt wird, dass vor der Ausführung der Handlung ein subjektiv erlebter innerer Spannungszustand vorliegt, mit unmittelbarer Entlastung nach der getätigten Handlung, gefolgt von Schuld- und Reuegefühlen (Saß et al. 2003). Bei einer vorliegenden Computerspielsucht spielen dagegen die Anteile des subjektiv als angenehm empfundenen Flow-Erlebens während des Spielens sowie eine zumindest in vielen Fällen eintretende Toleranzentwicklung die wichtigste Rolle.

Nähe zu Zwangsstörungen

Die endgültige nosologische Einordnung der Computerspiel- und Internetsucht wird immer noch kontrovers diskutiert. Zum Teil wird gefordert, eher die Nähe zu Zwangs- und Persönlichkeitsstörungen zu sehen (Grüsser u. Thalemann 2006b). Begründet wird dies damit, dass suchtartiges Computerspielen eher intermittierend auftrete und dass die berichteten Entzugssymptome entweder gar nicht zu beobachten seien oder nicht spezifisch als Entzugssymptomatik gewertet werden könnten. Diese seien eher als Symptome einer zugrunde liegenden Depression oder Angststörung zu interpretieren (Hand 2004).

8.2 Neurobiologische Befunde bei Verhaltenssüchten am Beispiel pathologischen Spielens

Gestützt wird die Betrachtung der Verhaltenssüchte (wie pathologisches Spielen, Computerspiel- und Internetsucht) als Abhängigkeitserkrankung durch neuroanatomische und -physiologische Befunde. Diesen Befunden zufolge kommt es sowohl bei stoff- als auch nicht stoffgebundener Abhängigkeit zu einer **erhöhten Dopaminausschüttung** in Hirnarealen, die mit dem körpereigenen Belohnungssystem in Zusammenhang stehen (Koepp et al. 1998; Herrmann et al 2000; Franken et al. 2003; Meyer u. Bachmann 2005). EEG-Untersuchungen belegen, dass suchtartiges Computerspielen im Unterschied zu lediglich mäßig ausgeprägter Spielaktivität mit einer tieferen und emotionaleren Verarbeitung spielbezogener Reize einhergeht (Thalemann et al. 2007).

Andere Befunde, die allerdings nicht spezifisch für Computer- oder Internetsucht sind, gehen davon aus, dass stoff- und nicht stoffgebundenes Suchtverhalten häufig kombiniert miteinander auftritt, so etwa bei pathologischem Spielen (Potenza et al. 2001), das in 70% der Fälle mit Nikotinabhängigkeit einhergeht (Crockford u. el-Guebaly 1998), in 50–75% der Fälle mit Alkoholabhängigkeit (Ko et al. 2008b) und in ca. 40% der Fälle mit anderen stoffgebundenen Süchten (Cunningham-Williams et al. 1998). Umgekehrt weisen Patienten mit einer Substanzabhängigkeit zehnmal häufiger pathologisches Spielverhalten auf (Spunt et al. 1995).

Involvierung des dopaminergen und serotonergen Systems

Auch auf der Neurotransmitterebene gibt es Übereinstimmungen wie Veränderungen im serotonergen System, die sowohl bei stoffgebundener Substanzabhängigkeit nachgewiesen wurden als auch bei pathologischem Spielen (Schlosser et al. 1994; Potenza 2001). Interpretiert werden diese Befunde dahingehend, dass die Dysfunktion des Serotoninmetabolismus sich in einer verringerten Fähigkeit zur Antwortinhibition von Wünschen im Frontalhirn wiederspiegelt.

Neurotransmittermodelle von Suchtverhalten orientieren sich allerdings im Wesentlichen am dopaminergen System. Es liegen verschiedene Studien vor, die sowohl für stoff- als auch nicht stoffgebundenes Suchtverhalten Alterationen im körpereigenen dopaminergen, mesolimbischen Belohnungssystem nachwiesen (Potenza 2006). Weitere Befunde sprechen für eine Beteiligung der endogenen Opiate, die ebenfalls das dopaminerge Belohnungssystem beeinflussen. So werden zum Beispiel die Opiatantagonisten Naltrexon und Nalmefen gleichermaßen zur Behandlung von Impulskontrollstörungen wie pathologischem Glücksspiel (Grant et al. 2006) und auch bei stoffgebundener Abhängigkeit eingesetzt (Mason et al. 1999). Es existieren Befunde, dass Personen mit einer Veränderung im endogenen Opiatsystem bei erzielten Belohnungen während des Spielens euphorischer reagieren und deshalb mehr Probleme entwickeln, das Verhalten, das die gewünschte Belohnung erfordert, zu unterdrücken oder zu zügeln. Bemerkenswert sind auch Befunde zum Aufmerksamkeitsverhalten. So wird berichtet, dass pathologisches Spielen während der Spielaktivität mit einer Einengung des Aufmerksamkeitsfokus einhergeht, indem irrelevante Umgebungsstimuli ausgeblendet wurden (Diskin u. Hodgins 2000).

Neuroanatomische Befunde

Neuroanatomische Studien sprechen dafür, dass dem ventromedialen Präfrontalkortex eine wichtige Bedeutung als Schaltstelle zukommt, und zwar sowohl bei Verhaltenssüchten als auch bei stoffgebundener Abhängigkeit. Denn hier werden wesentliche Entscheidungen hinsichtlich der Einschätzung einzugehender Risiken und möglicher Belohnungen getroffen (Potenza 2006). Es liegen Hinweise vor, dass bei pathologischem Glücksspiel die Aktivität des ventromedialen Präfrontalkortex invers korreliert ist mit dem Schweregrad der Sucht (Reuter et al. 2005). In einer PET-Studie bei 16 pathologischen Spielern zeigte sich eine Minderperfusion des orbitofrontalen wie mediofrontalen Kortex (Crockford et al. 2005).

Weitere Befunde beziehen sich auf das in das mesolimbische Schleifensystem integrierte ventrale Striatum. Diese Hirnstruktur beeinflusst entscheidend die Antizipation von Belohnungen und ist wesentlich involviert in die Entstehung und Aufrechterhaltung von Suchtverhalten. Bei pathologischen Glücksspielern liegt eine ventrostriatale Unterfunktion vor, die als ein Indiz für eine veränderte Sensitivität des Belohnungssystems betrachtet werden kann (Reuter et al. 2005).

> Die bislang vorliegenden Befunde können dahingehend zusammengefasst werden, dass auch bei Computerspiel- und Internetsucht sowohl eine verminderte Impulskontrolle vorliegen könnte als auch eine veränderte Entscheidungsfindung zugunsten kleinerer, schnell erreichbarer Belohnungen gegenüber längerfristig erreichbaren größeren. Eine Übersicht über internationale Studien gibt Tabelle 8-1.

8.3 Prävalenzen und Identifizierung valider Suchtkriterien

Da die Computerspielsucht noch keine eigenständige nosologische Klassifikation erfahren hat und entsprechend zum Teil sehr unterschiedliche diagnostische Kriterien angewendet werden, weichen die vorliegenden Prävalenzzahlen in den verschiedenen Untersuchungen erheblich voneinander ab. Auch dürfen Internet- und Computerspielsucht aus formalen wie inhaltlichen Gründen nicht miteinander vermischt werden:

8.3 Prävalenzen und Identifizierung valider Suchtkriterien

Sowohl das Alters- wie auch das Geschlechtsspektrum dürften unterschiedlich sein. Während die Computerspielsucht klarer eingrenzbar ist, können zudem über das Internet ganz unterschiedliche Suchtbereiche angesprochen werden, wie Kaufsucht oder Sexsucht. Des Weiteren werden zum Teil die Abhängigkeitskriterien unterschiedlich gewichtet und auch Merkmale mit herangezogen, die nicht primär Bestandteil von Abhängigkeitserkrankungen darstellen, wie dysfunktionale Stressregulation (Grüsser et al. 2005) oder Computerspielzeit (Wölfling u. Grüsser-Sinopoli 2007).

Kritisch ist auch anzumerken, dass zum Beispiel bei einem klassischen Suchtkriterium wie „starkem Verlangen" Probleme der Fehlinterpretation bestehen, da Computerspiele in vielen Fällen ohnehin mit hohem emotionalem Engagement einhergehen. Zudem liegen Befunde von Spielabhängigen vor, bei denen dieses Symptom nur vorübergehend – bei Spielbeginn, Entzug oder psychischem Stress – auftrat. Zudem entwickeln nicht alle Betroffenen eine Entzugssymptomatik, und auch eine Toleranzentwicklung ist nicht zwingend vorhanden. Dies ist ein Hinweis darauf, dass die mit dem Computerspielen verbrachte Zeit nur eingeschränkt brauchbar ist für die klinische Beurteilung (Meyer u. Bachmann 2005).

Derzeit wird alters- und geschlechtsübergreifend von einer Prävalenzrate von 5–15% ausgegangen (Yang 2001; Hauge u. Gentile 2003). Eine schon etwas ältere Schätzung für die deutsche Gesamtbevölkerung beläuft sich auf 2,7% (Hahn u. Jerusalem 2001). Aus internationalen Studien ergeben sich Häufigkeiten von 2–7% problematischen Internet-Nutzungsverhaltens (Ceyhan 2008; Batthyány et al. 2009).

Tab. 8-1 Auswahl repräsentativer, internationaler Studien zu pathologischem Internetgebrauch bei Jugendlichen (mod. n. Petersen et al. 2009)

Studie	Herkunft	Altersgruppe	Prävalenz
Johansson u. Götestam (2004)	Norwegen	12–18 Jahre	2% (m: 2,4%, w: 1,5%)
Kaltiala-Heino et al. (2004)	Finnland	12–18 Jahre	1,8% (m: 1,7%, w: 1,4%)
Pallanti et al. (2006)	Italien	Jugendliche, mittl. Alter 16,7 Jahre	5,4% (m: 6,2%, w: 4,6%)
Kim et al. (2006)	Südkorea	12–16 Jahre	1,6% (m: 2,0%, w: 1,4%
Siomos et al. (2008)	Griechenland	12–18 Jahre	8,2% (m: 8,4%, w: 2,6%)
Ghassemzadeh et al. (2008)	Iran	14–16 Jahre	3,8%

In einer Studie des KFN bei Jugendlichen, in der eine Beschränkung auf die Abhängigkeitsmerkmale „Aufrechterhaltung des Spielkonsums trotz negativer Konsequenzen", „Kontrollverlust" und „Entzugserscheinungen" erfolgte – diese Faktoren haben sich als valide zur Diskriminierung von pathologischem und nichtpathologischem Spielen erwiesen (Baier u. Rehbein 2008) – konnte dagegen lediglich ein Anteil von 3,6% abhängigkeitsgefährdeten und von 1,5% abhängigen Jugendlichen ermittelt werden (Mößle et al. 2007). Weitere 10% der Jugendlichen waren exzessive Spieler (>4,5 Stunden am Tag), allerdings ohne Kriterien von Abhängigkeit oder einer diesbezüglichen Gefährdung aufzuweisen. Hierin besteht ein wichtiges Unterscheidungskriterium, und es sollte kein synonymer Gebrauch der Begriffe exzessives Spielen und Spielsucht erfolgen (Rehbein u. Borchers 2009). Deshalb reicht es auch – wie bereits angemerkt – nicht, den Spielekonsum lediglich von der zeitlichen Seite her zu beleuchten. Hinzu tritt immer die Frage, inwieweit das Computerspielen eine komplementäre Tätigkeit des Jugendlichen neben anderen regelmäßig durchgeführten Freizeitaktivitäten darstellt oder ob es sich um eine kompensatorische Tätigkeit unter Vernachlässigung anderer wichtiger sozialer Aktivitäten handelt. In letzterem Fall wird Computerspielen zum Ausgleich bereits vorbestehender sozialer Defizite genutzt und besitzt in diesem Kontext natürlich ein deutlich erhöhtes Suchtpotenzial.

Aufgrund der unterschiedlichen geschlechtsspezifischen Präferenzen, wie sie schon allgemein bei der mit Computerspielen verbrachten Zeit auftreten, besteht auch im Abhängigkeitsbereich eine deutlich stärkere Betroffenheit bei Jungen gegenüber Mädchen (2,7% vs. 0,3%; Rehbein u. Borchers 2009). Hierbei ist wiederum der Faktor Zeit nicht alleine ausschlaggebend, da aus neurobiologischen Untersuchungen hervorgeht, dass Jungen während des Computerspielens zeitunabhängig eine stärkere mesokortikolimbische Aktivierung aufweisen, was als ein höheres Abhängigkeitsrisiko gegenüber Mädchen interpretiert werden kann (Hoeft et al. 2008).

Für das Kindesalter unter elf Jahren liegen die Prävalenzschätzungen niedriger. 1,2% der Schülerinnen und Schüler gelten als abhängigkeitsgefährdet (0% der Mädchen, 2,4% der Jungen) und 0,8% der Schülerinnen und Schüler erfüllen die Kriterien einer Abhängigkeit (0,2% der Mädchen und 1,4% der Jungen; Rehbein et al. 2009). Darüber hinaus konnte in derselben Befragung ein signifikanter Zusammenhang zwischen Computerspielabhängigkeit und ADHS festgestellt werden. Jungen mit erhöhten Werten für Computerspielabhängigkeit waren dreimal so häufig von einem ADHS betroffen.

In einer landesweiten repräsentativen US-amerikanischen Studie wiesen ca. 8% der Kinder und Jugendlichen zwischen acht und 18 Jahren ein pathologisches Computerspielverhalten auf (Gentile 2009). Im Durchschnitt spielten die befragten Jungen 16,4 Stunden, die Mädchen hingegen nur 9,2 Stunden in der Woche. Dieser krasse Geschlechterunterschied zeigte sich auch bei pathologischem Spielverhalten mit einer Prävalenz von 11,9% (Jungen) gegenüber 2,9%

8.4 Klinische Befundbeschreibung

(Mädchen). Folgende Charakteristika differenzierten die Gruppe der pathologischen von den nicht pathologischen Spielern:
- Sie wiesen Spielerfahrung über mehrere Jahre auf.
- Sie kannten sich besser mit Altersbegrenzungen der Spiele aus.
- Sie hatten schlechtere Schulnoten und berichteten über mehr Aufmerksamkeitsprobleme im Unterricht.
- Sie wiesen zweimal so häufig die Diagnose einer Aufmerksamkeitsstörung auf.
- Sie hatten mehr gesundheitliche Probleme.
- Sie berichteten, dass sie sich computerspielabhängig fühlten.
- Sie gaben an, vermehrt mit Jugendlichen Kontakt zu haben, die sie selbst als computerspielabhängig beschreiben würden.

Unspezifische Ergebnisse ergaben sich für die vor dem Computer verbrachte Spielzeit, obwohl diese zweimal so lang war wie bei nicht pathologischem Spielverhalten. Aussagekräftiger scheint die schulische Leistung zu sein, welche ein starker Prädiktor für pathologisches Computerspielen war und ihrerseits mit der Computerspielzeit korreliert. Mit anderen Worten ist es also beispielsweise denkbar, dass ein Jugendlicher mit schlechten Schulnoten, der eine relativ geringe Zeit mit Computerspielen verbringt, eine höhere Computerspielabhängigkeit aufweist als ein Jugendlicher mit guten Schulnoten und exzessivem Spielverhalten ohne Abhängigkeitssymptome. Bemerkenswert ist, dass nur etwa die Hälfte der Befragten Regeln angab, nach denen ihr Spielverhalten im Hinblick auf Spieldauer und -inhalt kontrolliert werde.

8.4 Klinische Befundbeschreibung

Der klinische Befund zeichnet sich durch eine äußerst **geringe Krankheitseinsicht** aus, und es wird von den Betroffenen so gut wie kein Änderungswunsch artikuliert. Es findet im Gegenteil eine **ausgeprägte Dissimulation** und Bagatellisierung statt. Gegenüber den Eltern werden die Spielzeiten verbal, zum Teil auch körperlich hochaggressiv verteidigt. Wie bei den meisten Abhängigkeitserkrankungen durch Substanzabusus entwickelt auch die Mehrzahl der Computerspiel- und Internetsüchtigen erfahrungsgemäß im Verlauf der Symptomatik einen erheblichen Leidensdruck, der aber vor den Angehörigen oder dem aufgesuchten Arzt oder Therapeuten vor einer Behandlung zumeist nicht zugegeben wird. Vielmehr berichten die Betroffenen erst nach einer erfolgreichen, meist stationären Therapie davon, dass sie sich zwischenzeitlich zumindest gewahr darüber wurden, dass sie bedingt durch ihre Computerspielsucht Ängste vor sozialer Isolation, schulischem Misserfolg oder sogar Relegation vom Schulbesuch entwickelten. Des Weiteren schildern sie, dass sie aufgrund ihrer Unfähigkeit, das Computerspielen einzuschränken, in eine **immer depressivere**

Stimmung verfielen. Auch von **Übermüdung** und völligem Verlust eines physiologischen Schlaf-Wach-Rhythmus wird berichtet.

> **Fallbeispiel: Männlicher, jugendlicher Computerspielsüchtiger**
> „Ich habe das Problem wie die meisten Leute hier. Ich bin Computer-/Onlinesüchtig. Angefangen hat alles in meinem 2. Ausbildungsjahr. Ein Klassenkamerad zeigte mir World of Warcraft als es noch in der Betaphase war. Davor habe ich mich eigentlich nicht für Onlinespiele interessiert – gut ich hab am Computer Spiele gespielt, aber alles in einem normalen Rahmen. Natürlich hab ich mir das Spiel sofort nach dem Releas gekauft und spiele nun seit Februar 2005 bzw. zur Zeit spiele ich nicht mehr. Mir ist die Sucht sehr klar bewusst geworden, denn sie hat meine Ausbildung auf dem Gewissen! Ich habe die Prüfung vergeigt und meine beruflichen Leistungen haben sehr nachgelassen. Ich befinde mich momentan in einem Schlichtungsverfahren mit meiner Ex-Chefin weil sie mich widerrechtlich gekündigt hat. Naja wie dem auch sei. Ich hab die Lust an dem Spiel schon vor einigen Monaten verloren, konnte jedoch nie das spielen aufhören (ich hab es bereits einmal versucht – leider Erfolglos). Es zermürbt einen doch arg wenn man sich selbst dabei zusieht wie man sein Leben kaputt macht und man sich in gewisser weise machtlos fühlt weil die Sucht so stark ist. Hinzu kommt noch das ich die Wiederholungsprüfung am 28. und 29. November hab. Seit ca. einer bis eineinhalb Wochen nimmt mein Vater immer wieder den Router an sich (das haben meine Eltern auch schon vorher gemacht jedoch hab ich ihn mir immer wieder zurück geholt – im nachhinein ein erschreckendes Bild) … somit hab ich kaum Onlinezeiten, wofür ich ihm sehr dankbar bin. Leider musste ich feststellen das es nur beschränkt geholfen hat. Ich sitze trotzdem dauernd am Rechner, lerne kaum, spiele Games etc. (zwar keine onlinespiele aber andre halt) Irgendwie hab ich das Gefühl, das Lernen verlernt zu haben … ich weiss nicht, wie ich das beschreiben soll … meine Gedanken schweifen immer wieder zum PC und zu den Spielen.
> Ich vermute, dass es die verdammte Sucht ist und ich will sie endlich los sein – es macht mich wütend zu wissen das die Sucht etwas ist was man nicht bekämpfen kann, also körperlich meine ich. Es ist eine geistige Angelegenheit.
> Ich wünschte ich hätte dieses Spiel nie gespielt, es macht mir fast alles kaputt. Noch stehen meine Eltern hinter mir, aber ich weiss nicht mehr, wie lange die das noch aushalten.
> Ich weis nicht, was ich machen soll … ich habe Prüfung und die muss ich bestehen, schließlich will ich endlich ausgelernt sein. Ich will auch, dass sich mein Verhältnis zu meinen Eltern wieder bessert, aber ich kriege dieses verdammte Spiel oder den Computer nicht mehr aus meinem Kopf.
> Ich weis dieser ganze Text is ziemlich durcheinander aber es beschreibt meine Situation. Wenn ich so über den Text lese kommt es mir vor als könne man das alles als ‚halb so wild' abstempeln. Aber für mich ist diese Sache sehr ernst.
> Ich bin rat- und hilflos
> mfg
> http://www.onlinesucht.de vom 18.10.2006 (25. November 2010). www.cyberlord.at/forum/?id=4062&thread=775

8.4 Klinische Befundbeschreibung

Fallbeispiel: Jugendlicher Onlinespielsüchtiger
Hallo
Ich will hier mal zumindest grob beschreiben wie die letzten 18 Monate in meinem Leben waren. Entschuldigung wegen Grammatik/Rechtschreibfehlern, schreiben ist normal nicht meine Stärke.
Also ich war bereits mit 13 oder auch 14 Jahren im Internet Aktiv (bin Heute 16). Es fing an mit den Tollen Musikdownlads, dann Icq, dann Counterstrike, Teamspeak usw, usw. Wenn ich mich richtig erinnere, habe ich dann am 27 April 2005 Wow gekauft, nachdem mich 2 Freunde auf dieses ‚Spiel' (ich benutze das Wort Spiel im Zusammenhang mit Wow er ungern) aufmerksam gemacht haben. Die beiden kannte ich eigentlich auch nur durchs Internet, wie dem auch sei ich habe erstmal den kostenlosen Monat gespielt. Nach diesem kostenlosen Monat war ich von dem Spiel absolut überwältigt und spielte immer mehr.
Allmählich fand ich im Spiel immer mehr ‚Freunde', mit denen ich täglich ca. 3–4 Stunden spielte. Zu der Zeit, ich schätze es war Juni, hielt es sich mit der Sucht noch in Grenzen, das Spielen hatte noch kaum Auswirkungen auf mein echtes Leben. Doch in den Sommerferien spielte ich eigentlich nur noch und habe kaum etwas unternommen.
Wie es kommen musste war ich nach den Ferien total süchtig nach dem Spiel, meine Freunde hatten mich zu dem Zeitpunkt eh schon abgeschrieben, meine schulischen Leistungen gingen bergab und ich war stänig Krank. Ab Ende August spielte ich jeden Tag von 14.00–23.30 Uhr, da war natürlich keine Zeit für was anderes.
Wenn ich dann mal wieder Krank war und nicht zur Schule ging, spielte ich von morgens bis abends, da meine Mutter morgens arbeitet, konnte sie es nicht merken. Naja in den Herbst Ferien war ich auf dem Gipfel meiner Sucht, ich habe in den ganzen Ferien nur 2mal etwas mit Freunden unternommen und hing nur vor dem Pc. Als dann nach den Winterferien die Zeugnise kamen, war ich geschockt (ich ging schon ab September wöchentlich zur Psychiaterin, da ich ständig Bauchschmerzen usw hatte).
Letzten Endes habe ich am 27. April das letzte mal WoW gespielt, also genau ein Jahr nachdem ich anfing. Mit etwas Glück bekomme ich noch meinen Abschluss, um dann Abitur zu machen, aber es steht auf der Kippe.
Noch heute muss ich mir viele Dinge anhören von wegen ich sei ein Wow-Suchti usw. Die meisten Freundschaften sind mitlerweile wieder in Ordnung und ich freue mich jeden Tag, an dem ich nicht vorm Pc hänge.
Dies ist nur eine ganz Grobe Übersicht, aber ich hoffe ich kann damit einigen denen es ging/geht wie mir helfen zu können.
Ein letztes Schlusswort noch: Ich habe erst in den letzten Tagen (ich war auf Abschlussfahrt der 10ten Klasse) gemerkt wie süchtig ich war, da ich einige Zeit zum überlegen hatte. Ich war mir bis zum Ende sicher nicht süchtig zu sein…
es ist wirklich erschreckend, dass ich alle Zeichen einer Sucht einfach ignoriert habe und weitergespielt habe.
http://www.onlinesucht.de vom 3. Juli 2006 (25. November 2010). http://www.gabrielefarke.de/bekenner4606.html (anonym)

Tab. 8-2 Unterschiedliche Merkmale und Kernkriterien für Computerspielabhängigkeit (mod. n. Rehbein u. Borchers 2009)

Hauptkriterium	Symptomatik	Nebenkriterium
Aufrechterhaltung des Spielkonsums trotz negativer Konsequenzen	Vernachlässigung von alltäglichen Verpflichtungen (Lernen, Schulbesuch, Vereinsaktivitäten), von Sozialkontakten in der realen Welt (Freunde, Eltern)	Toleranzerscheinungen mit Steigerung der Spieldosis
Kontrollverlust	unzureichende Fähigkeit, die Frequenz und Dauer des Spielens selbstständig zu begrenzen und mit anderen Beschäftigungen in Einklang zu bringen	Entzugserscheinungen, z.B. Unruhe, Nervosität, Stimmungslabilität
Einengung des Handlungsspielraums	Computerspielen bekommt dominante Wertigkeit sowohl im Denken als auch im Alltagshandeln der Betroffenen mit dem Ziel, möglichst häufig und lange spielen zu können	starkes Verlangen danach, Computer spielen zu wollen oder zu müssen

Tabelle 8-2 fasst die in der KFN-Studie als valide identifizierten Kriterien für eine Computerspielabhängigkeit zusammen.

8.5 Diagnostik der Computerspiel-/Internetsucht

Aufgrund der zunehmenden Bedeutung, die Medien insgesamt in der Freizeitgestaltung von Kindern und Jugendlichen einnehmen, sollte die Erhebung einer diesbezüglichen Anamnese im Rahmen routinemäßig stattfindender Vorsorgeuntersuchungen sowie in psychologischen Beratungsstellen unverzichtbar sein und unbedingt erhoben werden. Dies gilt auch für die kinder- und jugendpsychiatrische Diagnostik und Behandlung, da Computerspiel- und Internetsucht bzw. exzessiver Konsum mit vielen weiteren psychischen Symptomen kombiniert auftreten.

Grundsätzlich sollte zunächst eine Befragung des Kindes/Jugendlichen erfolgen. Aufgrund der mit zunehmendem Alter zu erwartenden Dissimulationstendenzen muss unbedingt eine flankierende Einschätzung der Eltern eingeholt werden. Deren Nutzungsgewohnheiten moderner digitaler Medien sind hier wegen ihrer positiven oder negativen Modellfunktion ebenfalls bedeutsam.

Auch sollten die Eltern danach gefragt werden, wie gut sie darüber informiert sind, welche Spiele ihr Kind nutzt oder welche Seiten es im Internet besucht –

8.5 Diagnostik der Computerspiel-/Internetsucht

z.B. im Rahmen der Mitgliedschaft sozialer Netzwerke. Investieren sie Zeit darin, sich von ihrem Kind das genutzte Computerspiel zeigen zu lassen?

Die **Anamnese** sollte sowohl die Fernseh-, Computerspiel- als auch die **Internetnutzungszeiten** werktags sowie an Wochenenden beinhalten. Sehr wichtig sind in diesem Zusammenhang auch die Tageszeiten, zu denen Computer gespielt wird, da eine vorwiegend abendliche Nutzung sehr oft auch mit erheblichen Verschiebungen der **Zubettgehzeiten** einhergeht. In der Folge sind unphysiologische Veränderungen des Schlaf-Wach-Rhythmus mit schwerwiegenden Konsequenzen für die Leistungsfähigkeit am Tage sowie das emotionale Befinden zu erwarten. Unverzichtbar ist deshalb auch das Erfragen der **schulischen Leistungen,** vor allem danach, ob diese in den letzten Monaten nachgelassen haben. Gerade im Hinblick auf eine möglicherweise bereits bestehende Sucht oder eine darauf hinweisende Entwicklung sollte geklärt werden, ob in den letzten Monaten zuvor bestehende **alternative, nicht medienbezogene Freizeitaktivitäten** aufgegeben oder spürbar reduziert wurden. Des Weiteren ist von Bedeutung, ob sich innerhalb der Familie die Verhaltensgewohnheiten des Jugendlichen verändert haben, ob er also nicht mehr an gemeinsamen Aktivitäten wie Ausflügen oder gemeinsamen Mahlzeiten teilnimmt. Veränderungen im nichtmedialen Freizeitverhalten erlauben in der Regel eine bessere Beurteilung, ob die am Computer verbrachte Zeit auf eine Suchtgefahr hinweist.

Außerdem sollte erfragt werden, ob sich der Computer im Zimmer des Kindes befindet und ob dessen **Nutzung**, einschließlich des Internets, **frei zugänglich** ist oder kontrolliert seitens der Eltern stattfindet. Aufgrund der technischen Möglichkeiten dürfen neuerdings aber auch die Möglichkeiten zur WLAN-Nutzung, zum Beispiel mittels Mobiltelefon, nicht außer Acht gelassen werden, da hierdurch die Kontrollierbarkeit erheblich eingeschränkt ist. Von besonderer Bedeutung ist, ob und wie Eltern in der Lage sind, **zeitliche und inhaltliche Beschränkungen** der Computer- und Internetnutzung bei ihrem Kind durchzusetzen. Als Alarmsignal darf gewertet werden, wenn dies nicht mehr möglich ist und wenn häusliche Konflikte zunehmend um dieses Thema kreisen und regelmäßig zu eskalieren drohen. Viele Eltern haben mittlerweile resigniert und eine freie Computer- und Internetnutzung ihrer Kinder akzeptiert, blenden diese Problematik aus oder trösten sich damit, dass es vielen anderen Eltern auch so geht.

Inhaltlich muss sich die Medienanamnese damit befassen, wozu der Computer genutzt wird. Dies umfasst die Mitgliedschaft in Chat-Foren und gerade in diesem Kontext auch die Frage, ob hierbei schon **Gewalt- bzw. Bedrohungssituationen oder Mobbing** durchlebt wurden. An dieser Stelle sollte die aktuelle Position des Kindes/des Jugendlichen in seiner sozialen Gruppe besprochen werden, also ob eine gute Integration in die Peergroup besteht oder nicht. Schließlich muss in Erfahrung gebracht werden, welche Bedeutung das Computerspielen für das Kind oder den Jugendlichen einnimmt. Handelt es sich eher um das Interesse an dem jeweiligen Spiel, darum, am Wettbewerb teilzunehmen oder Zerstreuung zu finden, oder liegt dem Wunsch das Bedürfnis zugrunde, real erlebten

Misserfolgserlebnissen zu entkommen oder Erfolge und soziale Kontakte zu erzielen, die im realen Leben nicht erreicht wurden?

Bei den **Computerspielen** sollte erfragt werden, ob diese alleine oder in der Gruppe sowie online oder offline gespielt werden. Darüber hinaus kommt der **Thematik der Spiele** eine zentrale Rolle zu: Handelt es sich z.B. mehr um Jump-and-Run-Spiele, um Strategie- oder um (Ego-)Shooter-Spiele? Wird die damit verbundene **Altersbegrenzung** respektiert? Tabelle 8-3 gibt nochmals einen komprimierten Überblick über wesentliche Bestandteile einer Computerspiel-/Internetsuchtanamnese.

Leider besteht im deutschsprachigen Raum derzeit ein Mangel an statistisch validierten Messinstrumenten für das Kindes- und Jugendalter, vor allem an Fragebögen, aber auch an symptomorientierten Interviews. Ihr Vorteil erstreckt sich derzeit im Wesentlichen auf die Standardisierung und Ökonomisierung der Erhebungsmethode in der klinischen Arbeit, wodurch in kurzer Zeit brauchbare Informationen über die Mediennutzung für den diagnostischen und therapeutischen Prozess zu gewinnen sind. Die vorliegenden Fragebögen orientieren sich inhaltlich am Konzept einer Verhaltenssucht und beinhalten diagnostische Kri-

Tab. 8-3 Wesentliche Bestandteile einer Computerspiel-/Internetsuchtanamnese

- Befragung des Kindes/des Jugendlichen mit flankierender Einschätzung durch die Eltern
- Mediengewohnheiten in der gesamten Familie einschließlich Geschwister und Eltern
- Informationsstand der Eltern über Computerspiele und Internetnutzung ihres Kindes
- Involvierung der Eltern in Computerspiele mit ihrem Kind
- (zunehmende) Mediennutzungszeiten an Werktagen und am Wochenende für Computerspiele, Internet, Fernsehen, Handy, Musik hören
- zeitliche zirkadiane Nutzungsmuster, v.a. am Abend
- Tagesmüdigkeit und Konzentrationsprobleme
- Zugänglichkeit der Medien (im eigenen Zimmer einschließlich Internetanschluss, WLAN-fähiges Mobiltelefon)
- schulische Leistungen im Verlauf der letzten Monate
- Änderungen im nicht medienbezogenen Freizeitverhalten in den letzten Monaten
- Änderungen der sozialen Aktivitäten des Jugendlichen innerhalb der Familie (Rückzug)
- Freundeskreis (Aktivitäten im Freundeskreis: Mediennutzung?)
- Bestehen klar definierter Mediennutzungsregeln; Durchsetzbarkeit, Konflikte um Nutzungsbegrenzungen
- Einhalten der Altersbegrenzungen bei Computerspielen
- Inhalt der verwendeten Spiele (z.B. Jump-and-Run- oder Shooter-Spiele, Altersgrenzen, Namen der Spiele)
- Spielaktivitäten im Online-/Offlinemodus, alleine oder in der Gruppe
- Mitgliedschaft in Chat-Foren, Aktivitäten im Internet, Mobbingerfahrungen
- Erfragung der Motive des Kindes oder des Jugendlichen für Computerspiel-/Internet

8.5 Diagnostik der Computerspiel-/Internetsucht

terien, wie sie auch bei der Diagnostik einer stoffgebundenen Sucht herangezogen werden.

Der **Fragebogen zur Untersuchung von Computerspielverhalten bei Kindern** (CSV-S, Wölfling et al. 2011, s. S. 160 ff.) bezieht sich auf die diagnostischen Kriterien für pathologisches Spielen und für substanzgebundene Sucht nach DSM IV und ICD-10. Neben dem Computerspielverhalten werden auch Fragen zu den Bereichen Fernsehen, Familie, Schule und Freizeitaktivitäten gestellt, die vom Kind zu beantworten sind. Außerdem werden Informationen zu Selbstwert, sozialer Akzeptanz, emotionalem Zustand sowie Problemlösetechniken erhoben. Der Fragebogen besitzt eine gute Spezifität sowie interne Konsistenz und eine zufriedenstellende Reliabilität (Albrecht et al. 2007).

Die internationale Forschungsliteratur nennt einige Fragebögen zur Untersuchung einer Computerspielsucht, weniger für Suchtverhalten im Internet. Dies hängt damit zusammen, dass exzessives Computerspielverhalten aufgrund seiner hohen Verbreitung zunächst im Mittelpunkt des Interesses stand. Griffith (1992) entwickelte einen **Fragebogen für exzessives Computerspielen** unter Nutzung der DSM-III-R-Kriterien für pathologisches Spielen. Eine Sucht wird angenommen, wenn mindestens vier Kriterien erfüllt sind. Der Fragebogen liegt noch nicht in validierter Form vor.

Der **DSM-IV-JV** (J: Juvenile; V: Arcade Video Game; Fisher 1994) ist ein reliables Instrument zur Untersuchung pathologischen Computerspielverhaltens und orientiert sich an den DSM-IV-Kriterien für pathologisches Spielen. Bei Vorliegen von vier Kriterien ist von einer Computerspielsucht auszugehen. Die **Problem Video Game Playing Scale** (Salguero u. Morán 2002) untersucht problematisches Computerspielverhalten im Alter zwischen 13 und 18 Jahren, hat sich als ausreichend reliabel erwiesen und liegt als deutschsprachige Übersetzung vor (Frölich et al. 2009).

Für den Bereich des Internets wurden einige Instrumente für das Erwachsenenalter entwickelt, so der **Online-Internetsucht-Fragebogen** (Egger u. Rauterberg 2006) oder die **Internetsuchtskalen** (ISS) (Hahn u. Jerusalem 2001; s. Kap. 12.6).

Für die Zukunft scheint von besonderer Bedeutung zu sein, dass sich die Fragebogendiagnostik nicht entweder auf Internet- oder Computerspielsucht fokussiert, sondern beides mit in den Blick nimmt, da beide Suchtformen aufgrund der Nutzungsgewohnheiten zunehmend weniger voneinander getrennt werden können und auch fast immer beide Bereiche gleichzeitig betroffen sind.

9 Zusammenhänge zwischen pathologischer Computer- und Internetnutzung und psychischen Störungen

Was ist Henne und was ist Ei? Zum gegenwärtigen Zeitpunk liegen erst sehr wenige belastbare Studien darüber vor, inwieweit Zusammenhänge zwischen der Entwicklung oder dem Bestehen einer Computerspiel- oder Internetsucht und spezifischen psychischen Störungen gesehen werden können. Die bisher vorliegenden Befunde müssen auch deshalb zurzeit noch sehr vorsichtig interpretiert werden, weil ein Großteil der Studien in Asien, vor allem in China und Korea, durchgeführt wurde. Hier wurden in den letzten Jahren enorme Probleme durch exzessive Internetnutzung beobachtet. Zu fragen ist hier nach **kulturspezifischen Besonderheiten**, die nicht ohne weiteres auf Europa oder Nordamerika übertragen werden können – zumal bei einem Phänomen, das in hohem Maße von gesellschaftlichen Lebensgewohnheiten beeinflusst wird. Es können bislang nur mehr oder weniger gut verifizierte Hypothesen über mögliche, auch pathogenetisch miteinander verbundene Zusammenhänge formuliert werden. Es verdichtet sich aber der Eindruck, dass im Kontext nicht substanzgebundenen Suchtverhaltens auch gehäuft **stoffgebundene Abhängigkeiten** gefunden werden (Yen et al. 2008). Außerdem gibt es höhere Raten an **komorbiden internalen Störungsbildern** wie Depressionen, Ängsten, Einsamkeit sowie Aufmerksamkeitsdefizitstörungen (Morahan-Martin u. Schumacher 2003; Ha et al. 2007; Yen et al. 2007).

Wenn man die Häufigkeiten der verschiedenen Komorbiditäten problematischen Internetnutzungs- oder Computerspielverhalten betrachtet, so findet man studien- und interessanterweise auch kulturübergreifend die höchsten Prävalenzen für Symptome, die für das Vorliegen von Depressionen, ADHS und sozialen Ängsten sprechen (z.B. Cao u. Su 2007; Bernardi u. Pallanti 2009; Ko et al. 2009). Neben dieser Identifizierung möglicher spezifischer Komorbiditäten besteht die entscheidende Frage zugleich darin, in welche Richtung Einflüsse wirksam sind: Führt beispielsweise eine Internetsucht zu mehr depressiven Symptomen oder zu Symptomen eines ADHS, oder liegen die genannten Erkrankungen bereits vor und stellen möglicherweise spezifische Krankheitseigenschaften einen besonderen Risikofaktor für das Entstehen einer Internetsucht dar? Hierzu fehlen derzeit noch belastbare Longitudinalstudien. Liegen möglicherweise sogar bidirektional wirksame Einflüsse vor, wie es manche Forschungsergebnisse vermuten lassen (van den Eijnden et al. 2008)? Aus klinischer Sicht ist dies eine vernünftige Annahme.

Schließlich wird von manchen Fachleuten die diagnostische Validität der Diagnose Computerspiel-/Internetsucht als eigenständiges Krankheitsbild in Zweifel gezogen, und zwar aufgrund der extrem hohen Komorbiditätsraten, die bis zu 86% betragen (Ahn 2007). Teilweise wird wegen dieser Befundlage dafür plädiert, dem Suchtverhalten eher einen Symptomstatus zuzumessen anstatt von einer eigenständigen Psychopathologie auszugehen (Miller 2007). Darüber hinaus ist aufgrund der häufig zu beobachtenden Komorbidität von Internet-/Computerspielsucht und Zwangsstörungen auch noch nicht abschließend zu beantworten, ob es sich wirklich um eine Sucht im eigentlichen Sinn handelt oder eher um die Symptomatik einer Zwangserkrankung.

9.1 Computerspielsucht und internale Störungen

Bereits vor mehr als zehn Jahren, also zu einer Zeit, zu der das Internet noch gering verbreitet war, wurden von regelmäßigen Internetnutzern in Befragungen hohe Raten depressiver Symptome mit milder bis mäßiggradiger Ausprägung angegeben (Young u. Rogers 1998). In weiteren Untersuchungen konnten neben depressiven Symptomen zusätzlich sozialer Rückzug, Einsamkeit und ein Rückgang an Kommunikation in der Familie beobachtet werden (Kraut et al. 1998). Morrison u. Gore (2010) untersuchten in einer Onlinestudie 1319 Personen im Alter zwischen 18 und 51 Jahren auf ihre Internetnutzungsgewohnheiten und ihre emotionale Befindlichkeit: 1,2% der Befragten wurden als internetsüchtig klassifiziert – in dieser Gruppe litten fünfmal mehr der Befragten an schwer oder mäßig ausgeprägten Symptomen einer Depression als Nutzer mit unauffälligem Internetkonsum.

Einer chinesischen Studie zufolge wiesen Jugendliche mit exzessiven Internetnutzungsgewohnheiten im Alter von 13 bis 18 Jahren innerhalb eines Beobachtungszeitraums von zwei Jahren ein gegenüber Jugendlichen mit unauffälliger Internetnutzung 2,5-fach erhöhtes Risiko auf, an einer Depression zu erkranken, nicht dagegen an einer Angststörung (Lam u. Peng 2010). Bei chinesischen Universitätsstudenten konnte ebenfalls eine hochsignifikante Korrelation zwischen Internetsucht und Depression festgestellt werden. In dieser Studie wurden allerdings zusätzlich signifikant häufiger Angststörungen festgestellt (Ni et al. 2009).

Eine weitere Studie brachte ähnliche Ergebnisse zum Vorschein. Die Zusammenhänge zwischen Internetsucht und internalen Störungen waren aber zugleich eingebettet in andere Probleme, wie Schulschwierigkeiten, Einsamkeit und wenige häusliche Regeln für die Mediennutzung (Mythily et al. 2008).

Bei Anlegen von DSM-IV-Kriterien zur psychiatrischen Evaluation von Erwachsenen mit problematischer, suchtverdächtiger Internetnutzung wiesen in einer weiteren, allerdings kleinen Studie 100% der Untersuchten eine Impulskontrollstörung auf. Alle Patienten waren in ihrem Leben bislang auch bereits zumindest an einer anderen psychiatrischen Störung erkrankt (v.a. an Angststörungen), und 70% wiesen in der Vorgeschichte eine bipolare Störung auf (Shapira et al. 2000). Nur bei einer Minderzahl konnte im Übrigen eine Zwangsstörung diagnostiziert werden. Zugleich bestand bei 80% der Untersuchten eine signifikante Korrelation zwischen suchtbezogener Internetnutzung und sozialen Konflikten wie Scheidung oder Familienzwistigkeiten, gefolgt von Problemen in der Arbeit oder im College (60%; v.a. Fehlzeiten), finanziellen Probleme (40%) sowie Konflikten mit dem Gesetz (10%). Interessant waren die Berichte der Mehrzahl der untersuchten Personen über die Gefühle, die sie beim Hineingehen in das Internet überkamen. Geschildert wurde mehrheitlich ein Spannungs- bzw. Erregungszustand, dem sie sich nur schwer entziehen konnten, gefolgt von einem angenehmen emotionalen Zustand, wenn sie erfolgreich das Internet nutzten. Auffällig war des Weiteren, dass die beschriebenen Gefühlsabläufe unter einer Behandlung mit Serotoninwiederaufnahmehemmern (SSRI) keine Änderungen zeigten, erheblich dagegen unter einer stimmungsstabilisierenden Medikation.

Bemerkenswert sind auch die Ergebnisse einer italienischen Untersuchung an 50 jungen Erwachsenen (Bernardi u. Pallanti 2009). Im Durchschnitt wurden mehr als 40 Stunden wöchentlich im Internet verbracht. Bei denjenigen (n = 15), bei denen eine manifeste oder wahrscheinliche Internetsucht identifiziert werden konnte, fand sich eine Reihe von Komorbiditäten: 14% mit ADHS, 15% mit generalisierter Angststörung, 15% mit sozialer Phobie, 7% mit Hypomanie, 7% mit Binge-Eating, 7% mit Dysthymie, 7% mit zwanghafter Persönlichkeitsstörung, 14% mit Borderline-Störung und 7% mit ängstlich vermeidender Persönlichkeitsstörung. Keiner der Untersuchten wies eine andere Suchterkrankung auf, und es fand sich in keinem Fall pathologisches Spielen. Zudem gab es eine signifikante Korrelation zwischen dem Ausmaß der Internetsuchtsymptomatik und höheren Werten im Hinblick auf Zwangssymptome sowie mit dissoziativen Symptomen und einer höheren Beeinträchtigung der Familienbeziehungen. Andere psychiatrische Symptome korrelierten auffälligerweise nicht mit der Ausprägung der Internetsucht.

Das vermehrte Auftreten dissoziativer Symptome wurde auch bei anderen Suchterkrankungen identifiziert, z.B. bei pathologischen Spielern und bei Alkoholismus (Karadag et al. 2005; Molde et al. 2009). Die Frage stellt sich also, ob eine Internetsucht dissoziative Zustände begünstigt, also ein quasi psychisch voneinander abgetrenntes Erleben von virtueller und realer Welt. Die Häufung von Zwangssymptomen stellt dagegen eher eine Unterstützung der Sichtweise dar, dass es sich bei der Internetsucht eher um eine Zwangsstörung handeln könnte.

Soziale Ängste

Im Bereich sozialer Ängste liegen ebenfalls seit geraumer Zeit Befunde vor, die auf ein erhöhtes Risiko hinweisen, eine Internetabhängigkeit zu entwickeln (Shapira et al. 2000; Kratzer u. Hegerl 2007). In einer taiwanesischen Studie konnte bei 15% von Collegestudenten mit pathologischem Internetgebrauch auch eine soziale Phobie festgestellt werden (Ko et al. 2008a). Im Vergleich zu Aufmerksamkeitsdefizitstörungen und Depressionen scheint aber der Zusammenhang zu pathologischer Internetnutzung bei sozialen Ängsten geringer zu sein (Yen et al. 2007). Sozial ängstliche Menschen leiden häufig unter ihrer Einsamkeit (Caplan 2007). Sie haben ein erhöhtes Bedürfnis, sich als sozial erwünscht darzustellen, und zugleich ein geringes Zutrauen in die eigenen Fähigkeiten. Das Internet stellt für diesen Personenkreis anscheinend eine probate Möglichkeit dar, in Echtzeit mit anderen Menschen in Kontakt zu treten: Hierbei können sie ihrem erhöhten Sicherheitsbedürfnis nachkommen, finden zugleich aber mehr Mut, persönliche Informationen über sich preiszugeben, die sie in der Kommunikation von Angesicht zu Angesicht nicht äußern könnten (McKenna et al. 2002).

Die Onlinekommunikation unterscheidet sich erheblich von der persönlichen Kommunikation. Die Onlinekommunikation zeichnet sich aus durch:
- einen höheren Grad der Anonymität
- eine geringere gegenseitige Verantwortungsübernahme
- die Möglichkeit zur Selbstdarstellung im von den Kommunizierenden gewünschten Sinne

Problematisch werden diese vermeintlichen Kommunikationsvorteile dann, wenn der Nutzer hierdurch seine sozialen Onlineinteraktionen immer weiter verstärkt. Folge ist eine immer stärker erlebte Einsamkeit in seinen realen sozialen Bezügen und eine hierdurch immer stärker werdende Internetabhängigkeit. Dieser Effekt scheint umso stärker zu sein, je höher der Grad der Einsamkeit bereits im Vorfeld der Onlinekommunikation gewesen ist (Caplan 2003). Zudem muss bedacht werden, dass dieser Teufelskreis, in den die Betroffenen hineingeraten, sehr oft über Schwierigkeiten in der zwischenmenschlichen Kommunikation hinausgeht. Häufig werden nämlich parallel zur Ausweitung der Onlinekommunikation auch andere Verpflichtungen wie Schule, Ausbildung oder Beruf vernachlässigt, woraufhin auch in diesen Bereichen vermehrt Probleme auftreten. Dies hat wiederum die verstärkte Flucht in das Internet zur Folge (Kim et al. 2009).

> Am Beispiel sozialer Ängste kann gut verdeutlicht werden, dass sich Internetsucht und psychische Störungen gegenseitig negativ beeinflussen können. Im Hinblick auf die vielerorts mittlerweile diskutierten Möglichkeiten der sogenannten Internettherapie – gerade bei sozial ängstlichen Personen – ist also kritisch zu fragen, inwieweit die zugrunde liegende Problematik auf längere Sicht gesehen hierdurch nicht sogar verschärft wird, da im Grunde genommen eine Vermeidungshaltung verstärkt wird.

In jedem Fall ist aber zu konstatieren, dass therapeutisch genutzte Internetkommunikation bei diesem Störungsbild nur begrenzt eingesetzt werden sollte. Zudem kann sie immer nur einen Zwischen- oder Ergänzungsschritt zu einer funktionalen Kommunikation in der realen Welt darstellen.

9.1 Computerspielsucht und internale Störungen

Fallbeispiel: 20-jähriger Patient mit sozialer Phobie, depressiver Episode und Computerspiel-/Internetsucht

Der Patient stellt sich erstmalig im Alter von 16 Jahren in der Sprechstunde vor. Er berichtet, dass er in der siebten Klasse vom Gymnasium auf die Realschule gewechselt ist. Ursächlich seien einerseits Konzentrations- und Leistungsprobleme gewesen, vor allen Dingen aber auch Mobbing-Erfahrungen in der Gleichaltrigengruppe. In der neunten Klasse der Realschule fühle er sich jetzt einigermaßen wohl, habe allerdings nur wenig sozialen Anschluss. Er habe Schwierigkeiten, auf andere Menschen zuzugehen, denke oft, dass er etwas Falsches sagen könne und dass andere ihn nicht mögen. Außerdem beschreibt er erhebliche Leistungsängste, zum Beispiel vor Klassenarbeiten. Hier komme es dann immer wieder zu erheblichen und ausgedehnten Fehlzeiten. Die Konzentrationsproblematik sei mittlerweile nicht mehr so stark vorhanden. Im Grunde fühle er sich fachlich auch nicht überfordert. Im Freizeitbereich hat er nur wenige Gleichaltrigenkontakte. Zu seinen Eltern wird das Verhältnis als distanziert beschrieben.

Er verbringt den meisten Teil seiner Freizeit zuhause, seit ca. anderthalb Jahren zunehmend auch vor dem PC. So komme er aktuell auf mindestens drei bis vier Stunden Onlinespielen, Internetsurfen sowie Chatten am Tag. Er gehe sehr spät ins Bett und habe große Schwierigkeiten morgens aufzustehen, weil er sehr müde sei. Seine Eltern beklagen die ausgedehnte PC-Nutzung, begrenzen diese aber nicht bzw. nehmen sie so hin.

Die weitere Anamnese ergibt, dass er als Frühgeborenes der 32. Schwangerschaftswoche zur Welt kam und maschinell beatmet werden musste. Außerdem konnte eine neonatale Infektion festgestellt werden. Die psychomotorische Entwicklung verlief insgesamt ohne erhebliche Verzögerungen. Im Kindergarten sei er lebhaft und impulsiv gewesen. In der Kindergartenzeit dominierten Trennungsängste. Die Grundschulzeit sei geprägt gewesen von Konzentrationsschwierigkeiten und Kontaktproblemen.

Die testpsychologische Untersuchung ergibt eine sehr gut durchschnittliche Intelligenz. Eine Aufmerksamkeitsdefizitstörung kann nicht nachgewiesen werden. Diagnostisch wird eine soziale Phobie, eine depressive Episode sowie exzessives Computerspielen festgestellt.

Es erfolgt über ein Jahr hinweg eine sozialpsychiatrische Betreuung des Patienten sowie eine Verhaltenstherapie mit dem Fokus auf der Angstproblematik des Patienten. Eine Begrenzung der Computernutzungszeiten gelingt aufgrund der Passivität der Eltern nicht hinreichend. Immerhin gelingt es dem Jungen aber, den Realschulabschluss erfolgreich zu bewältigen.

Danach reißt der Kontakt zum Patienten zunächst ab. Drei Jahre später stellt er sich erneut in der Sprechstunde vor – mit dem gleichen Beschwerdebild, allerdings mit dem Unterschied, dass sich die Computerspiel- und Internetnutzungszeiten noch extrem ausgeweitet haben. Zum Zeitpunkt der Neuvorstellung geht er keiner geregelten Beschäftigung nach und hat auch keine Ausbildung begonnen. Er hat sich komplett auf den häuslichen Bereich zurückgezogen. Er steht morgens um 11:00 Uhr auf und geht nach dem Frühstück direkt ins Internet. Wiederum gibt er an, dass er viel spiele, in letzter Zeit aber auch viel chatte und Internetseiten aufsuche, in denen andere Betroffene einer sozialen Phobie sich austauschten. Dies helfe ihm insofern weiter, als er daraus ersehen könne, dass es anderen jungen Menschen ähnlich gehe wie ihm. Konkrete Verhaltensänderungen bewirke dies aber nicht bei ihm. Die Gesamtcomputernutzungszeiten liegen jetzt bei mehr als zehn Stunden am Tag. Er sitzt bis spät nachts vor dem PC. Seine Eltern lassen ihn weiter gewähren, zumal er ja mittlerweile volljährig ist. Er bittet nun erneut um Hilfe, einerseits um mit seinen sozialen Ängsten besser zurechtzukommen. Andererseits auch, um mit therapeutischer Unterstützung eine Ausbildung beginnen zu können.

Im Verlauf der nächsten Monate beginnt er erneut eine Verhaltenstherapie und macht im Hinblick auf seine Ängste erhebliche Fortschritte, unter anderem durch ausgedehnte Expositionsbehandlungen. Er erhält zudem Unterstützung bei der Suche nach Praktika und Ausbildungsstellen. Bewerbungsgespräche schiebt er allerdings stets auf. Er kommt regelmäßig zu den fachpsychiatrischen Kontrollterminen. Hierbei wird rasch klar, dass er im Alltagsleben nur ganz geringe Fortschritte macht, trotz der erfolgreichen Therapie. Er gibt an, dass er an seinen Computernutzungszeiten nur wenig geändert habe. Er bricht erneut den Kontakt zu seinen Behandlern ab.

Nach sechs Monaten stellt er sich zum dritten Mal vor und formuliert, dass er zu der Auffassung gekommen sei, dass er nur dann im Alltag und in der Selbstständigkeitsentwicklung Fortschritte machen oder eine Ausbildung beginnen könne, wenn er sich der Thematik der Computerspiel-/Internetsucht stelle. Er willigt jetzt in eine Tages- oder vollstationäre Klinikbehandlung ein, die Aufnahme dort ist derzeit in Planung.

Quelle: Patient aus eigener Praxis

An diesem Fallbeispiel wird deutlich, dass internale psychiatrische Störungen wie soziale Phobien und Depressionen häufig in eine Flucht in die virtuelle Welt einmünden. Eine erfolgreiche Behandlung der zugrunde liegenden Störungsbilder ist in dieser Konstellation nur dann möglich, wenn zugleich die Suchtproblematik ernst genommen wird und wenn sie – wie in diesem Fall – im Rahmen der Behandlungshierarchie die erste Priorität erhält. Erst wenn die betroffenen Patienten wieder in der Lage sind, einem geregelten Alltagsleben nachzugehen, kann im ambulanten Bereich eine erfolgreiche Behandlung der zugrunde liegenden psychischen Probleme erfolgen.

9.2 Computerspielsucht und Aufmerksamkeitsdefizitstörungen

Wie in den vorangehenden Kapiteln ausführlich dargelegt, besteht eine breite öffentliche Debatte darüber, inwieweit Zusammenhänge zwischen dem Lern- und Konzentrationsvermögen einerseits und dem Ausmaß der Computerspiel- bzw. Internetnutzung bei Jugendlichen vorliegen. Vereinfachte pauschale Antworten sollten hierbei vermieden werden. Stattdessen ist spezifisch zu untersuchen, unter welchen Bedingungen diese Zusammenhänge gelten können. Ein besonderer Einfluss kommt dem Tageszeitpunkt zu, an dem Computer gespielt wird (z.B. vor oder nach den Hausaufgaben bzw. vor dem Schlafengehen

9.2 Computerspielsucht und Aufmerksamkeitsdefizitstörungen

mit einer daraus resultierenden Verschiebung der Einschlafzeiten). Auch die Frage, welche Genres von Computerspielen oder Internetaktivitäten das Lern- und Konzentrationsvermögen negativ beeinflussen können, muss zum jetzigen Zeitpunkt offen bleiben: Sind die Inhalte relativ bedeutungslos oder ergibt sich ein stärkerer Zusammenhang vor allem bei solchen Inhalten, die den Nutzer emotional stark berühren? Von großer Brisanz ist schließlich die Vermutung bzw. Diskussion, inwieweit eine exzessive Computernutzung Symptome einer Aufmerksamkeitsstörung nach sich ziehen kann oder ob umgekehrt Kinder und Jugendliche, die bereits an einer Aufmerksamkeitsstörung leiden, eher ein erhöhtes Risiko für exzessives Computerspielen oder sogar ein Suchtverhalten aufweisen. Wie zu zeigen sein wird, scheinen die gegenseitigen Einflüsse bidirektional zu sein, d.h. sie verstärken sich gegenseitig.

Die Aufmerksamkeitsdefizit-/Hyperaktivitätsstörung (ADHS) gehört zu den häufigsten kinder- und jugendpsychiatrischen Störungsbildern. Von hoher Bedeutung für den Schweregrad wie für die Chronizität des Verlaufs erweist sich hierbei die hohe Komorbiditätsrate von bis zu 80% mit anderen psychischen Symptomen (Barkley 2006). Hierzu zählt auch ein gesteigertes Risikoverhalten, wie eine erhöhte Unfallrate, ungeschützte sexuelle Aktivitäten und Substanzmissbrauch, sowie Suchtgefährdung (Biederman et al. 1995).

Während die Lebenszeitprävalenz eines Suchtmittelmissbrauchs in der Allgemeinbevölkerung zwischen 17% und 27% schwankt (Kessler et al. 1994), liegt diese bei einem von ADHS betroffenen Erwachsenen mit 52% fast doppelt so hoch (Biederman et al. 1997). Speziell für den Missbrauchsbereich Computerspiele und Internet konnten in den letzten Jahren ebenfalls deutlich erhöhte Prävalenzen für ADHS-Betroffene ermittelt werden.

Eine Aufmerksamkeitsdefizitstörung erhöht somit das Risiko für die Entwicklung eines Substanzmissbrauchs im Erwachsenenalter. Dieser Befund gilt jedoch auch bei jüngeren Patienten: Klein (2002) beobachtete eine vierfach häufigere Entwicklung von Substanzmissbrauch bzw. Suchtverhalten bei Vorliegen eines ADHS im Kindesalter gegenüber Kontrollkindern.

Bei bis zu einem Drittel der Jugendlichen mit Substanzmissbrauch bzw. Suchtverhalten liegt umgekehrt zugleich ein ADHS vor (DeMilio 1989; Thompson et al. 1996). Bestehen beide Störungsbilder zugleich, ist das Risiko zur Entwicklung weiterer psychischer Begleiterkrankungen deutlich höher, als wenn nur eine der beiden Symptomatiken vorliegt. Dabei handelt es sich vor allem um Angststörungen und Depressionen (Wilens et al. 2005).

Pathogenetische Faktoren bei ADHS und Suchtverhalten
Molekulargenetische Befunde
Molekulargenetische Befunde erklären mögliche Zusammenhänge zwischen beiden Störungsbildern. Beim ADHS kommt dem sog. 7-Repeat-Allel des Dopamin-D_4-Rezeptors eine wichtige Bedeutung zu und es tritt bei betroffenen Kin-

dern häufiger auf (LaHoste et al. 1996). Es wirkt sich funktionell vermindernd auf die postsynaptische Dopaminaktivität aus (Lowe et al. 2004). Der Zusammenhang zum Suchtverhalten könnte hypothetisch darin gesehen werden, dass durch die Einnahme einer suchtauslösenden Substanz die Dopaminfreisetzung im Nucleus accumbens erhöht wird (Beurrier u. Malenka 2002) und somit im Sinne einer Selbstmedikation eine effektive Symptomlinderung eintritt.

Als eine weitere pathogenetische Verbindung zwischen ADHS und Substanzmissbrauch wird ein bei beiden Störungsbildern vorliegender dysfunktionaler mesolimbischer Dopaminmetabolismus mit den sich hieraus resultierenden neuropsychologischen Konsequenzen diskutiert. Auf der Symptomebene wirkt sich diese Dysfunktion in Form einer verminderten kognitiven und affektiven Selbstregulationsfähigkeit aus (Gardner 1997; Wise 2003). Für das ADHS gilt, dass die Impulsivität der Betroffenen eine defiziente Selbststeuerungsfähigkeit und eine mangelhafte Fähigkeit nach sich zieht, langfristige Konsequenzen des eigenen Handels zu antizipieren. Die Betroffenen sind deshalb einer Aufklärung bzw. Beratung über die gefährdenden Auswirkungen suchtauslösender Substanzen oder Aktivitäten in geringerem Ausmaß zugänglich. Darüber hinaus macht sie ihr impulsiver und auf rasche positive Verstärkung ausgerichteter Denk- und Handlungsstil für die kurzfristig euphorisierenden Effekte suchtauslösender Substanzen oder Medien empfänglicher und diesbezüglich auch verführbarer (Barkley 1998; Faraone u. Biederman 1998).

Substanzmissbrauch als „Selbstmedikation"
Suchtverhalten und Drogenkonsum dienen häufig einer Veränderung der Stimmung und können zu einer Spannungsreduktion beitragen (Hinckers et al. 2006). In einer Befragung über die Motivation für ihren andauernden Substanzmissbrauch antworteten die meisten Jugendlichen mit ADHS, dass er sich stimmungsstabilisierend bei ihnen auswirke. Jugendliche ohne ADHS erklärten den Missbrauch vor allem mit den euphorisierenden Effekten (Horner u. Scheibe 1997). Kokain wirkt zum Beispiel in ähnlicher Weise psychoaktiv wie Methylphenidat (Kollins et al. 2001).

Psychosoziale Bedingungsfaktoren
Kinder und Jugendliche mit ADHS sind aufgrund der das Störungsbild konstituierenden Kernsymptome – mit Konzentrationsproblemen, erhöhter Ablenkbarkeit, kognitiver und emotionaler Impulsivität sowie schwachem Kurzzeitgedächtnis – einem erhöhten Risiko ausgesetzt, schulisch zu versagen. Begleitende Lern- und Teilleistungsstörungen wie Lese-Rechtschreib-Schwäche oder sprachliche Entwicklungsstörungen erhöhen dieses Risiko zusätzlich (Tannock u. Brown 2000; Wilson et al. 2004). Als Folge ist die Schullaufbahn von Kindern oder Jugendlichen mit ADHS von schulischen Misserfolgserlebnissen, Klassenwiederholungen, Schulwechseln oder -abbrüchen und akademisch niedrigeren Abschlüssen gekennzeichnet. Dies birgt von Beginn der schulischen Entwick-

lung an die Gefahr, in eine soziale Außenseiterposition zu gelangen, über einen niedrigen Selbstwert zu verfügen und weitere psychiatrische Auffälligkeiten zu entwickeln – sei es internaler (Angststörungen, Depression) oder externaler Natur im Sinne von vermehrt zu beobachtenden aggressiven und in der Jugend auch zunehmend delinquenten Verhaltensweisen (Seidman et al. 2004). Bei externalen Auffälligkeiten spielt die häufig anzutreffende emotionale Impulsivität der Betroffenen mit einer reduzierten Verhaltenskontrolle eine wichtige Rolle (Faraone u. Biederman 1998; Tarter et al. 1999). Dieser frühe, misserfolgsgeprägte Entwicklungsverlauf schafft die Voraussetzungen, früh in ein soziales Randgruppenmilieu zu gelangen und dort einem subkulturbedingten erhöhten Risiko zu Alkohol und Substanzmissbrauch ausgesetzt zu sein (DuPaul et al. 2000; Manuzza u. Klein 2000; Hinshaw 2002).

Spezifische Befunde zum Zusammenhang von Computerspielsucht und Aufmerksamkeitsdefizitstörungen

Über den Zusammenhang von Computerspielsucht und ADHS gibt es bisher nur wenige Studien: Chan und Rabinowitz (2006) berichten über eine höhere Intensität ADHS-bezogener Symptome bei gesunden Jugendlichen, wenn sie mehr als eine Stunde am Tag mit Computerspielen verbrachten. Dieser Befund wurde von Yen et al. (2007) für Jugendliche und junge, psychiatrisch unauffällige Erwachsene bestätigt. Ein ähnlicher Zusammenhang wurde auch bei Grundschulkindern gesehen (Yoo et al. 2004). In ihrer Untersuchung an 535 Grundschulkindern in Südkorea erfüllten 0,9% die Kriterien für eine manifeste Computer-/Internetsucht und 14% zeigten hierfür zumindest klare Anhaltspunkte. Die Symptome einer Untergruppe von Kindern, die zusätzlich von den Eltern und Lehrern in der DuPauls ADHS-Rating Scale (DuPaul 1991) als auffällig bewertet wurden (oberstes Quartil), waren positiv korreliert mit dem Schweregrad von Symptomen einer Computerspiel-/Internetsucht. Umgekehrt bestand auch eine positive Korrelation für das Ausmaß von ADHS-Symptomen bei Kindern mit erhöhten Werten für suchtartiges Computerspielen. Die Risiken galten für alle Kernsymptome der ADHS, d.h. für Hyperaktivität, Impulsivität und Aufmerksamkeitsproblematik gleichermaßen. In der Untersuchung von Chan und Rabinowitz (2006) konnte dieser Zusammenhang an Jugendlichen dagegen nur für das Kernsymptom Aufmerksamkeitsdefizienz ab einer täglichen Computerspieldauer von mehr als einer Stunde bestätigt werden.

Auch Ha et al. (2006) fanden in einer Komorbiditätsuntersuchung unter 24 computerspielsüchtigen Kindern und Jugendlichen eine erhöhte Rate von ADHS-Symptomen im Kindesalter. Bioulac et al. (2008) erfassten bei 29 Kindern und Jugendlichen mit ADHS sowie 21 Kontrollkindern mittels eines Fragebogens die Symptome einer Computerspiel-/Internetsucht (Tejeiro Salguera u. Bersabé Moran 2002). Sie fanden zwar keine Gruppenunterschiede für die tägliche Computerspieldauer, aber in der ADHS-Gruppe zeigten sich signifikant höhere Werte für Symptome eines Suchtverhaltens. Diese entsprachen den geforderten DSM-IV-JV-Kriterien für Computerspiel-/Internetsucht (Fisher 1994). Innerhalb der ADHS-Gruppe waren hiervon vor allem diejenigen Kinder und Jugendlichen (n = 10) betroffen, deren ADHS-Symptome am stärksten ausgeprägt waren. Bei beiden zitierten Untersuchungen handelt es sich aber um sehr kleine Studienkollektive, sodass ihnen lediglich Pilotcharakter zukommt. Interessant ist zudem der Befund, dass eine Computerspiel-/Internetsucht in Verbindung mit ADHS anscheinend häufiger bei Jungen zu beobachten ist.

Unklar bleibt weiter, ob exzessives Computerspielen ADHS-Symptome hervorruft bzw. verstärkt oder umgekehrt ein ADHS einen Prädispositionsfaktor für suchtartiges Computerspielen darstellt (Chan u. Rabinowitz 2006). Zum jetzigen Zeitpunkt bleibt ebenso offen, ob der mit einer Computerspielsucht oftmals einhergehende Schlafmangel bzw. der aus dem Gleichgewicht geratene physiologische Schlaf-Wach-Rhythmus ADHS-Symptome auslösen könnte.

> Für eine mögliche spezifische Prädisposition von Kindern oder Jugendlichen mit ADHS für eine Computersucht sprechen folgende Überlegungen: Aufmerksamkeitsdefizitstörungen zeichnen sich, wie oben für substanzbezogenes Suchtverhalten aufgezeigt, in wesentlichen Bereichen in exekutiven neuropsychologischen Funktionsdefiziten aus, insbesondere Impulskontrollproblemen (Barkley 2001).

Barkley zufolge ist die mangelnde Impulshemmung das zentrale zugrunde liegende Kernproblem bei Menschen mit Aufmerksamkeitsstörungen, weil erst eine funktionierende Impulskontrolle erlaubt, eigene Gedanken und Handlungen angemessen zu reflektieren und zu regulieren.

> Im Gegensatz hierzu gelingt es ADHS-Betroffenen häufig sehr erfolgreich, sich bei für sie hoch motivational besetzten Tätigkeiten, z.B. beim Fernsehen, aber v.a. auch beim Computerspielen, ausdauernd zu konzentrieren, obwohl gerade solche Spiele zum Teil hohe Ansprüche an eine funktionierende Impulskontrolle bzw. -hemmung stellen (Serfontein 1990; Nash 1994; Weiss u. Weiss 2002).

Shaw et al. (2005) untersuchten die Leistungsfähigkeit von Kindern mit und ohne ADHS bei zwei kommerziell erhältlichen Computerspielen und fanden bezüglich der Impulshemmung keine signifikanten Unterschiede zwischen den beiden Gruppen. Bei einer spielerisch präsentierten Version des Continous Performance Tests (CPT) schnitten Kinder mit ADHS darüber hinaus signifikant besser ab, d.h. sie reagierten weniger impulsiv als beim Standardtest. Die unauffälligen Kinder wiesen diese Leistungsunterschiede zwischen den Testversionen dagegen nicht auf.

9.2 Computerspielsucht und Aufmerksamkeitsdefizitstörungen

Zwar stellen diese Ergebnisse den Befund der mangelnden Impulskontrolle bei ADHS nicht grundsätzlich infrage. Zumindest scheint es aber Kontextbedingungen zu geben, bei denen dieses Defizit nicht zutage tritt, insbesondere bei Computerspielen. Untersuchungs- und Testmodelle bestätigen, dass optimale Stimulationsbedingungen das Aktivitäts- bzw. Arousal-Niveau so erhöhen können, dass hierdurch auch maßgeblich die Reaktionshemmung positiv mitbeeinflusst wird (van der Meere et al. 1996; Osterlaan u. Sergeant 1996; Sergeant 2000).

Slusarek et al. (2001) und Brown (1999) formulieren, dass sich motivationale Gesichtspunkte auf die Leistungsfähigkeit von Kindern mit ADHS in besonderem Maße positiv auswirken – also Bedingungen, die z.B. Computerspiele durch ihren hohen Anreizwert schaffen. Ein wichtiger Gesichtspunkt ist in diesem Zusammenhang, dass Computerspielen zumeist nur eine geringe Antwort-, Belohnungs- und Reaktionsverzögerung inhärent ist und sie eine hohe Ereignisfolgedichte aufweisen. Dies kommt dem impulsiven Handlungsstil von Kindern und Jugendlichen mit ADHS erheblich entgegen (Douglas u. Parry 1994; Sonuga-Barke 2002). Erfolge beim Computerspielen können also unter diesem Blickwinkel einen wichtigen Kompensationsmechanismus für Kinder und Jugendliche mit ADHS darstellen, um Misserfolgserlebnisse im sozialen und Schulalltag besser verarbeiten zu können. Sie erklären jedoch andererseits auch die erheblichen Risiken für missbräuchliches oder suchtartiges Spielverhalten.

Impulsivität scheint darüber hinaus ein wichtiges prädisponierendes Symptom für Suchtverhalten zu sein, weil Kinder und Jugendliche, die von einem ADHS betroffen sind, schnell erreichbare Verstärker solchen mit einer langer Zeitlatenz vorziehen (Blum et al. 2000; Frölich u. Lehmkuhl 2006). Außerdem befinden sich ADHS-Betroffene häufiger als Gesunde auf der Suche nach individuell stimulierenden Reizbedingungen. Wenn diese für sie auf natürlichem Wege in geringerem Ausmaß zu erlangen sind, stellen Computerspiele in besonderem Maße einen präferierten Weg für eine erhöhte Eigenstimulation dar (Blum et al. 1996; Comings u. Blum 2000). Hinzu kommt, dass die multimodale sensorische Stimulation durch die Computerspiele dem stimulationssuchenden Verhaltensstil beim ADHS ebenfalls entgegenkommt (Antrop et al. 2002). Entsprechend ziehen auch Kinder mit ADHS Computerspiele anderen Nutzungsmöglichkeiten des Computers, vor allem der Internetnutzung, deutlich vor (Yoo et al. 2004).

9 Pathologische Computer- und Internetnutzung und psychische Störungen

Fallbeispiel: Jugendlicher mit Computerspielsucht

Vorstellungsanlass
Der 15 Jahre alte D. wird zur jugendpsychiatrischen Untersuchung ambulant vorgestellt. Es wird berichtet, dass D. seit ca. sechs Monaten in zunehmendem Ausmaß Computer spiele. Er komme mittlerweile auf ca. acht bis zehn Stunden Spieldauer am Tag. Er spiele vor allem ein Gildenspiel (World of Warcraft) in seinem Zimmer, das über einen eigenen Internetanschluss verfügt. Hier sei er sehr erfolgreich. In zunehmendem Ausmaß spiele er seit geraumer Zeit auch nachts, zum Teil bis früh in den Morgen hinein, bis ca. drei Uhr. Morgens komme er nicht mehr aus dem Bett. Er gehe seit sechs Wochen nicht mehr oder nur noch sehr unregelmäßig zur Schule. Er schlafe bis mittags um 13 Uhr und setze sich dann fast sofort wieder zum Spielen an den Computer. Die Körperhygiene vernachlässige er fast vollständig, gemeinsame Mahlzeiten mit der Familie nehme er kaum noch ein, sondern esse beim Computerspielen. Früher wahrgenommene sportliche und Gemeinschaftsaktivitäten habe er in den letzten Monaten nicht mehr ausgeübt, obwohl sie ihm Spaß bereitet hätten. Er kommuniziere mit Freunden nur noch über E-Mail oder telefonisch. Versuche der Familie, ihn morgens entweder dazu zu bewegen aufzustehen, damit er zur Schule gehe, oder dazu, das Computerspielen einzuschränken, mündeten jedes Mal in wüste verbale, zuletzt auch körperliche Auseinandersetzungen. Ankündigungen der Eltern, den Internetanschluss zu schließen, entgegne er mit Wut- und Gewaltausbrüchen, sodass bereits mehrere Wohnungstüren zu Bruch gegangen seien. Er kündige lediglich immer wieder an, dass er in den nächsten Tagen zur Schule gehen wolle. Seine Stimmung sei so gut wie immer gedrückt und gereizt und er wirke chronisch übermüdet.
Auf Druck des Schulamtes sowie des von den Eltern eingeschalteten Jugendamtes erklärte sich der Jugendliche dazu bereit, sich psychiatrisch untersuchen zu lassen.

Anamnese
Der Vater von D. ist im frühen Alter des Kindes bei einem Flugzeugunglück ums Leben gekommen. Aus dieser Zeit stammt ein nach Angaben der Mutter sehr enges Verhältnis zwischen Mutter und Sohn mit nachfolgenden Überbehütungs- und Entlastungstendenzen dem Jungen gegenüber bei auftretenden Schwierigkeiten.
Nach dem Unfall des Vaters wurde D. extrem trennungsängstlich. In der Grundschule zeigte er sich als guter Schüler, allerdings verhaltensauffällig durch eine hohe Aggressionsbereitschaft und erhebliche Konzentrationsprobleme. Aufgrund guter Leistungen erfolgte zunächst der Wechsel auf das Gymnasium. Ab der achten Klasse besuchte er die Realschule, bedingt durch häufiges unentschuldigtes Fehlen, Leistungsabfall und schleichenden weiteren Aktivitätsverlust. Auch bezüglich der sonstigen Alltagsaktivitäten trat eine zunehmende Rückentwicklung von ursprünglich hoher Sportlichkeit, guter sozialer Integration und altersgemäßen Aktivitäten auf. Im Rahmen der sich verstärkenden schulischen Schwierigkeiten entwickelte sich ein angespanntes Verhältnis zum Stiefvater, ohne dass dieser ihn wesentlich unterstützte.

9.2 Computerspielsucht und Aufmerksamkeitsdefizitstörungen

Somatische Entwicklungseckpunkte: Unauffällige Schwangerschaft und Entbindung um den errechneten Termin herum ohne peripartale Komplikationen. Im weiteren Verlauf keine nennenswerten pädiatrischen Erkrankungen. Die Sauberkeits- und Sprachentwicklung verlief altersgerecht, hingegen war die feinmotorische Entwicklung leicht verzögert.

An Fördermaßnahmen und Behandlungen wurden im Kindesalter eine psychologische Beratung wegen Trennungsängstlichkeit durchgeführt sowie eine Ergotherapie wegen Konzentrationsproblemen. Von kinderärztlicher Seite erfolgte nach dem Übergang zum Gymnasium die Diagnosestellung einer Aufmerksamkeitsdefizitstörung und ein kurzfristiger medikamentöser Behandlungsversuch mit Methylphenidat, der aber wegen Erfolglosigkeit wieder abgebrochen wurde.

Untersuchungsbefund
Zur Vorstellung kam ein extrem übermüdet wirkender und nach dem äußeren Erscheinungsbild sich vernachlässigender Jugendlicher, der nur mürrisch und skeptisch Kontakt zum Untersucher aufbaute. Der Patient war gut orientiert, müdigkeitsbedingt bestand ein verlangsamter, aber formal und inhaltlich geordneter Gedankengang. Der Affekt war stark gedrückt und nur geringgradig modulierend. Die Interaktion mit der Mutter zeichnete sich durch Distanz und Feindseligkeit vonseiten des Jungen aus. Die Mutter ihrerseits wirkte hilflos, verzweifelt und pädagogisch nicht ausreichend Grenzen setzend. Der Stiefvater wollte an dem Gespräch nicht teilnehmen.

D. äußerte, keine Notwendigkeit für ein Gespräch zu sehen und auch keine Hilfe zu benötigen. Er weigere sich, irgendeine Behandlung anzunehmen, da er ja nicht krank sei. Er habe seine Computerspielgewohnheiten im Griff und sei sich sicher, sofern er das wolle, jederzeit damit aufhören zu können. Er wisse, dass er wieder in die Schule gehen müsse, schaffe es derzeit aber morgens nicht aufzustehen. Oft sei ihm auch übel oder er habe Kopfschmerzen. Er beabsichtige, nach den bevorstehenden Osterferien den Schulbesuch wieder aufzunehmen. Seine Eltern sollten sich nicht wundern, wenn er sie verprügele, da es ja schließlich sein eigenes Zimmer sei und sein persönlicher Computer und er nur sein Eigentum und seine Freiheit verteidige. Sie sollten ihn am besten in Ruhe lassen.

Behandlung
Einem ambulanten Behandlungsangebot gegenüber verhielt sich D. auch nach nochmaligem Einzelgespräch ablehnend. Die Eltern erklärten, dass sie sich nicht in der Lage dazu sähen, alleine oder auch mithilfe eines Mitarbeiters des Jugendamtes den Computer aus dem Zimmer des Sohnes zu entfernen, weil sie fürchteten, dass es zu einer gewaltsamen Eskalation mit Fremd- oder Eigengefährdung komme.

Nach weiteren acht Wochen, in denen sich die Problematik unverändert hinzog, erfolgte schließlich die Einschaltung des Familiengerichtes seitens der Eltern. Nachfolgend wurde D. gegen seinen Willen in einer jugendpsychiatrischen Klinik untergebracht. Gegen die Aufnahme leistete er heftigen körperlichen Widerstand.

D. verhielt sich jedoch danach vom ersten Tag der stationären Aufnahme an kooperativ und konnte rasch artikulieren, dass bei ihm eine Sucht nach Computerspielen vorliege. Als Hauptmotivation gab er an, im Gegensatz zur Schule oder anderen Freizeitbeschäftigungen in diesem Bereich überaus erfolgreich zu sein. Diese „Meisterschaft" verleihe ihm das nötige Selbstvertrauen und Selbstbewusstsein. Zudem könne er durch Computerspiele von den Alltagsproblemen in der Schule und auch in der Familie am besten abschalten. In der Familie habe man ja ohnehin schon seit geraumer Zeit kaum mehr miteinander kommuniziert, außer Streit und Kritik an seinen schulischen Leistungen und seinem Verhalten. Schließlich seien die Spiele auch so konfiguriert, dass man fast permanent „online" sein müsse, um weiter erfolgreich zu sein. Es sei schwer, sich diesem Druck zu entziehen. Irgendwann sei ihm das Problem entglitten und Computerspielen sei zu seinem einzigen Lebensinhalt geworden.

Verlauf
Die stationäre Behandlung dauerte zehn Wochen. Sie bestand im Wesentlichen darin, den Jugendlichen zunächst komplett aus der suchterhaltenden Situation herauszunehmen (totale Abstinenz), seine brachliegenden Ressourcen wieder zum Vorschein zu bringen (v.a. sportliche Aktivitäten), wieder einen physiologischen Schlaf-Wach-Rhythmus herzustellen und mit ihm gemeinsam nochmals die Bedingungen seiner Suchtentwicklung zu erörtern. Außerdem fand eine intensive Psychoedukation über die Nutzung von Computerspielen und Internet und den damit einhergehenden Suchtrisiken statt. Danach erfolgte seine Aufnahme in eine Jugendwohngruppe mit fester Tagesstruktur.
D. besucht die Realschule und wiederholt die Klasse. Mediennutzung findet nur nach festen Absprachen in der Wohngruppe oder an den Wochenenden zu Hause statt. Großer Wert wird als Rückfallprophylaxe auf Freizeitaktivitäten im sportlichen und Gruppenbereich gelegt. D. nimmt zudem wöchentlich eine ambulante Verhaltenstherapie wahr, deren Inhalt vor allem soziale und leistungsbezogene Ängste sind und die zudem dazu dient, Leerlaufzeiten zu vermeiden. Computerspiele sind auch weiterhin ein Thema für ihn und er möchte, wenn es geht, baldmöglichst mit Freunden an einer LAN-Party teilnehmen. Zugleich weiß er, dass er weiterhin für suchtartiges Computerspielen gefährdet ist. In den Ferien absolviert er ein Praktikum in der Gärtnerei des Stiefvaters, mit dem er sich wieder besser versteht. Er kann erstmals Ziele nennen, die darin bestehen, einen passablen Realschulabschluss zu machen und danach eine Lehre aufzunehmen.
Quelle: Patient aus eigener Praxis

In diesem Fallbeispiel wird der Zusammenhang zwischen schulischen Misserfolgen, die sich bei Kindern und Jugendlichen über Jahre hinweg chronifiziert haben, und Spielsucht exemplarisch deutlich: Die misserfolgsbetonte Schullaufbahn führt bei den Betroffenen sowohl zu einer ernsthaften Beeinträchtigung des Selbstwerts als auch dazu, dass die Leistungsmotivation erkennbar leidet. Hinzu kommt, dass schulische Anforderungen ein hohes Maß an Durchhaltevermögen und Selbstorganisation verlangen. Beides ist – bedingt durch die Kernsymptomatik des ADHS – in fast allen Fällen defizitär entwickelt. In der

Folge kommt es zu Rückzugs-, Vermeidungs- und eskapistischem Verhalten. Die Nutzung von Internet und Computerspielen kompensiert passgenau die beschriebenen Defizite: Jugendliche mit ADHS sind aufgrund der abwechslungsreichen und dynamischen Spielekonstruktion in besonderer Form motiviert, ihre Stärken (z.B. das Ausleben von Impulsivität) zum Vorschein zu bringen. Sie sind endlich erfolgreich – ganz im Gegensatz zum realen Leben – und sie erhalten Wertschätzung von ihrer Spielgemeinde, ein Gefühl, das sie über Jahre vermissen mussten. Aus klinischer Sicht besteht also die Notwendigkeit, sowohl die Patienten als auch deren Eltern und Lehrer auf die bei ADHS in besonderem Ausmaß vorhanden Suchtgefahren hinzuweisen. Es ist unbedingt erforderlich, mit dem Jugendlichen frühzeitig Absprachen über den Computerspielkonsum zu treffen und diesen zu begrenzen, bevor eine Suchtentwicklung eingesetzt hat.

10 Computerspiele und Internetnutzung unter rechtlichen Aspekten

In den letzten Jahren wurde, beeinflusst von den Schul-Amokläufen in Erfurt, Emsdetten und Winnenden, in der Öffentlichkeit und in der Politik zum Teil sehr kontrovers darüber diskutiert, inwieweit die rechtlichen Grundlagen des Jugendschutzgesetzes, aber auch seine Anwendung in der Realität ausreichen, um präventive Maßnahmen einleiten zu können, wenn Jugendliche sich einem ihre Entwicklung potenziell schädigenden Medieneinfluss aussetzen. Neben den Folgen massiv gewaltbesetzter Computerspiele, die den Schwerpunkt der Debatte bilden, gehören hierzu allerdings auch – leider häufig in den Hintergrund gedrängt – pornografische Medieninhalte und suchtgefährdende Computerspiele.

Die Frage besteht also darin, wie Kinder und Jugendliche bei der hohen Verfügbarkeit und leichten Zugänglichkeit des Internets und bei der immensen Bedeutung, die Computerspiele mittlerweile in der Freizeitgestaltung haben, auch rechtlich wirksam davor geschützt werden können, dass Gewalt, Sexualität sowie suchterzeugende Spielaktivitäten immer früher und entwicklungsschädigend in ihre Lebenswelt Einzug halten.

> „,Multimedia ohne Grenzen oder: Nur ein Mausklick bis zum Grauen' – so lautete der Titel eines Vortrags von Kriminalhauptkommissar Rainer Richard und er lehrte die etwa 25 Zuhörer tatsächlich das Grauen. Das blanke Entsetzen stand in den Gesichtern der sprachlosen Männer und Frauen, als der Ermittler und EDV-Spezialist auf Einladung der Kirchseeoner CSU mit wenigen Mausklicks vorführte, wie heute Kinder ohne weiteres auf Web-Seiten mit Sex, Gewalt-Pornografie und Terror gelangen können und die Eltern in der Regel davon keine Ahnung haben. [...] Vor zehn Jahren gab es auf die Eingabe von ‚Sex' in Google 600 000 Treffer, heute bereits 1,32 Milliarden – Tendenz steigend. ‚Für Kinder und Jugendliche ist das ein gigantisches heimliches Spielfeld mit einer extrem hohen Dunkelziffer', warnte Richard. Vor allem in Chat-Rooms tummelten sich viele Erwachsene, die auf der Suche nach jungen Chat-Partnern seien und mit diesen persönliche Daten, Fotos und Termine austauschen wollten. Sehr häufig komme es zu heimlichen Treffs, die mit Vergewaltigungen und nicht selten mit Mord und Totschlag endeten." (fvk/tob 2010)

Die Meinungen von Jugendlichen zur Thematik der Altersbeschränkung von Computerspielen zeichnen indes ein anderes Bild:
Findet ihr es schlimm, wenn Minderjährige Spiele ab 18 spielen?
„Mich würde mal eure Meinung dazu interessieren. Ich finde es nicht schlimm. Meiner Meinung nach sind die meisten ab 18 Spiele auch für jüngere Menschen geeignet. Ich

hab mein erstes ab 18 spiel mit 12 oder 13 gespielt und es hat mir auch nicht geschadet.
ps ich bin jetzt 16
Danke für eure Antworten und LG …"
Antworten:
„Nein, ich hab solche spiel schon gespielt bevor ich überhaupt lesen und schreiben konnte UND mein Vater hatte mir damals ne PS1 mit 13 Jahren geschenkt mit Resident Evil dazu … geschadet hats mir nicht solange man weiss da es nur ein Spiel ist schadets nicht"
„das ist überhaupt nicht schlimm … es heißt immer ja man wird zum amokläufer und so ein scheiß. das stimmt aber nicht, es sei denn du bist nicht mehr ganz dicht, dann können solche spiele gefährlich werden."
„ich kauf mir immer die uncut version aus Österreich, GB oder sogar aus den USA"
„nö ich finds sogar cool ich bin 13 und hatte früher immer albträume aber ich fand die auch cool :)) vote for OK"
„An sich ist es nich ok. Da steht nich umsonst 18 drauf. Ich selbst spiele GTA 4 und Resistance und die sind sehr heftig und blutig. Mit 15 Jahren allerfrüstens, und auch nich jedes Spiel. GTA is ja noch ok, aber Killzone oder Far Cry is nix für minderjährige. Besser erst ab dem Mindestalter."
Gefragt von JG 265 am 28. August 2010 um 18:03 Uhr (http://www.gutefrage. net/frage/fiindet-ihr-es-schlimm-wenn-minderjaehrige-spiele-ab-18-spielen (22. Februar 2011))

Die Meinungen zu der Thematik gehen, wie man sieht, weit auseinander. Es gibt auch Stimmen von Fachleuten, die das Phänomen eines möglichen schädlichen Einflusses von Computerspielen kulturgeschichtlich einordnen. Sie argumentieren, dass zum Beispiel Comics in den 1930er-Jahren in Deutschland als „Schundliteratur" gebrandmarkt wurden, heute aber dem Comic Universitätsseminare gewidmet werden. Sie fordern auch für Computerspiele, gleich welchen Genres, Kunstfreiheit ein, die als Teil unserer Grundrechte zu schützen seien (Zimmermann u. Schulz 2007). Dagegen wird argumentiert, dass „die menschenverachtenden Bilder" von Killerspielen „im interaktiven Dialog zwischen dem analogen Menschen und der digitalen Welt jene Scheinwirklichkeit" erzeugen, „die das Leben in der analogen Welt immer schwieriger erscheinen lässt. Es wird Grauen geäußert „vor der Entscheidergeneration von morgen und übermorgen, die ihre Sozialisation weitgehend im ‚Second Life' genossen haben" (Höppner 2007).

Insgesamt ist festzustellen, dass bei der Thematik jugendgefährdender Medieninhalte stets ein Konflikt besteht zwischen der grundgesetzlich geschützten Meinungs-, Wissenschafts- und Kunstfreiheit (Art. 5 Abs. 1 und Art. 3 GG) einerseits und der ebenfalls im Grundgesetz verankerten Aufgabe des Kinder- und Jugendschutzes (Art. 5 Abs. 2 GG). Kompromissbildungen zwischen beiden Ansprüchen sollten vor allem eine Beeinträchtigung oder Gefährdung der Kindes-

10 Computerspiele und Internetnutzung unter rechtlichen Aspekten

bzw. Jugendlichenentwicklung vermeiden. Bei Verstößen wird rechtlich dreistufig gestaffelt vorgegangen, und zwar im Sinne einer Jugendbeeinträchtigung, Jugendgefährdung sowie einer Anwendung des Strafrechts.

Rechtlich betrachtet, stehen wir in Deutschland momentan vor folgender Situation: Bereits seit 2003 gelten im Grundsatz für alle auf den Markt kommenden Datenträger (CDs, Computerspiele etc.) die Regelungen des Jugendschutzgesetzes (JuSchG), § 12 und § 14 (u.a. Zulassung und Weitergabe von Computerspielen nur mit offizieller Altersfreigabe und deren Kennzeichnung). Computerspiele, auch solche, deren Spielwelt und Spielaktivität wie bei WOW komplett aus dem Internet generiert werden, erhalten außerdem immer eine **Bewertung der Unterhaltungssoftware Selbstkontrolle (USK)** als jugendschutzrechtlichen Bewertungsmaßstab. Wird als Zugang zum Computerspiel kein physischer Datenträger benötigt, sondern erfolgt eine komplette Generierung über das Internet, gelten die Regelungen des Jugendmedienschutz-Staatsvertrags (JMStV).

Durch das 1. Gesetz zur Änderung des Jugendschutzgesetzes 2008 wurde der Schutz von Kindern und Jugendlichen vor medialen Gewaltdarstellungen, insbesondere vor gewaltbeherrschten Computerspielen, verbessert. Hierunter werden Datenträger verstanden, die „besonders realistische, grausame und reißerische Darstellungen selbstzweckhafter Gewalt beinhalten, die das Geschehen beherrschen" und aufgrund ihrer jugendgefährdenden Inhalte indiziert werden. Tabelle 10-1 zeigt die offiziellen Prüfkriterien der USK, bezogen auf gewalthaltige Computerspiele, die gegen eine niedrige Altersfreigabe sprechen (zit. n. Wiemken 2008).

Insgesamt ist der prozentuale Anteil von Spielen, die die Indizierungskriterien der Bundesprüfstelle für jugendgefährdende Medien erfüllen und bei der USK zur Prüfung vorgelegt werden, sehr gering. Im Jahr 2009 waren es 1,1% der Prüfvorgänge und im Jahr 2010 0,8%, die aufgrund ihrer hohen Gewaltdichte keine Alterskennzeichnung erhielten (s. Abb. 10-1).

Verantwortlich für die **technische Prüfung** der Spiele und für die gesamte Prüfungsorganisation ist die **USK**. Die USK ist eine von den Verbänden der

Tab. 10-1 Prüfkriterien der USK (nach Wiemken 2008)

- Gewalt gegen Menschen als einzig mögliche Konfliktlösung
- Gewalt als dominierendes Konfliktlösemittel
- Gewaltdarstellungen im großen Stil in epischer Breite
- Mord- und Metzelszenen zum Selbstzweck und detailgenau
- Deutlich visualisierte Gewalttaten gegen Menschen
- Gewaltanwendung (insbesondere Waffengebrauch), durch aufwendige Inszenierung visualisiert
- Verletzungs- und Tötungsvorgänge zynisch kommentiert
- Belohnung von Gewaltanwendungen gegen Menschen
- Selbstjustiz

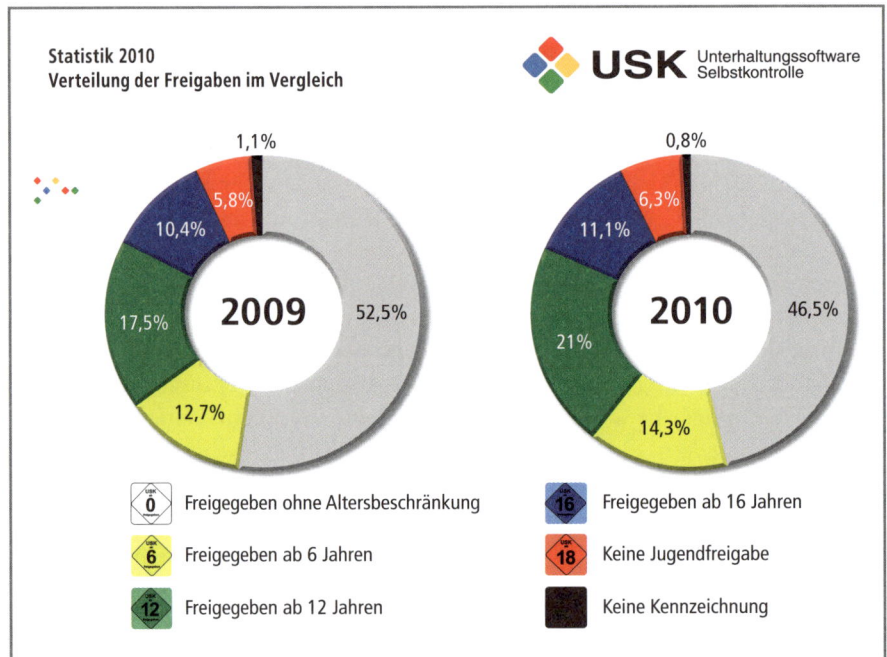

Abb. 10-1: Anteil der unterschiedlichen Alterskennzeichen für Computerspiele (USK Freiwillige Unterhaltungssoftware).
Quelle: USK 2010 (http://service.usk.de/presse/freigabenvgl2010.png)

Computerspielindustrie getragene Institution mit Sitz in Berlin. Hervorzuheben ist, dass die Alterskennzeichnung nicht durch die USK selbst erfolgt, sondern durch die obersten Landesjugendbehörden. Diese stellen einen ständigen Vertreter der Länder, der basierend auf den Prüfvoten der Prüfungsausschüsse bei der USK die Freigabebescheinigung ausstellt. Das Jugendministerium des Landes Nordrhein-Westfalen übernimmt hierbei federführend für alle Länder die Alterskennzeichnung.

Bei der Prüfung und Bewertung der Computerspiele durch vier von der Computerspielwirtschaft unabhängige Gutachter nach festgelegten Kriterien steht die Kernfrage im Vordergrund, ob das Spiel die Entwicklung junger Menschen in einer spezifischen Altersgruppe beeinträchtigen könnte. Das Prüfgremium ist so zusammengestellt, dass die Gutachter alle über praktische Erfahrungen in der Arbeit mit Kindern verfügen müssen. Die Zusammensetzung sowohl des Gutachtergremiums als auch des Prüfungsausschusses erfolgt pluralistisch ausgewogen. Auf diese Weise ist eine Beurteilung aus unterschiedlichen Perspektiven möglich. Als Kriterien für die Bewertung gelten zum einen entwicklungspsychologische Gesichtspunkte, zum anderen auch die Einschätzung der Spielinhalte, des Spieltempos, der Visualisierung von Spielinhalten sowie der Soundgestal-

10 Computerspiele und Internetnutzung unter rechtlichen Aspekten

tung. Die Zugehörigkeit zu einem bestimmten Spielgenre ist zunächst nicht bedeutsam. Es werden fünf Alterskennzeichen vergeben: Freigegeben ohne Altersbeschränkung, ab sechs, zwölf, 16 Jahren sowie ohne Jugendfreigabe. Damit ist bereits vor dem Markteintritt der Produkte der freie Handel der Spiele eingeschränkt. Entscheidend ist die Frage, worin die Grenzlinie besteht, ob ein Spiel nur jugendbeeinträchtigend ist oder bereits jugendgefährdend ist. Beantwortet wird diese Frage anhand der Indizierungskriterien der **Bundesprüfstelle für jugendgefährdende Medien (BPjM)** (http://www.bundespruefstelle.de unter Indizierungsverfahren). Bei der Prüfung auf eine mögliche Jugendgefährdung kommen verschieden Prüfkriterien zur Anwendung:
- Wie sind die Gewaltdarstellungen thematisch eingebettet?
- Wer/Was ist Opfer der Gewalt?
- Wie ausufernd und detailliert werden Gewaltdarstellungen und Gewaltfolgen dargestellt?
- Welche Perspektive nehmen die Spielenden in Bezug auf Gewalthandlungen ein?
- Wie eng ist der Realitätsbezug der Gewaltdarstellungen?
- Wie zentral sind die Gewalthandlungen für das Spiel?
- Wird Gewalteinsatz belohnt?

Tabelle 10-2 zeigt die Alterseinstufungen der USK als Ergebnis des Prüfprozesses.

Eine wesentliche Frage ist, inwieweit dieser als sehr differenziert zu erachtende Prüfvorgang in der Realität doch ausgehebelt werden kann. Führt man sich nochmals die bereits vorgestellten Ergebnisse der Studien des Kriminologischen Forschungsinstituts Niedersachsen (KFN) aus den letzten Jahren vor Augen, dass ab 16 oder 18 Jahren freigegebene Computerspiele in vielen Fällen doch von jüngeren Kindern und Jugendlichen gespielt werden, so muss man zu dem Schluss kommen, dass die Alterskennzeichnung allein nicht ausreicht, um eine missbräuchliche, entwicklungsgefährdende Nutzung von Computerspielen zu verhindern. Es ist zu prüfen, ob weitere rechtliche Regelungen notwendig sind, um den Missbrauch einzudämmen.

Diskutiert wurde z.B. der Einsatz jugendlicher Testkäufer, um „schwarze Schafe", die nicht altersgemäße Computerspiele an Jugendliche verkaufen, besser identifizieren und einer Bestrafung zuführen zu können. Dieser Plan wurde aus vielerlei Gründen – unter anderem wegen der eingeschränkten Praktikabilität – wieder fallen gelassen. Seitens des KFN (Pfeiffer 2007) wurde ebenfalls eine Reihe von Verbesserungsvorschlägen gemacht. Auch forderte man grundlegende Reformen der USK, vor allem im Sinne
- einer stärkeren Einflussnahme der Obersten Landesjugendbehörden für eine verbesserte Durchsetzung des Jugendschutzes,
- einer noch stärkeren personellen Entkoppelung von USK und Spieleindustrie sowie

Tab. 10-2 Alterseinstufungen der Unterhaltungssoftware Selbstkontrolle (USK)

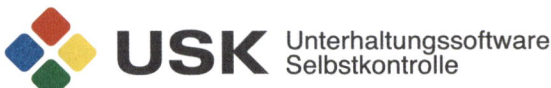

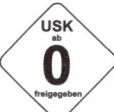 Diese Spiele sind aus der Sicht des Jugendschutzes für Kinder unbedenklich. Darunter können auch Spiele fallen, die jüngere Kinder noch nicht verstehen oder beherrschen.

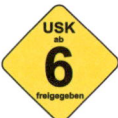 Hier geht es um überwiegend familienfreundliche Spiele. Sie fallen durch höhere Spielgeschwindigkeiten und komplexere Spielaufgaben bereits spannender und wettkampfbetonter aus.

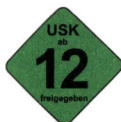 Diese Spiele sind bereits deutlich kampfbetonter. Allerdings sind die Spielszenarien in einem historischen, futuristischen oder märchenhaft-mystischen Kontext angesiedelt, was eine Distanzierungsmöglichkeit bietet.

 Diese Spiele zeigen unter anderem Gewalthandlungen. Häufig handelt es sich um bewaffnete Kämpfe mit einer Rahmenhandlung und militärischen Missionen.

 Diese Spiele thematisieren nahezu ausschließlich gewalthaltige Spielkonzepte und erzeugen häufig eine düstere und bedrohliche Atmosphäre. Sie sind nur für Erwachsene.

- einer verbesserten personellen Ausstattung und Fortbildung der Mitarbeiter und Gutachter der USK.

Diese Forderungen scheinen gut begründet zu sein, wenn man bedenkt, dass nur vier im Testbereich eingesetzte Personen eine Anzahl von jährlich 3000 neu erscheinenden Spielen prüfen müssen (Pfeiffer 2007). Weitere Kritik bezieht sich auf das Prinzip der Prüfung anhand der Inhaltsgleichheit von Computerspielen: Inhaltlich ähnliche Spiele können eine Altersfreigabe erhalten, wenn diese bereits für ein zuvor geprüftes und freigegebenes inhaltsähnliches Spiel erfolgte. Außerdem wird hier völlig zu Recht darauf hingewiesen, dass man sich zukünftig bei der Prüfung unbedingt am Abhängigkeitspotenzial von Computerspielen

10 Computerspiele und Internetnutzung unter rechtlichen Aspekten

orientieren sollte. Als aufsehenerregendstes Beispiel wird dabei auf das Onlinespiel WOW hingewiesen, das aufgrund geringer Gewaltdichte bereits eine Altersfreigabe ab zwölf Jahren besitzt.

Schule und Elternhaus sind darüber hinaus in hohem Maß dazu aufgerufen, selbst präventiv und aktiv bei der Durchsetzung des Jugendmedienschutzes tätig zu werden. Dies gelingt am besten dadurch, dass die Erwachsenen über einen guten Informationsstand zum Inhalt und zur Bedeutung von Alterskennzeichnungen verfügen, um diese mit ihrem Kind oder ihren Schülern gemeinsam zu diskutieren. Ein solches Vorgehen setzt jedoch voraus, dass die von der USK zugrunde gelegten Bewertungskriterien einer größeren Öffentlichkeit zunehmend bewusst und bekannt werden.

Die **Bundeszentrale Verbraucherschutz** bietet hierzu bereits gut elaborierte **Vorlagen für den Schulunterricht** an, die die Jugendlichen in die Lage versetzen sollen, eine ausgewogene Inhaltsanalyse über die Auswirkungen medialer Gewalt vorzunehmen, die Alterseinstufungen der USK einschließlich der geltenden Bewertungsmaßstäbe kennenzulernen sowie eine selbstständige Recherche der Prüfinstanzen durchzuführen (Wiemken 2008).

Im häuslichen Bereich sollte aber auch nicht darauf verzichtet werden, **technische Schutzvorkehrungen** am Computer vorzunehmen, welche einerseits die Freischaltung nur von Computerspielen mit der gültigen Altersfreigabe zulassen und andererseits auch die Nutzungsdauer begrenzen. In Tabelle 10-3 finden sich hierzu geeignete Empfehlungen für Eltern.

Trotz aller präventiver oder restriktiver Maßnahmen gelingt es Jugendlichen nicht selten, Spiele mit nach Hause zu bringen, denen die Altersfreigabe fehlt, weil es sich z.B. um „Raubkopien" handelt. In diesem Fall sollten bei der **Jugendschutzhotline** der Arbeitsgemeinschaft Kinder- und Jugendschutz, Lan-

Tab. 10-3 Pädagogische Empfehlungen zur Wahrung der Bestimmungen des Jugendmedienschutzes (mod. n. Bundesarbeitsgemeinschaft Kinder- und Jugendschutz 2009)

- Die Alterskennzeichnungen sind kein Hinweis auf die pädagogische Eignung eines Computerspiels für eine spezifische Altersgruppe oder auf die Qualität eines Spiels. Garantiert ist nur, dass das Spiel aus der Sicht des Jugendschutzes unbedenklich ist.
- Es sollten nur Spiele gekauft werden, die eine deutsche Alterskennzeichnung haben.
- Das Kind sollte nur Spiele seiner Altersgruppe spielen.
- Jüngere Kinder in der Familie sollten nicht die Spiele spielen, die für das Alter der älteren Geschwister zugelassen sind.
- Kinder unter drei Jahren sollten überhaupt nicht Computer spielen.
- Im Alter von vier bis fünf Jahren können Kindern altersentsprechende Lernsoftware und Spiele angeboten werden. Vor dem Alter von sechs Jahren sollte das Kind allerdings nicht alleine am Computer sitzen.
- Mit dem Kind sollte über die Spiele gesprochen werden.
- Mit dem Kind sollten gemeinsam Spielzeiten festgelegt, berücksichtigt und auch eingehalten werden.

desstelle NRW (Tel. 0221 921392-33) oder per E-Mail unter *auskunft@mail.ajs.nrw.de* Informationen über Inhalt und Gefährdung der jeweiligen Spiele eingeholt werden.

Der Verkauf von Spielen ohne Altersfreigabe an Kinder oder Jugendliche stellt darüber hinaus eine **Ordnungswidrigkeit** dar und sollte auch zur Anzeige gebracht werden. Bei Teilnahme des Kindes oder Jugendlichen an einem Onlinespiel für Erwachsene sollte eine Beschwerde an die E-Mail-Adresse *hotline@jugendschutz.de* geschickt werden.

Wir sehen, dass im Bereich der datenträgergestützten Medien (v.a. Computerspiele) schon einige gute Möglichkeiten zur Eingrenzung des Missbrauchs bestehen. Für die über das Internet zugänglichen Spiele ist die Situation als deutlich komplizierter einzuschätzen, weil aufgrund des grenzübergreifenden Datenverkehrs national geltende Gesetze und Schutzvorkehrungen ins Leere laufen.

Insgesamt sind in Deutschland die Anbieter von Computerspielen, die über das Internet heruntergeladen oder präsentiert werden, immerhin gesetzlich dazu verpflichtet sicherzustellen, dass nur Erwachsene unter Vorlage ihrer amtlichen Ausweisdaten und unter verlässlicher Authentifizierung bei jedem Nutzungsvorgang einen Zugriff erhalten. Aber auch diese Bestimmung lässt sich bei kostenlos über das Netz zugänglichen Spielen umgehen, an die oft Spiele mit Altersbegrenzung angehängt sind. Diese können dann außerhalb jeglicher Kontrolle heruntergeladen werden. Für die Freigabe von Onlinespielen ab 16 Jahren besteht ebenfalls die Verpflichtung, den geforderten Schutzkriterien durch technische Mittel und Vorkehrungen so weit nachzukommen, dass die Spiele z.B. erst nach 22 Uhr freigeschaltet werden. Kritisch muss hier eingewandt werden, dass gerade die zeitliche Freischaltung spät am Abend dazu führen kann, dass Jugendliche dazu verleitet werden, ihre Zubettgehzeiten zu verschieben. Folge ist eine unphysiologische Verschiebung des Schlaf-Wach-Rhythmus.

> Zusammenfassend scheint es wie so oft nicht an gesetzlichen Bestimmungen zu mangeln, die die Verbreitung jugendgefährdender Computermedieninhalte begrenzen. Es fehlt aber leider immer noch an breit angelegter Information sowohl für die Erwachsenen als auch für die Kinder und Jugendlichen, an der Durchsetzbarkeit der geltenden rechtlichen Vorgaben, aber vor allem auch an Selbstbeschränkungen, die sich die Computerspielindustrie bei der Konstruktion gewalthaltiger und suchtauslösender Spiele auferlegen müsste. Hier müsste es unter den Beteiligten einen Ethikkonsens geben, welcher die freiwillig auferlegte Selbstverpflichtung enthält, Spiele dieses Genres nicht mehr zu produzieren.

11 Beratungs- und Therapieangebote für Betroffene und ihre Angehörigen

11.1 Problemkonstellation im Vorfeld einer effektiven Beratung und Behandlung

Die Recherche nach Beratungs- und Therapiemethoden zur Behandlung von Computerspiel- und Internetsucht ist ernüchternd. Bisher gibt es nur sehr wenige elaborierte Konzepte – geschweige denn, dass eine leitlinienbezogene Abklärung oder Behandlung verfügbar sei. Dies liegt zu einem großen Teil daran, dass verhaltensbezogene Süchte bisher noch nicht als eigenständige Erkrankungsbilder anerkannt sind. Zwischen den Experten bestehen darüber hinaus erhebliche Differenzen, ob überhaupt von einer Sucht gesprochen werden sollte und nicht besser von einer Zwangsstörung. Auch darüber, ob das Suchtverhalten im Rahmen einer zugrunde liegenden anderen psychiatrischen Grunderkrankung zu sehen ist, wie z.B. einer sozialen Phobie oder Depression, herrscht keine Einigkeit. Abhängig von der diagnostischen Zuordnung wären dementsprechend unterschiedliche therapeutische Ansätze zu verfolgen.

Erschwerend kommt hinzu, dass das suchtauslösende Agens, also das Internet oder zumindest die Mehrzahl der verwendeten Computerspiele, per se kein Abhängigkeitspotenzial besitzen, wie das bei fast jeder stoffgebundenen Substanzabhängigkeit der Fall ist. Im Fall von Computer-/Internetsucht stellen die **Art des exzessiven Umgangs mit dem Medium** (nämlich unter Vernachlässigung zuvor ausgeübter sozialer, schulischer oder beruflicher Aktivitäten) sowie die **Motivlage** (nämlich Probleme aus dem Alltag zu entkommen) die wichtigsten suchtauslösenden Faktoren dar.

Hieraus folgt als notwendige Forderung für eine effektive Behandlung, dass andere Wege als üblicherweise bei substanzgebundener Abhängigkeit beschritten werden sollten. Das Internet ist zu einer ubiquitären Erscheinung unseres täglichen Privat- und Arbeitslebens geworden. Darüber hinaus dient es als wichtiges, sozial anerkanntes Werkzeug in der Arbeitswelt, zur Kommunikation und der Freizeitgestaltung. Das Ziel der Abstinenz, das für alle anderen Suchterkrankungen formuliert wird, ist in diesem Bereich also weder realisierbar noch wünschenswert. Wirksame Beratungs- und Behandlungsmodule haben sich mit diesen Vorgaben auseinanderzusetzen, denn das Ziel kann nur darin bestehen, den Süchtigen wieder in die Lage zu versetzen, begrenzt und verantwortungsvoll mit dem Medium umzugehen. Die Erfahrungen aus der Arbeit mit substanzabhängigen Personen belegt jedoch, wie schwierig ein sogenannter „kontrollierter Umgang" ist und wie hoch die Rückfallgefahr.

11.2 Der schwierige Weg zu einer sachkundigen Beratung und die Verantwortung der Eltern

Gerade bei Jugendlichen steht sowohl bei der diagnostischen Abklärung (s. Tab. 11-1) als auch im Rahmen der Beratung und Behandlung eine besondere Konstellation bzw. Problematik im Vordergrund. Der Jugendliche bemerkt aus der klinischen Erfahrung heraus sehr spät oder auch gar nicht, dass ein Suchtverhalten vorliegt. In aller Regel wird er das Problem vor seinen Angehörigen leugnen oder bagatellisieren. In den meisten Fällen besteht ein erheblicher Widerstand, sich auch nur einer diagnostischen Abklärung zu stellen. Häufig wird das Problem lange Zeit verleugnet, und zwar sowohl vom Betroffenen selbst als auch von seinen Angehörigen. Viele Eltern nehmen es erstaunlich lange widerstandslos hin, dass sich die Computernutzungszeiten ihres Kindes immer mehr, auch in späte Nachtstunden hinein, ausdehnen. Sie verweisen bei Nachfrage auf das

Tab. 11-1 Diagnostische Instrumente bei Verdacht auf Vorliegen einer Computerspiel-/Internetsucht

Kind/Jugendlicher	
Depressivität	Depressionsinventar für Kinder und Jugendliche (DIKJ) Beck-Depressions-Inventar (BDI)
Ängste	Kinder-Angst-Test (KAT II) Angstfragebogen für Schüler (AFS)
Persönlichkeit	Persönlichkeitsfragebogen für Kinder (PFK) Freiburger Persönlichkeitsinventar (FPI)
Lebensqualität	Inventar zur Erfassung der Lebensqualität bei Kindern und Jugendlichen (ILK)
Computerspielverhalten	Fragebogen zum Computerspielverhalten bei Kindern (CSV-S, s. S. 160)
Internetnutzung	Internetsuchtskalen (ISS, s. S. 158)
Eltern/Lehrer	
Screening psychischer Störungen	Strengths and Difficulties Questionnaire (SDQ) Child Behavior Check List (CBCL)
Symptome einer Aufmerksamkeitsdefizitstörung	Fremdbeurteilungsbogen für Eltern, Lehrer und Erzieher (FBB-ADHS)
Schlafverhalten	Schlafprotokoll über zwei Wochen
Adaptierte Suchtkriterien nach ICD-10 in der Anamnese und Exploration	Internet-Addiction-Skala (nach Young 1999)

11.2 Der schwierige Weg zu einer sachkundigen Beratung

veränderte Freizeitverhalten vieler anderer Jugendlicher oder der Freunde und scheuen zumeist auch die Austragung des Konflikts um eine Begrenzung der Nutzungszeiten. Viele Eltern sind der Ansicht, sie müssten bei der Computernutzung liberal sein, damit das eigene Kind nicht den Anschluss an die soziale Gruppe und auch an die technischen Weiterentwicklungen verliert. Hinzu kommt, dass es für Eltern oftmals eine Überforderung darstellt, angemessene **Nutzungszeiten** zu formulieren, weil sie über keine gesicherten Informationen verfügen, ab welchem zeitlichen Umfang die Computernutzung pädagogisch bedenklich erscheint. Oft können sie diese Frage nicht einmal kompetent für sich selbst beantworten. Die Exploration der virtuellen Welt scheint für Erwachsene ebenso wie für Kinder und Jugendliche manchmal ein großer „Werkstattversuch" zu sein – ohne jegliches Gefühl für ein gesundes Maß. Viele Eltern sind auf diese Weise ihren Kindern auch ein schlechtes Vorbild.

Da die meisten spielabhängigen Jugendlichen den Computer- und Internetanschluss im eigenen Zimmer haben, ist die **Kontrollierbarkeit durch die Eltern** faktisch unmöglich oder zumindest sehr erschwert. In der ärztlichen oder psychotherapeutischen Sprechstunde wird von den Jugendlichen als Begründung sehr oft geäußert, dass sie das Internet für schulische Aufgabenstellungen nutzen würden. Selbst wenn Jugend- oder Kindersicherungen eingesetzt werden, geschieht es jedoch nicht selten, dass die **Digital Natives** technisch durchaus in der Lage sind, Sperren und Sicherungen auszuschalten. WLAN-Internetzugänge über Handys, die sich immer mehr ausbreiten, erschweren die Kontrolle zusätzlich und es ist dringend ratsam, die Nutzung des Handys zunächst lediglich im Offlinemodus zuzulassen. Bekommen die Eltern über die Jahre hinweg den Eindruck, dass der Jugendliche mit Maß und Medienkompetenz mit dem Mobiltelefon umgeht, ist eine Ausweitung auf den Onlinemodus durchaus denkbar.

Letztlich bleibt es dabei: Die Eltern tragen die Verantwortung für ihr minderjähriges Kind und folglich sollten sie zu einem möglichst frühen Zeitpunkt eine spezialisierte Suchtberatung aufsuchen. Die Kriterien dafür, wann Eltern in dieser Richtung aktiv werden sollten, lassen sich wie folgt definieren:

- Immer dann, wenn eine erhebliche Ausdehnung der Spiel- oder Internetnutzungsgewohnheiten des Jugendlichen (in zeitlicher und/oder inhaltlicher Hinsicht) über die letzten Monate eingetreten ist und hierdurch die Alltagsroutinen nachhaltig beeinträchtigt werden. Auffällig ist die Ausdehnung der Computernutzungszeiten bis spät in die Nacht hinein sowie die Einengung auf Gildenspiele im Onlinemodus. Die Eltern sollten hierzu gezielte Informationen über die entwicklungsgefährdenden Risiken des infrage stehenden Spiels bei der Bundesprüfstelle für jugendgefährdende Medien (BPjM) einholen.
- Ein weiteres Merkmal für eine Suchtentwicklung ist die Vernachlässigung bisher gepflegter sozialer Kontakte und Aktivitäten zugunsten des Spielens oder der Internetnutzung. Damit einher geht meistens auch eine soziale Isolation innerhalb der Familie, indem gemeinsame Aktivitäten nicht mehr wahr-

genommen oder sogar die Mahlzeiten vor dem Computer eingenommen werden.
- Hinzu treten im Verlauf ein Verlust des physiologischen Schlaf-Wach-Rhythmus mit der Folge immer längerer Schulfehlzeiten, ein Absinken der schulischen Leistungen und schließlich auch eine Vernachlässigung der Körperhygiene.

11.3 Inhalte einer qualifizierten Suchtberatung

Wie können die Eltern also von einer qualifizierten Suchtberatung profitieren? Eine Medienabstinenz kann letztendlich nicht das Ziel sein. Die Frage ist aber, wie zu verfahren ist, wenn bei dem Jugendlichen bereits eine Computerspiel-/Internetsucht manifest geworden ist?

> Zu den wichtigsten Zielen gehört es zunächst, die betroffenen Eltern über die Entstehungsbedingungen und Symptome einer Computerspiel-/Internetsucht aufzuklären, um mit ihnen gemeinsam festzustellen, ob bei ihrem Kind bisher lediglich ein bedenklicher Missbrauch oder schon eine Sucht vorliegt. Anschließend sollte den Eltern verdeutlicht werden, dass häufig vorbestehende psychische Störungsbilder wie ein ADHS, eine Depression oder Angststörung als Risikofaktoren für eine Computerspiel-/Internetsuchtentwicklung vorliegen – diese gilt es zu erkennen. Wichtig ist auch der Hinweis darauf, dass nicht selten weitere stoffgebundene Missbrauchs- oder Suchtverhaltensweisen vorhanden sein können. Insofern ist es ratsam, bei einer bislang noch nicht erfolgten kinder- und jugendpsychiatrischen Abklärung diese nun zu veranlassen oder aber bei bereits stattgefundener Diagnostik die Beratungsmaßnahmen mit einer möglicherweise parallel stattfindenden störungsspezifischen Therapiemaßnahme zu verbinden. Hierbei geht es dann erfahrungsgemäß vor allem um die Festlegung einer Behandlungshierarchie, d.h. es sollte versucht werden, vor allem den Bereich zu verändern, bei dem momentan der größte Handlungsbedarf besteht.

Es gilt aber immer zu bedenken, dass die Nutzung von Computerspielen und Internet auch eine erhebliche Eigendynamik bzw. Verselbstständigungstendenz aufweisen. Eine zugrunde liegende Psychopathologie ist also keine zwingend notwendige Vorbedingung für die Entwicklung einer Sucht. Umgekehrt führt eine manifeste Sucht fast immer zu psychischen Folgeproblemen. Auch dies gilt es, in einer qualifizierten Behandlung zu differenzieren.

Natürlich ist ein weiterer Bestandteil der Elternberatung die Information über die ambulanten und stationären Behandlungsmöglichkeiten. Im ambulanten Rahmen ist die Motivation und Bereitschaft des Jugendlichen eine essenzielle Voraussetzung für die Behandlung.

11.3 Inhalte einer qualifizierten Suchtberatung

Besteht bislang lediglich ein Missbrauch mit der Gefahr einer Suchtentwicklung, sollte zwischen Eltern und Kind/Jugendlichem ein Kompromiss gefunden werden, der zwischen begrenzenden, strukturierenden Maßnahmen der Mediennutzung und einer individuell festzulegenden Nutzungsfreiheit des Jugendlichen liegen sollte. Zwei Vorbedingungen sind hierbei zu berücksichtigen: Zwischen den Eltern muss unbedingt Einigkeit bestehen, in welchem zeitlichen Umfang ihr Kind den Computer zu Freizeitzwecken nutzen darf. Darüber hinaus muss Konsens bestehen, welche Spielinhalte dem Jugendlichen zur freien Verfügung stehen dürfen.

Viele Eltern erweisen sich in beiden Punkten überfordert, primär deshalb, weil ihnen schlicht die Informationen fehlen, welche Nutzungszeiten und Spielinhalte altersbezogen als unbedenklich gelten (s. Tab. 10-2, S. 126). Der Verweis auf die USK oder die BPjM, gerade im Hinblick auf die einzuhaltenden Altersgrenzen, ist hierbei ein unverzichtbarer Teil der Beratung. In diesem wichtigen Punkt ist es entscheidend, dass die Eltern eine eindeutige Haltung einnehmen. Zumindest in der Anfangsphase einer qualifizierten Beratung sollte durch ein direktives und strukturierendes Vorgehen die Verunsicherung der Eltern aufgegriffen und verringert werden.

Natürlich darf die Einbeziehung der Mediennutzungsgewohnheiten der gesamten Familie an dieser Stelle nicht vernachlässigt werden, da die Eltern oder z.B. ältere Geschwister eine wichtige Vorbildfunktion innehaben. Eventuell wären also Mediennutzungsregeln für die gesamte Familie verbindlich zu formulieren, die es dem gefährdeten Jugendlichen erleichtern würden, einen verantwortungsvollen Umgang mit dem Computer zu entwickeln. Eine weitere wichtige Vorbedingung stellt die Klärung der Frage dar, ob auch andere Freunde des Jugendlichen eine zumindest missbräuchliche Nutzung von Computerspielen oder des Internets betreiben. Ist dies der Fall, ist zu empfehlen, auch deren Eltern für eine Suchtberatung oder zumindest für gemeinsame Absprachen zu gewinnen. Geschieht dies nicht, so kann der Widerstand des eigenen Kindes gegen feste Nutzungsregeln fast unüberwindbar sein. Vor allem bei Gilden- bzw. Online-Rollenspielen ist dies ein häufig anzutreffendes Phänomen.

Zu den strukturierenden Maßnahmen gehört die Zuhilfenahme technischer Hilfsmittel, die zumindest eine zeitliche Begrenzung der Computernutzung erlauben. Diese Maßnahme hätte zumindest auch protektive Auswirkungen auf eine Suchtentwicklung im Online-Rollenspielbereich, weil erfolgreiches Spielen in diesem Genre zwingend eine hohe zeitliche Präsenz des Jugendlichen erfordert.

Des Weiteren ist eine wirkungsvolle Kontrolle natürlich nur möglich, wenn die Eltern tatsächlich überprüfen können, wann und mit welchen Spielen der Jugendliche sich bei der PC-Nutzung beschäftigt. Insofern empfiehlt es sich, den Internetanschluss an einer zentralen, einsehbaren Stelle in der Wohnung zu positionieren. Nochmals ist darauf hinzuweisen, dass es sich von selbst versteht, dass die uneingeschränkte Verfügbarkeit einer WLAN-Verbindung für missbrauchs- oder suchtgefährdete Jugendliche, v.a. über das Mobiltelefon, eine erfolgreiche Behandlung quasi unmöglich macht, da auf diese Weise die Kontrollierbarkeit durch die Eltern eingeschränkt ist.

Nutzungszeiten werden am besten vertraglich für einen bestimmten Zeitraum miteinander vereinbart. Diese vertraglichen Absprachen sollten übrigens alle Medien mit einschließen, weil anderenfalls erfahrungsgemäß nach Ausschalten des PCs häufig direkt zum Fernsehen übergegangen wird. Die medialen wie nichtmedialen Freizeitaktivitäten sollten zumindest anfangs unbedingt protokolliert werden. Außerdem sollten Sanktionen festgelegt werden, wenn gegen den Vertrag verstoßen wird. Auch dabei ist eine Kompromisslinie anzustreben, d.h. dass die PC-Nutzungszeiten eher vorübergehend und graduell eingeschränkt werden, anstatt diese über einen längeren Zeitraum völlig zu verbieten. Das Ziel besteht ja im Erlernen eines angemessenen, selbstverantwortlichen Medienumgangs. Diese Vorgehensweise empfiehlt sich aber auch aufgrund der hohen Konfliktlage und des Widerstandes der Jugendlichen gegen eine totale Nutzungsabstinenz. Leider kommt es beim Versuch zeitlicher Begrenzungen nicht selten zu einer erheblichen Eskalation der ohnehin schon zugespitzten Situation bis hin zu körperlichen Auseinandersetzungen. Eine abgestufte Strategie kann indes den Konflikt erheblich entschärfen, und schließlich wird so eines der Hauptsanktionsinstrumente nicht zu schnell aus der Hand gegeben.

Bei Jugendlichen sollte möglichst ein Gesamtzeitbudget über die Woche angestrebt werden, das der Jugendliche in seiner individuellen Nutzung selbstständig nach Bedarf einteilen und aufbrauchen kann. Dieses Vorgehen ist vor allem deshalb ratsam, weil hierdurch weniger Streit über die täglichen PC-Gewohnheiten auftritt, die Selbstverantwortung steigt und es dem Bedürfnis vieler Jugendlicher entgegenkommt, länger an einem Stück spielen zu können – einer Grundbedingung beispielsweise zur Teilnahme an Online-Rollenspielen. In der Konsequenz muss auch hingenommen werden, dass die Computerspielzeiten am Wochenende länger ausfallen werden, allerdings unter der Bedingung, dass am Wochenende auch andere, nichtmediale Aktivitäten stattfinden müssen. Zusätzliche Bonusspielzeiten sind bei nicht suchtgefährdeten Jugendlichen übrigens in eingeschränktem Maße durchaus vertretbar.

Schließlich müssen die Absprachen ein zeitliches Limit vor allem für die abendliche Internet- (in aller Regel Chat-) oder Computerspielnutzung enthalten. Notwendig ist dies wegen der extrem hohen Gefahr einer Verschiebung des Schlaf-Wach-Rhythmus. Es ist schlicht nicht hinnehmbar, dass 14-jährige Jugendliche während der Werkwoche abends um 23.00 Uhr oder später – oftmals noch nach ihren Eltern – zu Bett gehen. Dies hat ernst zu nehmende negative Auswirkungen auf die Tagesvigilanz. Für die Nutzung am Tag empfehlen sich im Übrigen ebenfalls Absprachen, zu welcher konkreten Zeit das Internet oder Computerspiele genutzt werden dürfen. Wie beschrieben, beeinflusst Computerspielen direkt vor oder nach dem Lernen für die Schule die Gedächtnis- und Konzentrationsprozesse negativ.

Die Eltern sollten dazu angeleitet werden, die intrafamiliäre Kommunikation wieder zu stärken, da dem Rückzug des Jugendlichen von der Familie zugunsten des Computers eine wichtige Bedeutung sowohl bei der Suchtentstehung als auch bei deren Aufrechterhaltung zukommt. Wird also vonseiten der Eltern eine Verringerung der Computerzeiten angestrebt, sollte hiermit zwingend eine Intensivierung gemeinsamer Familienaktivitäten einhergehen, beginnend bei den Mahlzeiten bis hin zu Ausflügen. Hierin kann eine wesentliche Hilfestellung für den Jugendlichen bestehen. In die gleiche Richtung zielt auch die Aufnahme oder das Wiederauflebenlassen von Freizeitaktivitäten wie Sport, Gruppenaktivitäten oder sozialem Engagement. Der Aufbau dieser Ressourcen ist ein wesentlicher Bestandteil der Rückfallprophylaxe.

Da es Angehörige von Jugendlichen mit Computerspiel-/Onlinesucht oft trotz aller professionellen Ratschläge sehr schwer haben, sich in den realen Konfliktsituationen gegenüber dem Jugendlichen konsequent durchzusetzen, ist wie bei anderen Suchterkrankungen auch der regelmäßige Austausch in Selbsthilfegruppen ein weiterer wichtiger Bestandteil, der von einer kompetenten Suchtberatung vermittelt werden sollte. Eine Zusammenfassung der Beratungsinhalte bei Verdacht auf Computerspiel-/Internetsucht bei Kindern und Jugendlichen gibt Abbildung 11-1.

11.4 Stationäre therapeutische Maßnahmen

Liegt bereits eine manifeste, schwerwiegende Internet-/Computerspielsucht vor, greift das Bündel der in Kapitel 11.3 besprochenen Maßnahmen zumeist nicht mehr. Aus der klinischen Erfahrung ist in diesen Fällen selbst eine geringfügige Reduzierung der Mediennutzung nicht mehr möglich, v.a. weil die Ressourcen, die protektiv einer Suchtentwicklung entgegenwirken (also ehemals wahrgenommene soziale Aktivitäten und der Schulbesuch) schon seit längerer Zeit nicht mehr zur Verfügung stehen. Damit kann ein Wiederanknüpfen an diese Ressourcen nicht mehr realisiert werden. Zudem bestehen ausgeprägte Widerstände des Jugendlichen, bis hin zu körperlichen Auseinandersetzungen, wenn von den Angehörigen versucht wird, die Computernutzung einzuschränken. In diesen Fällen besteht auch gegen den Willen des Jugendlichen nach Artikel 1631b BGB eine absolute Indikation für die stationäre Behandlung in einer auf das Störungsbild spezialisierten Klinik oder einer Klinik für Kinder- und Jugendpsychiatrie.

Mit diesem Schritt wird das Hauptziel realisiert: nämlich die Unterbrechung des eingetretenen verhängnisvollen Teufelskreises zwischen einem immer stärkeren Verlust sozialer Bezüge und den Aktivitäten zugunsten der Sucht. Zu Beginn der stationären Behandlung ist zunächst eine vollständige Medienabstinenz, also ein **„kalter Entzug"**, erforderlich. Es gibt noch keine gesicherten Angaben über Entzugssymptome; in der Praxis beobachtet man aber gehäuft

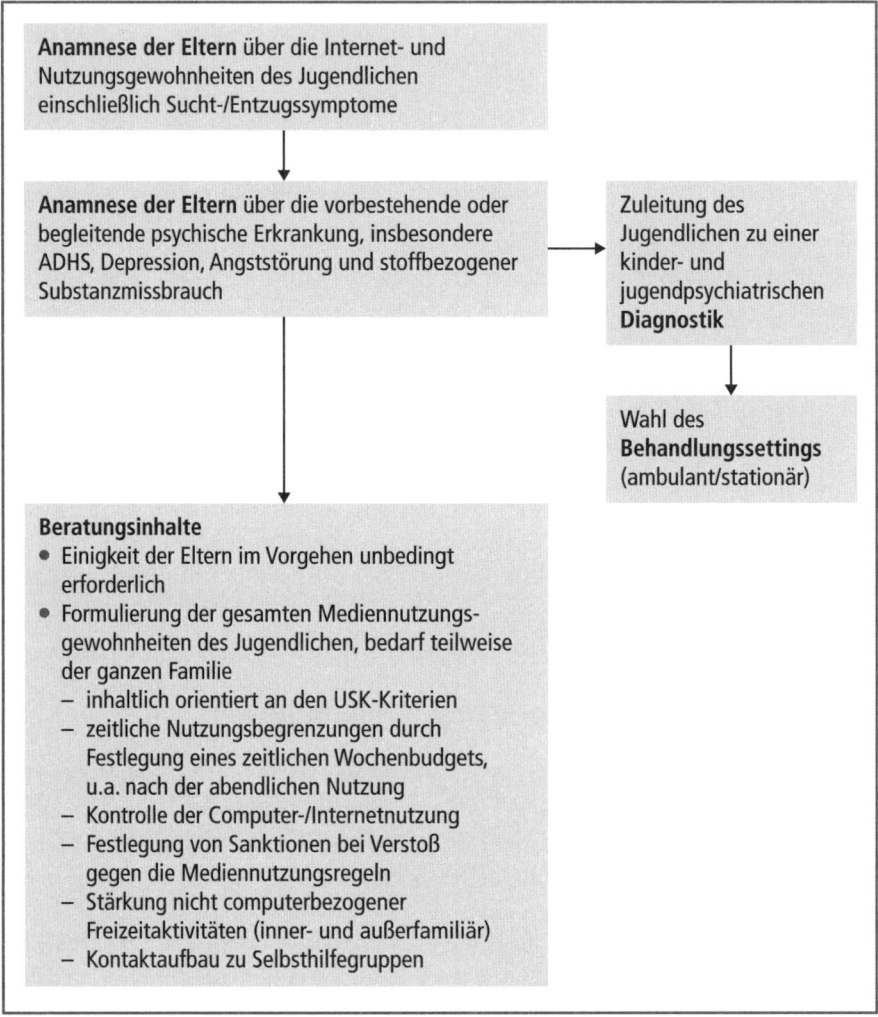

Abb. 11-1: Beratungsinhalte bei Verdacht auf Internet-/Computerspielsucht bei Jugendlichen

Reizbarkeit und depressive Verstimmung. Erst durch den Entzug kann der Patient aus den verkrusteten Suchtmechanismen herausfinden – als Vorbedingung für eine psychische wie handlungsbezogene Neuorientierung. Der Patient muss im Rahmen der Therapie zu dem Punkt kommen oder zu ihm geführt werden, an dem er sich fragt: „Was bekomme ich im Internet, was ich im realen Leben nicht habe?"

Im nächsten Schritt sollte der physiologische **Schlaf-Wach-Rhythmus** als eine Grundvoraussetzung für die funktionale Teilnahme am sozialen Leben wie-

11.4 Stationäre therapeutische Maßnahmen

der etabliert werden. Dies impliziert den Aufbau eines sehr klar strukturierten Tagesablaufs, der bei Verhaltenssüchten so gut wie immer abhanden gekommen ist. Bei der **Etablierung der Tagesstruktur** sollte neben den Routinetätigkeiten ein ressourcenorientiertes Vorgehen gewählt werden: Es geht darum, ehemals wahrgenommene oder neue Hobbys und soziale Aktivitäten wiederzubeleben. Hinzu kommt die schrittweise **Wiederaufnahme des Schulbesuchs** im klinischen Rahmen. Dessen Ziel besteht einerseits darin, verloren gegangene Routinen und die Belastbarkeit beim Lernen aufzubauen, andererseits aber auch eine qualifizierte Aussage darüber zu treffen, ob bei dem Jugendlichen im Vorfeld der Sucht eine ernst zu nehmende kognitive oder teilleistungsbezogene Überforderung vorlag. Je nach dem Ergebnis müsste gegebenenfalls nach dem stationären Aufenthalt für den Jugendlichen eine besser geeignete Schulform gesucht oder sichergestellt werden, dass er eine geeignete schulische Zusatzförderung erhält.

Die Behandlung wird sich spezifisch auf die angemessene Computerspiel- oder Internetnutzung fokussieren, die unten vorgestellt wird. Über der spezifischen Suchtbehandlung darf aber die Beachtung zugrunde liegender oder **komorbider psychiatrischer Störungsbilder** nicht vernachlässigt werden. Bestand beispielsweise eine soziale Phobie bereits vor der Computerspielsucht, so ist die Behandlung möglicherweise sogar zunächst in diesem Bereich zu verankern.

Eine große Bedeutung erhält ohne Frage die Vorbereitung der **poststationären Phase**. Die zu beantwortende Kernfrage besteht darin, ob der Jugendliche in seine Familie zurückkehren kann. Dies ist aller Erfahrung nach nur möglich und anzuraten, wenn mit ausreichender Sicherheit davon ausgegangen werden kann, dass die Erziehungsberechtigten zukünftig in der Lage sind, einen Rückfall zu verhindern. Dies hängt im Wesentlichen davon ab, inwieweit es den Eltern während der stationären Behandlung gelingt, funktionale Interaktionsstrukturen mit ihrem Kind, insbesondere emotionale Zuwendung und Nähe aufzubauen, da eine Computerspiel-/Internetsucht so gut wie immer mit dem Verlust an intrafamiliärer Kommunikation einhergeht. Es geht vor allem darum, die Erziehungsfähigkeit so weit zu stärken und zu unterstützen, dass sie sich nicht nur auf die Mediennutzung der Kinder/Jugendlichen reduziert. Ohne eine solche Veränderung wird es in vielen Fällen mit hoher Wahrscheinlichkeit zu Rückfällen kommen. Im Fall volljähriger junger Erwachsener oder schwer lenkbarer Jugendlicher besteht die Aufgabe dagegen darin, die Autonomieentwicklung hinsichtlich der Frage einzuschätzen, ob eine Rückkehr nach Hause möglich ist. Wird die Prognose für die diskutierten Kompetenzen als kritisch betrachtet, empfiehlt sich eher die Aufnahme des Jugendlichen in eine Wohngruppe.

11.5 Spezifische Therapieinhalte

Die Studienlage zu Behandlungsergebnissen der Internet- oder Computerspielsucht ist äußerst dürftig und methodisch als kritisch zu beurteilen. Bei den bereits vorliegenden Arbeiten besteht eine Vielzahl von Mängeln: Zu nennen sind der Verzicht auf Kontrollgruppen oder Randomisierungsbedingungen, Rekrutierungen der Patienten aus nichtklinischen Settings, das Fehlen von Behandlungsergebnissen bei Jugendlichen, der Verzicht auf diagnostische Kriterien für eine Internetsucht oder deren inkonsistente Anwendung sowie der Verzicht auf Validitäts- und Reliabilitätsberechnungen und schließlich eine nur kurze Behandlungsdauer über wenige Sitzungen fast ohne Follow-up-Bedingungen.

Huang et al. (2010) haben jüngst die erste Übersichtsarbeit zu vorliegenden Behandlungsstudien bei bestehender Internetsucht veröffentlicht, von denen erst zehn publiziert wurden. Sie kommen zu folgenden Ergebnissen:

Kognitive Verhaltenstherapie

Die kognitive Verhaltenstherapie ist ein wesentlicher Bestandteil von Interventionen. Diese haben die Zielsetzung, verzerrte Kognitionen, die häufig mit einer Internetsucht einhergehen, zu modifizieren oder zu rekonstruieren. Inhaltliche Bestandteile sind:
- das Erlernen von Zeitmanagementstrategien
- Psychoedukation
- verstärkte Selbst- und Fremdwahrnehmung von Bedingungen, die mit dem Suchtverhalten einhergehen
- die Identifikation von Auslösetriggern für das Suchtverhalten
- das Erlernen von Strategien, Emotionen und Impulsen, welche z.B. mit Misserfolgen im täglichen Leben einhergehen

Huang et al. (2010) untersuchten die Effekte kognitiver Psychotherapie bei 114 Klienten mit Internetsucht. Die Ergebnisse erbrachten, dass die meisten Patienten in der Lage waren, nach acht Sitzungen ihr Suchtverhalten besser zu kontrollieren, mit einer Stabilität über sechs Monate hinweg. Der Studie fehlen allerdings statistische Auswertungen jeglicher Art, insofern sind die Ergebnisse sehr vorsichtig zu bewerten.

Realitätstherapie

Kim (2007, 2008) schlägt die sogenannte Realitätstherapie als einen Erfolg versprechenden Weg zur Behandlung der Internetsucht vor. Die Realitätstherapie basiert auf der Choice-Theory (bzw. Control-Theory), welche annimmt, dass Menschen selbstverantwortlich sind für ihr Leben. Ob jemand traurig ist oder nicht, wird als freie Entscheidung betrachtet. Ob jemand internetsüchtig ist, unterliegt analog dazu ebenfalls einer freien persönlichen Entscheidung. Folglich besteht auch eine Freiheit dazu, sich zu entscheiden, die Internetsucht zu beenden. In einer Untersuchung an 13 Universitätsstudenten mit Internetsucht, die zufällig zu Behandlungs- und Kontrollgruppenbedingungen zugewiesen wurden, zeigte sich, dass das Ausmaß der Internetsucht signifikant abnahm und der Selbstwert der behandelten Patienten sich verglichen mit der Kontrollgruppe signifikant verbesserte (Kim 2008).

Gruppentherapie

Die Gruppentherapie ist einer der wichtigsten Bestandteile zur Behandlung von Suchtverhaltensweisen. Die vorliegenden Studienergebnisse zeigten bislang gemischte Ergebnisse (Orzack et al. 2006; Cao et al. 2007; Kim 2008; Shek et al. 2009; Du et al. 2010). Die wesentlichen Effekte, die isoliert werden konnten, bestanden in einem individuellen Schamgefühl über die Sucht bei den Gruppenmitgliedern und einem Rückgang des Gefühls, mit dem eigenen Suchtverhalten isoliert zu sein. Des Weiteren waren die stützenden Selbsthilfeaspekte ein wesentlicher Bestandteil für den Nutzen gruppentherapeutischer Interventionen.

Familientherapie

Die Familientherapie zur Behandlung von Internetsucht rekurriert sowohl auf verhaltenstherapeutische als auch auf systematische Bestandteile. Einerseits werden handlungsbezogene Aspekte, wie Angehörige von Internetsüchtigen mit dem Patienten umgehen, fokussiert, zum anderen aber auch systemische Anteile über Interaktionsverzerrungen innerhalb der Familie. Die bisher vorliegenden Befunde erbrachten ebenfalls gemischte Ergebnisse (vgl. Huang et al. 2010).

Multimodale Psychotherapie

Die Mehrheit der vorliegenden Studien beinhaltet die Kombination mehrerer, methodenübergreifender Interventionselemente mit Gruppen- und Einzeltherapie, Familientherapie sowie Interventionen, die die Schule in die Behandlung einbeziehen. Auch hier fallen die Ergebnisse sehr unterschiedlich aus. Orzack et al. (2006) kombinierten kognitive Verhaltenstherapie und Motivational Interviewing (eine etablierte Gesprächstechnik zur Steigerung der Behandlungsmotivation bei stoffgebundenen Süchten) in einem Gruppentherapieformat bei Erwachsenen mit Internetsuchtverhalten. Nach 16 Sitzungen verbesserten sich die Lebensqualität der Patienten und das Ausmaß depressiver Symptome, nicht dagegen das Internetsuchtverhalten als solches.

Shek et al. (2009) kombinierten ebenfalls kognitive Verhaltenstherapie, Motivational Interviewing und **Readiness-to-change-Ansätze** in einem individuums-, familien- und gruppenfokussierenden Vorgehen. Es kam zu einer Verringerung der Internetsucht-Symptome. Subjektive Verlaufsmaße ergaben, dass die Teilnehmer das Programm als hilfreich erlebten. In einem Kontrollgruppenansatz mit Follow-up über sechs Monate bei 56 Jugendlichen mit Internetsucht, welcher ebenfalls kognitive Verhaltenstherapie, Elterntraining und Psychoedukationsworkshops für Lehrer beinhaltete, verringerten sich die Internetnutzungszeiten in beiden Gruppen. In der Interventionsgruppe kam es zu einem verbesserten Zeitmanagement der Internetnutzung sowie zu einer Verbesserung emotionaler kognitiver und verhaltensbezogener Symptome (Du et al. 2010).

11.6 Gesichtspunkte der klinisch-therapeutischen Arbeit mit dem Jugendlichen

In Ermangelung empirisch gut abgesicherter Therapiestudien kann bisher nur auf Behandlungsinhalte zurückgegriffen werden, die dem Standard der „best clinical practice" entsprechen, mit anderen Worten vorläufige Erfahrungswerte darstellen. Im Folgenden sollen einige wichtige Kernpunkte vorgestellt und diskutiert werden, die Teil einer Behandlung Jugendlicher mit Verhaltenssüchten sein sollten.

In den meisten Publikationen wird aktuell eine **Kombination** aus einzel- und gruppentherapeutischen Vorgehensweisen mit kognitiv-behavioralen Anteilen bevorzugt. Die Arbeit in der Gruppe hat den großen Vorteil der Selbsthilfeaspekte mit stark positiv motivationalen Auswirkungen auf den Behandlungsverlauf. Außerdem sind im Gruppenkontext Modelllerneffekte sehr gut nutzbar.

> Auch hier sei nochmals betont, dass das Hauptziel der Behandlung nicht in kompletter Abstinenz besteht, sondern in einem angemessenen, selbstverantwortlichen Umgang.

In aller Regel wird zuallererst in Einzelgesprächen an der Motivlage des Patienten gearbeitet (s. Tab. 11-2), welche Vor- und Nachteile sich für ihn persönlich bei einer Verminderung seiner Computerspiel-/Internetnutzung ergeben würden. Das sogenannte Motivational Interviewing (Miller u. Rollnik 2004) ist hierzu gut geeignet.

Liegt eine ausreichende Behandlungsmotivation vor, besteht der nächste Schritt darin, mithilfe einer Verhaltensanalyse **Trigger** zu identifizieren, die immer wieder zu einer Auslösung des Suchtverhaltens führen und zu seiner Aufrechterhaltung beitragen, die es also unmöglich machen, aus der Sucht auszubrechen. In aller Regel ist der süchtige Patient nämlich davon überzeugt, dass sich das Suchtverhalten ohne Auslöser einfach so ereigne. Als die häufigsten Trigger können zumeist **Langeweile** und **Stimmungsabfälle**, verursacht durch schulischen oder privaten Misserfolg, identifiziert werden. Die gemeinsame Aufgabe zwischen Therapeut und Patient besteht also einerseits in der Analyse der Trig-

11.6 Gesichtspunkte der klinisch-therapeutischen Arbeit mit dem Jugendlichen

ger, andererseits darin, sich dieser Trigger in den umschriebenen Konfliktsituationen bewusst zu werden.

In der nachfolgenden therapeutischen Arbeit sind **alternative Handlungen** zu generieren und auch in der Realität zu erproben, die die bisher bestehenden Suchtreaktionsmechanismen unterbrechen. Im weiteren therapeutischen Verlauf sollten noch nicht freigelegte oder verschüttete **Ressourcen** bei dem Patienten aufgebaut werden. Sie stellen einen wichtigen Bestandteil des Rückfallschutzes dar. In manchen Publikationen wird darauf verwiesen, dass (Freizeit-)Aktivitäten anstelle des Internet-/Computerspielkonsums treten sollten, die mit einer ähnlichen Motivations- und Gratifikationsstärke bei den Betroffenen besetzt sind. Zum Teil handelt es sich hierbei um Extremsportarten.

In Tabelle 11-3 werden noch einige weitere Behandlungsstrategien (Young 1999) aufgeführt, die sich als hilfreich erweisen.

Den Abschluss der Behandlung bildet die Realisierung des Ziels einer angemessenen Computerspiel-/Internetnutzung. Gemeinsam werden realistische und überprüfbare **Regeln des Gebrauchs** formuliert. Hierzu zählen maximale

Tab. 11-2 Aspekte der motivationalen Arbeit mit dem spielsüchtigen Jugendlichen

Welche Vorteile hat es für mich, wenn ich weiter viel Computer spiele?	• Ich kann abschalten. • Es macht mir Spaß. • Ich beherrsche es gut. • Ich spiele gerne mit anderen Jugendlichen im Onlinemodus.
Welche Nachteile hat es für mich, wenn ich weiter viel Computer spiele?	• Ich verschlechtere mich weiter mit meinen schulischen Leistungen. • Ich gehe meinem Sport nicht mehr nach. • Ich schlafe zu wenig und bin tagsüber zu müde.
Welche Vorteile hat es für mich, wenn ich mit dem Computerspielen aufhöre oder es zumindest drastisch verringere?	• Ich kann mich wieder auf den Schulabschluss konzentrieren. • Ich habe wieder mehr Zeit für meine Freunde oder meine Familie. • Ich habe weniger Streit mit meinen Eltern. • Ich bin wieder wacher, weil ich mehr schlafe.
Welche Nachteile hat es für mich, wenn ich mit dem Computerspielen aufhöre oder es zumindest drastisch verringere?	• Ich verliere meine gute Position, die ich mir in der Spielergilde erarbeitet habe. • Mir würde viel schneller wieder langweilig. • Ich könnte nicht mehr so gut abschalten.

Tab. 11-3 Spezifische Behandlungsstrategien zur Behandlung einer Computer-/Internetsucht (nach Young 1999)

Praktizieren des Gegenteils	Die Zielsetzung besteht in einer Veränderung der oft fest gefügten „Suchtroutinen" durch eine Reorganisation des Alltags. Dazu ist es wichtig, die täglichen Internetgewohnheiten des Patienten zu erfragen (z.B. Zeitpunkt des Einloggens, Dauer der Internetnutzung, Örtlichkeit der Computernutzung etc.). Nachfolgend wird ein Handlungsplan aufgestellt, der diese fest gefügten Routinen diametral unterbricht, also z.B. statt der Routine, immer nach der Schule die E-Mails zu checken, zuerst Mittag zu essen.
Externe Stoppsignale	Die Zielsetzung besteht in einer externen Hilfestellung, die Computerspiel-/Internetnutzung leichter beenden zu können. Hierzu wird eine Signaluhr installiert, die das aufgestellte Zeitlimit bereits einige Minuten zuvor ein- oder mehrfach signalisiert.
Realistische Nutzungszeiten vereinbaren	Die Zielsetzung besteht darin, Entzugssymptome oder Craving zu vermeiden. Hier empfiehlt sich eine schrittweise Reduzierung sowie Verteilung der Nutzungszeiten über den Tag hinweg. Bei einer Verringerung von 40 auf 20 Stunden ist es also ratsam, kurz dauernde, aber häufigere Nutzungen zu vereinbaren.
Partielle Abstinenz	Die Zielsetzung besteht hierbei darin, das Internet oder Computerspiele weiter für wichtige persönliche oder schulische Zwecke zu nutzen, suchtauslösende Inhalte jedoch vollständig zu meiden. Der Patient wird dazu ermutigt, Dinge des täglichen Lebens bewusst über das Internet abzuwickeln, zugleich aber komplette Abstinenz für ihn „gefährdende" Inhalte zu zeigen. Sowohl erfolgreiches Verhalten als auch Rückfälle müssen minutiös protokolliert werden, um Auslösetrigger identifizieren zu können.
Erinnerungskarten	Die Zielsetzung besteht auch hier in einer externen Hilfestellung für den Patienten, Abstinenzziele durchzuhalten. Hierzu wird sowohl eine „Positiv-" als auch eine „Negativliste" angelegt, welche zum einen vier Vorteile beinhaltet, welche die Abstinenz im Leben einbringt, zum anderen vier Nachteile bei einem Rückfall. Die Liste sollte bei jeder Computerspiel-/Internetnutzung durchgegangen werden, v.a. wenn Rückfallgefahr besteht.
Die Bedeutsamkeit alternativer Interessen stärken	Die Zielsetzung besteht darin, dem Patienten die Bedeutsamkeit ehemals wahrgenommener und persönlich wichtiger Aktivitäten zu verdeutlichen und ihm damit die Zielsetzung, Abstinenz zu wahren, zu erleichtern. Hierzu soll der Patient eine Liste über Aktivitäten zusammenstellen, die er durch sein Suchtverhalten vernachlässigt oder aufgegeben hat. Danach wird er aufgefordert, diese Aktivitäten nach der persönlichen Wichtigkeit zu bewerten (sehr wichtig – wichtig – nicht so wichtig). Das folgende Gespräch fokussiert darauf, dass der Patient dem Therapeuten und damit sich selbst erläutert, warum diese Aktivitäten für ihn so wichtig waren und wie sie zu einer Verbesserung seiner Lebensqualität beitrugen.

11.6 Gesichtspunkte der klinisch-therapeutischen Arbeit mit dem Jugendlichen

Nutzungszeiten, die möglichst unterboten werden sollten. Die Selbstbeobachtung mittels Tagebuchführung und die Selbstbegrenzung durch Einsatz von Signaluhren bei Zeitüberschreitungen erweisen sich dabei als hilfreich. Als Fremdkontrollmöglichkeit bietet sich analog einem Drogenscreening die Installierung spezifischer Kontrollprogramme für die Internetnutzung an, die in Absprache mit dem Patienten unregelmäßig durch den Therapeuten eingesehen werden können. Der motivierte Patient wird diese Maßnahme als wertvollen Rückfallschutz akzeptieren.

12 Materialien

12.1 Zehn Tipps für Eltern zum Umgang mit Computer- und Konsolenspielen*

Ist es für die Entwicklung meines Kindes besser, wenn es keine Computerspiele spielt?
Computerspiele sind ein Bestandteil unserer Lebenswirklichkeit. Kinder sollten deshalb lernen, mit dem Medium umzugehen. Außerdem gibt es viele pädagogisch empfehlenswerte Spiele, mit denen das Lernen der Kinder und ihre Entwicklung gefördert werden können. Kindern sollte es also nicht verwehrt werden, Erfahrungen mit Computerspielen zu machen.

Was muss ich beim Kauf eines Computerspiels beachten?
Es sollten nur für die Altersgruppe des Kindes freigegebene Spiele gekauft werden, die ein entsprechendes Alterskennzeichen der Unterhaltungssoftware Selbstkontrolle (USK) tragen. Wenn das auf dem Kennzeichen angegebene Alter von dem Kind noch nicht erreicht wurde, kann die Entwicklung beeinträchtigt werden.

Was leisten pädagogische Empfehlungen zu Computerspielen?
Pädagogische Empfehlungen informieren darüber, für welches Alter ein Spiel – z.B. aufgrund der vorausgesetzten intellektuellen und motorischen Fertigkeiten – geeignet ist. Auch wird aufgeklärt, ob es sich um einen reinen Spielspaß handelt oder ob Fähigkeiten und Kenntnisse vermittelt werden.

Was kann getan werden, um das Kind sinnvoll an Computerspiele heranzuführen?
Eltern und Erzieher sollten das Kind beim Erlernen ihrer ersten Computerspiele unterstützen und begleiten. Wichtig ist es, darauf zu achten, ob das Kind infolge des Computerspielens aggressive Verhaltensweisen entwickelt. Nach den ersten Grundschuljahren kann den Kindern Schritt für Schritt ein größerer Freiraum gestattet werden bei der selbstständigen Auswahl von Computerspielen. Dies gilt auch hinsichtlich der zeitlichen Vorgaben für die Spieldauer.

---

* modifiziert nach: Bundesprüfstelle für jugendgefährdende Medien (BPjM 2010)

Wie kann ich vermeiden, dass das Kind durch Computerspielgewalt beeinträchtigt oder gefährdet wird?

Wichtig ist, dass sich die Eltern über die Spiele, die ihr Kind spielt, informieren. Auch sollten sie hin und wieder beim Spielen dabei sein. Auf diese Weise bleiben sie in Kontakt mit der Spielwelt des Kindes und können reagieren, wenn es Probleme gibt. Erläutern Sie dem Kind, warum das Kind keine Spiele spielen sollte, die für das Alter noch nicht zugelassen sind.

Wie viel Zeit sollten Kinder höchstens mit Computerspielen verbringen?

In der Vorschulzeit und den ersten Grundschuljahren (sieben bis acht Jahre) sollten Kinder täglich nicht mehr als eine halbe Stunde am Computer verbringen. In späteren Jahren kann schrittweise eine höhere Spieldauer zugelassen werden. Mit Kindern über zehn bis zwölf Jahren sollten gemeinsam Zeitgrenzen vereinbart werden. Bei der Vereinbarung von Spielzeiten sollte der parallele Video- und Fernsehkonsum mit berücksichtigt werden. Es sollte eine Gesamtmediennutzungsdauer vereinbart werden.

Was sollten Eltern beachten, wenn Regelungen für die Spielzeit getroffen werden?

Gemeinsam zwischen Eltern und Kindern oder Jugendlichen vereinbarte Spielzeiten erleichtern die sinnvolle Nutzung von Computerspielen. Die Kinder und Jugendlichen erfahren, dass sie selbst die Verantwortung dafür haben, rechtzeitig an einer im Spielverlauf sinnvollen Stelle ein Spiel zu beenden. Auf diese Weise werden auch Konflikte vermieden, die regelmäßig dann auftreten, wenn das Kind ad hoc während einer spannenden Spielszene das Spiel unterbrechen soll. Bei Vereinbarungen über die Spielzeit sollte – vor allen Dingen für Jugendliche – in der Regel ein Wochenbudget und keine einheitliche tägliche Höchstgrenze vereinbart werden. Hierfür sprechen auch unterschiedliche Schul- und Freizeitverpflichtungen an einzelnen Wochentagen. Auch aufgrund des Spielablaufs bestimmter Computerspiele (Strategiespiele) kann es sinnvoll sein, längere Spielphasen auf einmal zuzulassen. Für andere Tage sollten dann wiederum kürzere Nutzungszeiten oder sogar der Verzicht auf Computerspiele und Internetnutzung vereinbart werden.

Gibt es Zeiten, in denen Kinder nicht am Computer spielen sollten?

Wichtig ist außerdem der Hinweis, dass die Nutzung des Internets und von Computerspielen in keinem Fall dazu führen darf, den Schlaf-Wach-Rhythmus durch zu spätes Spielen am Abend zu verschieben. Hieraus resultieren multiple Folgeprobleme, wie seelische Unausgeglichenheit, Konzentrations- und Lernschwierigkeiten. Außerdem empfiehlt es sich, Internetnutzung und das Spielen am Computer nicht unmittelbar vor dem Zubettgehen zu erlauben, weil das Risiko für die Entwicklung einer Einschlafstörung erhöht sein könnte. Auch nach der Schule oder nach den Hausaufgaben sollte zunächst eine Pause eingelegt werden, bevor Computerspiele genutzt werden – unter anderem wegen möglicher Beeinträchtigungen von Lern- und Gedächtnisprozessen.

Ist es ein Zeichen von Computerspielsucht, wenn mein Kind viel am Computer spielt?
Eine phasenweise intensive Beschäftigung mit einem Computerspiel, vor allen Dingen wenn es noch neu ist, muss noch kein Grund zur Sorge sein. Gesundheitliche Beeinträchtigungen, die Vernachlässigung schulischer oder häuslicher Pflichten, der Verlust sozialer Kontakte und der Verzicht auf sonst regelmäßig ausgeübte sportliche Betätigungen oder Vereinsaktivitäten deuten aber auf schwerwiegendere Probleme hin. In diesem Fall sollte der Kontakt zu Fachleuten der örtlichen Suchtberatungsstellen aufgenommen werden.

Was ist sonst noch zu beachten?
Es sollte darauf geachtet werden, dass Computerspiele zwar spannend und auch interaktiv sein können, dass sie aber nicht zur dominierenden Freizeitbeschäftigung des Kindes oder des Jugendlichen werden. Es empfiehlt sich eine abwechslungsreiche Freizeitgestaltung mit körperlicher Bewegung, musischer und kreativer Betätigung sowie gemeinsamen Spielen mit Gleichaltrigen in der Realwelt. Diese Beschäftigungen sollten von Eltern gezielt gefördert werden, weil sie einen Schutzfaktor vor der Entwicklung einer Computerspiel- oder Internetsucht darstellen.

12.2 Zehn Tipps für Erziehende für die Internetnutzung*

Der erste Schritt von Kindern ins Internet: Wann sollte er geschehen?
Der Zeitpunkt eines sinnvollen Einstiegs ins Internet ist abhängig vom Entwicklungsstand des Kindes. Grundsätzlich gilt: Die selbstständige Nutzung des Internets sollte erst in mehreren Lernschritten im Umgang mit Onlineangeboten erfolgen. So bieten sich als Einstieg kleine Lernspiele für das Erlernen der Computernutzung an, welche im Internet frei herunterladbar sind. Zum Beispiel bietet sich für den Einstieg das gemeinsame Aufrufen des Internet-ABC an (www.internet-abc.de, s. S. 157). Dieses verbreitete Portal bietet Eltern, Pädagogen sowie Kindern zwischen fünf und zwölf Jahren die Möglichkeit zu einem entwicklungsangemessenen und verantwortungsvollen Einstieg ins Internet. In spielerischer Form kann hier das Surfen im Internet erlernt werden (z.B. Kapitän Eddie erobert das WWW-Weltmeer). Auch die Internetseite www.seitenstark.de als Zusammenschluss deutschsprachiger Kinderseiten im Internet ist hierfür gut geeignet.

---

* modifiziert nach: Bundesprüfstelle für jugendgefährdende Medien (BPjM 2010)

Der erste Schritt von Kindern ins Internet: Wie sollte er geschehen?
Nachdem ein Kind den Umgang mit dem Computer und dem Internet in kindgerechten Lernspielen gelernt hat, empfiehlt es sich in einem nächsten Schritt, das Kind nach und nach an eine immer intensivere Nutzung von ausgesuchten Kinderseiten/Kindersuchmaschinen heranzuführen. Mithilfe einer Positivliste (Whitelist) kann dies in einem sicheren Surfraum erfolgen. Wenn das Kind nunmehr gelernt hat, sicher im geschützten Bereich der Kinderseiten zu navigieren, gibt es keine Bedenken, beispielsweise Anregungen der Schule oder von Gleichaltrigen aufzugreifen und den Kindern – zunächst in Begleitung von Erziehenden – auch außerhalb der bisher genutzten Kinderseiten das Abrufen geeigneter Inhalte zu ermöglichen.

Wie kann ich mein Kind vor ungeeigneten Inhalten im Internet schützen?
Für Kinder empfehlenswerte oder zumindest geeignete Seiten können auf einer Positivliste (Whitelist) eingesehen werden. Vor allem in der Grundschulzeit empfiehlt es sich, die Internetnutzung der Kinder auf einen solchen sicheren Surfraum zu beschränken. Eine Positivliste kann beispielsweise von einer Kinderseite (z.B. http://www.fragfinn.de, s. S. 156, oder unter http://www.blindekuh.de) übernommen werden. Mithilfe einer einfachen technischen Lösung, einer Software (herunterzuladen bei http://www.fragfinn.de, Rubrik „Kinderschutz") oder eines Zusatzprogramms zum Internetbrowser können Eltern und Lehrer gewährleisten, dass Kinder sich nur auf diesen überprüften Seiten bewegen können. Je älter das Kind wird, desto mehr Freiheit sollte ihm im Umgang mit dem Internet zugestanden werden. Wenn dieser Freiraum schrittweise und vorbereitet gewährt wird, ist dies eine Chance zur selbstständigen und verantwortlichen Nutzung des Mediums. Besprechen Sie mit dem Kind unbedingt, was es im Internet tun darf und was nicht erlaubt ist. Begrenzen Sie auch seine Zeiten der Internet- und Chatnutzung. Richten Sie ein Benutzerkonto mit eingeschränkten Zugangsrechten für das Kind ein. Es empfiehlt sich, einen Jugendschutzfilter einzusetzen bzw. die Kindersicherung zu aktivieren, sofern der Provider das anbietet. Auf http://www.klicksave.de (s. S. 154) findet sich ein Überblick über existierende technische Filtersysteme.

Wie kann ich meinem Kind helfen, mit dem Internet sinnvoll und verantwortungsvoll umzugehen?
Es empfiehlt sich, nach dem Einrichten eines Benutzerkontos mit eingeschränkten Zugangsrechten für das Kind geeignete Startseiten (z.B. die Lieblingsseite des Kindes oder eine Kindersuchmaschine) zu installieren. Es sollte dabei ein Kompromiss mit dem Kind gesucht werden, beispielsweise dass zur Informationsrecherche im Beisein der Eltern auch Internetseiten für Erwachsene aufgerufen werden dürfen oder – in einem weiteren Schritt und bei zunehmender Medienkompetenz des Kindes – auch ohne die Eltern, aber zweckgebunden. Eine „Alles-oder-nichts"-Abmachung muss hierbei also unbedingt vermieden werden.

12.2 Zehn Tipps für Erziehende für die Internetnutzung

Zugleich ist aber darauf hinzuweisen, dass Eltern nicht den Fehler begehen dürfen, den Internetzugang des Kindes allein aus dem Grund möglichst liberal zu gestalten, weil sie befürchten, das Kind könne ansonsten den Anschluss an die Gleichaltrigengruppe verpassen. Die bestehenden gruppendynamischen Prozesse dürfen hierbei nicht unterschätzt werden.

Missbrauch von Namen, Adressen, Telefonnummern im Netz – was ist zu beachten?

Das Internet ist interaktiv: Es ermöglicht dem Nutzer, Daten zu übermitteln und Inhalte in das Netz zu stellen. Folgende Regeln sollten beachtet werden: Keine Angaben von Klarnamen, Adressen und Telefonnummern im Internet. Sollten ausnahmsweise, z.B. bei einer Anmeldung in einer Community, ein Klarname oder die Adresse erforderlich sein, sollte dies nur gemeinsam mit den Eltern erfolgen! Statt des richtigen Namens sollte ein Nickname verwendet werden. Dieser sollte so gewählt werden, dass kein Rückschluss auf Namen oder Alter möglich ist.

Ein wichtiger Diskussionspunkt zwischen den Eltern und dem Kind oder Jugendlichen sollte des Weiteren darin bestehen, auf die Konsequenzen von im Internet getätigten Aussagen über andere Kinder oder Jugendliche hinzuweisen. Dies gilt einerseits im Rahmen der Thematik von Internetmobbing, andererseits aber auch im Sinne möglicher datenschutz- oder strafrechtlicher Konsequenzen.

Was ist beim Einstellen von Bildern, Videos oder Tönen im Netz oder beim Herunterladen zu beachten?

Viele Jugendliche laden in Communitys mit viel Begeisterung private Fotos, Videos oder andere multimediale Inhalte hoch, um sie Bekannten zur Verfügung zu stellen. Allerdings sollte bedacht werden, dass z.B. über Suchmaschinen prinzipiell jedermann Zugang zu diesen Daten hat – also auch Menschen, für deren Augen und Ohren die Bilder oder eine Meinungsäußerung nicht bestimmt waren. Durch Kopien, die erstellt werden können, ist das, was einmal im Internet ist, kaum zurückzuholen oder zu löschen. Bei Bewerbungen oder in neuen Beziehungen könnte dies unbedacht zum Nachteil werden. Bei der Verwertung von Fotos oder Videos, auf denen andere Personen zu sehen sind, sind deren Rechte zu wahren. Fotos von Dritten, z.B. Bekannten, dürfen nur mit deren Zustimmung veröffentlicht werden! Bei Minderjährigen ist abzuwägen, ob sie ihr Persönlichkeitsrecht selbst ausüben dürfen oder ob auch die Zustimmung der Eltern notwendig ist. Das Einstellen von Bildern und Fotomontagen, die andere in peinlichen Situationen zeigen, ist kein Kavaliersdelikt!

Kontakt über das Netz. Was sollte beachtet werden?
Die wichtigste Regel heißt: Ohne Wissen der Eltern, ohne Begleitung einer auch aus Sicht der Eltern vertrauenswürdigen Person sollte im „Real Life" kein Treffen mit einem Menschen stattfinden, den man im Internet kennengelernt hat. Auch das Austauschen von Fotos kann problematisch sein: Eingehende Fotos können z.B. pornografisches Material enthalten, versandte Fotos können verfremdet und ins Internet gestellt werden. Es ist für ein Kind oder einen Jugendlichen sehr wichtig, von den Eltern vermittelt zu bekommen, dass sie jederzeit zur Verfügung stehen, wenn es mit Inhalten konfrontiert wird, die ihm fragwürdig vorkommen. Dem Kind sollte Mut zugesprochen werden, einen Kontakt, der ihm unangenehm ist, abzubrechen bzw. den Moderator des Chats zu benachrichtigen.

Cybermobbing, Happy Slapping, Gewalt-, Pornovideos: Was ist bei der Nutzung von Internet und Handy verboten?
Internet und Handy sind keine rechtsfreien und anonymen Räume! Täter, die kinderpornografisches Material verschicken, die Menschen verprügeln, um dies zu filmen und dann zu versenden, oder die im Internet massive Beleidigungen veröffentlichen, begehen eine Straftat! Die Weitergabe heimlich erstellter Mitschnitte von Unterrichtsstunden bzw. Fotos aus der Umkleidekabine oder von indizierten Medien (z.B. Pornovideos) ist ebenso verboten wie die von selbst erstellten Gewaltvideos.

Ist es ein Grund zur Sorge, wenn Jugendliche zu viel Zeit im Internet verbringen?
Es ist noch kein Grund, sich Sorgen zu machen, wenn der Computer in einer bestimmten Lebensphase, z.B. bei Jugendlichen, eine große Bedeutung hat. Dies gilt aber nur unter der Voraussetzung, dass soziale Kontakte und Hobbys weiter gepflegt werden und die Schulleistungen nicht sinken. Wenn Jugendliche über längere Zeit hinweg überdurchschnittlich viel Zeit am Bildschirm verbringen, gehen ihnen zugleich viele wertvolle andere soziale Erfahrungen verloren. Deshalb ist es wichtig, im Gespräch mit den Kindern und Jugendlichen hier einen Ausgleich zwischen Medien und anderen Freizeitaktivitäten herzustellen.

Chancen in neuen Medien nutzen: Wie finde ich Angebote, die die Medienkompetenz meiner Kinder fördern?
Kinder und Jugendliche entwickeln große Fertigkeiten in der Bedienung der neuen Medien und probieren gerne etwas Neues aus, z.B. bei der Gestaltung ihrer „Community"-Seite oder bei der digitalen Fotobearbeitung. Viele öffentliche und nichtkommerzielle Anbieter stellen Angebote (z.B. das Internet-ABC) zur Verfügung, die den kreativen Umgang von Kindern und Jugendlichen mit den neuen Medien fördern. Sie bieten Aktionen, Projekte, kostenlose Software, technische Hilfen und auch noch attraktive Gewinne.

12.3 Entscheidungshilfen für Erwachsene, um eine beginnende oder bestehende Computersucht bei ihrem Kind zu erkennen

1. Prüfen Sie, ob Ihr Kind neben dem Computerspielen oder dem Surfen im Internet auch noch andere Interessen verfolgt oder ob andere Freizeitinteressen wie Sport, Freunde treffen oder einen Verein zu besuchen in letzter Zeit spürbar zugunsten der Mediennutzung nachgelassen haben. Wesentlich ist also, dass eine Änderung früherer Verhaltensweisen, Gewohnheiten und Interessen aufgrund exzessiven Computerspielens erkennbar wird.
2. Haben sich die Schulleistungen Ihres Kindes in letzter Zeit infolge der Ausdehnung von Computerspiel- oder Internetnutzungsgewohnheiten verschlechtert?
3. Vernachlässigt Ihr Kind den Schlaf und die Ernährung, um länger spielen zu können? Werden beispielsweise auch die Mahlzeiten mittlerweile vor dem Computer eingenommen? Bedenklich ist eine deutliche Veränderung dieser gesundheitsrelevanten Verhaltensweisen infolge zunehmenden Computerspiel- oder Internetkonsums.
4. Setzt Ihr Kind nach Ihrer Auffassung das Computerspielen oder die Internetnutzung zur Bewältigung schulischer oder privater Belastungen ein?
5. Wird Ihr Kind unruhig oder sogar aggressiv, wenn es nicht Computer spielen darf?
6. Haben Sie den Eindruck, dass Ihr Kind gedanklich sehr stark mit der Internetnutzung oder dem Computerspielen beschäftigt ist? Dies erkennen Sie daran, dass das Kind übermäßig viel hiervon erzählt oder berichtet.
7. Welche Computerspiele spielt Ihr Kind? Prüfen Sie, ob Ihr Kind Onlinespiele in sogenannten Gilden oder Communitys spielt, die es ihm erschweren, das Spiel zu beenden.
8. Wie reagiert Ihr Kind auf Computerspielverbote? Kommt es hierdurch zu erheblichen Auseinandersetzungen, wenn Sie versuchen, die Computerspielzeit oder Internetnutzung zu begrenzen oder sogar zu beenden?

12.4 Internetsprache

Das Chatten im Internet lebt vor allem durch Schnelligkeit, Spontanität, Unkompliziertheit und kurze Wortwechsel. Die Antworten werden schnell gegenseitig ausgetauscht, es sind keine langen Wartezeiten notwendig, man kann sich mit den eigenen Freunden im In- und Ausland spontan „unterhalten". Das Chatten (auch der Austausch von SMS) hat somit quasi einen Gesprächscharakter, der ähnlich der Jugendlichensprache auch einen „coolen" Eindruck vermitteln soll.

Damit im Internet ein schneller Austausch von Gedanken möglich ist, hat sich eine Art „Code", ein Internetslang entwickelt, der sich unter den Jugendlichen stark etabliert hat und sich immer weiterentwickelt. Es handelt sich dabei um Abkürzungen und Codewörter, die u.a. durch das zunehmend multinationale Chatten mit Chat-Partnern aus dem In- und Ausland vor allem in Englisch entstanden sind.

Die Kürzel (auch Emoticons genannt) sind aber nicht nur als Abkürzungen zu verstehen, sondern werden auch als nonverbaler Ausdruck von Gefühlen, Gesten, der Mimik, der Stimmlage oder zur Betonung benutzt. All dies wäre mit einer rein schriftlichen Sprache nur schwer auszudrücken (Westphal 2004). Auch ironische Seitengedanken kann man damit in die Unterhaltung, z.B. im Chat-Room, einfließen lassen.

Folgende Liste zeigt eine Auswahl von Kürzeln und Emoticons, die sich vor allem seit Entstehen der Chat-Rooms in der Internetsprache entwickelt haben:

g	grins	kp	kein Plan
:-*	Emoticon für einen Kuss	lol	loud out laughing (lautes Lachen)
@	at (bei). *Beispiel:* cu @ MC Donalds	mom	Moment
^^	nach oben gezogene Augenbrauen, Grinsen oder Lächeln	np	no problem (kein Problem)
		om(f)g	oh my (fucking) god (oh mein Gott)
<3	Herz	pls	please
4ever	forever	re	return
afk	away from keyboard	rofl	rolling over floor while laughing (noch stärkeres Lachen)
bg	bis gleich		
brb	be right back (bin gleich zurück)		
btw	by the way	stFu	shut the Fuck up
cu	see you	thx	thanks
cya	see ya (you)	ty	thank you
(epic) fail	wenn etwas (total) schief geht	u2	you too
		vllt	vielleicht
fu	fuck u (fuck you)	w8	wait
gn(8)	gute Nacht	wb	welcome back
hdl	hab dich lieb	wtf	what the fuck?
hf	have fun	XD	Emoticon für ein starkes Lachen
(i)ld	(ich) liebe dich		
k	okay		

12.4 Internetsprache

Beim Austausch von Informationen im Internet haben sich seit Entwicklung der E-Mails, des Chattens und der Internetforen Regeln für das „gute Benehmen" in der elektronischen Kommunikation entwickelt, die sogenannte „Netiquette". Es gibt keinen einheitlichen Text, in dem die Benimmregeln festgelegt werden, sondern es bestehen verschiedene Listen, die Tipps für das Benehmen geben. Sie gelten z.B. für die zwischenmenschliche Kommunikation, Lesbarkeit und Codenamen. Für das Chatten hat sich dabei die sogenannte „Chatiquette" herausgebildet, die extra für das Chatten Regeln aufstellt. Bei der Sprache gilt hier insbesondere, dass Beleidigungen, Flüche, Pöbeleien und rassistische Äußerungen nicht gewünscht sind (Schmitz 2010; Wikipedia 2011b).

Allerdings wird dies besonders bei Jugendlichen immer mehr außer Acht gelassen und nicht immer ernst genommen. Beim Schimpfen und Fluchen in Chat-Rooms können sie Beleidigungen und Provokationen abgeben ohne Konsequenzen zu befürchten, was zunehmend einen Reiz auszuüben scheint (Westphal 2004).

Der Internetslang mit seinen Kürzeln hat sich mittlerweile so bei den Jugendlichen etabliert, dass er sich sogar in deren alltäglichen Sprachgebrauch einschleicht. Dabei wird jedoch nicht berücksichtigt, dass viele der Ansprechpartner diese Kürzelkonstrukte nicht verstehen und es dadurch zu Missverständnissen oder auch zu ärgerlichen Reaktionen kommt. Allein die Tatsache jedoch, dass sich zwischen den Jugendlichen eine neue Art Kurzsprache entwickelt hat, die in wenigen Jahren Alltagspraxis geworden ist, ist ein Zeichen dafür, dass Jugendliche das Internet auch als eigenständiges Kommunikationsmittel in der sozialen Vernetzung nutzen – und zwar intensiver als je zuvor.

Weitere Fachbegriffe aus der Welt des Internets, des Computers und der Computerspiele finden Sie z.B. in der Internetseite http://www.internet-abc.de im Portal für Eltern und Pädagogen (s. auch Kap. 12.5).

12.5 Internetadressen zum Thema Mediensucht

Tab. 12-1 Internetadressen und Telefon-Hotlines

Adresse	Anbieter	Inhalt
www.bundespruefstelle.de	Bundesprüfstelle für jugendgefährdende Medien	• „Wegweiser Jugendmedienschutz" • Informationen über gesetzliche Hintergründe zu Medienangeboten • umfangreiches Angebot an weiteren Links und Tipps für Eltern und Pädagogen, u.a zu den Themen Nutzen und Chancen des Internets mit Erkennung der Gefahren und Probleme sowie Medienerziehung • Servicetelefon zum Thema Medienerziehung
www.klicksafe.de	Initiative „klicksafe": Konsortium der Landeszentrale für Medien und Kommunikation (LMK) Rheinland-Pfalz, Landesanstalt für Medien Nordrhein-Westfalen sowie des Europäischen Zentrums für Medienkompetenz GmbH	• Projekt im Rahmen des „Safer-Internet"-Programms der EU • Informationen über aktuelle und relevante Themen bzgl. der Nutzung des Internets • Vermittlung von kompetenter und kritischer Nutzung des Internets und neuer Medien • verschiedene Schwerpunktthemen wie Mediensucht, Cybermobbing, Medienerziehung, soziale Netzwerke • Informationen im Internet und Materialien für Nutzer, Eltern und Lehrer; auch Schulungen, Auflistung von Internetportalen und Anlaufstellen
www.schau-hin.info	Medienpädagogische Initiative u.a. des BMFSFJ	• verschiedene Schwerpunktthemen wie Fragen zur Computersucht, pädagogische Beurteilung von Computerspielen, Adressen von Beratungsstellen, Internetadressen von Beratungsforen • Seiten für Eltern und Kinder

12.5 Internetadressen zum Thema Mediensucht

Adresse	Anbieter	Inhalt
www.jugendschutz.net	Gegründet von den Familienministerien aller Bundesländer; Kooperationspartner u.a. des BMFSF und der Bundeszentrale für politische Bildung	• Behandlung verschiedener Themen über Jugendschutz im Internet • Download des Leitfadens für Eltern und Pädagogen „Ein Netz für Kinder, Surfen ohne Risiko?" (unter http://www.jugendschutz.net/eltern/surfen)
www.lehrer-online.de	Projekt von „Schulen ans Netz e.V.", Kompetenzzentrum für die Nutzung digitaler Medien in der Bildungsarbeit; gefördert u.a. vom BMFB	• Internetservice für Lehrer mit Angebot an pädagogisch sinnvollen Internet-Tools und Unterrichtseinheiten • umfangreiche Informationen über Medienkompetenz und sichere Mediennutzung
www.mediaculture-online.de	Internetportal des Landes Baden-Württemberg	• kreative Unterrichtsmaterialien • umfangreiche Informationen für Pädagogen, u.a. zu den Themen Jugendschutz im Internet, Computerspiele und pädagogischer Einsatz des Computers und des Internets im Unterricht
www.fv-medienabhaengigkeit.de	Fachverband Medienabhängigkeit e.V., Zusammenschluss professioneller Akteure aus der Forschung sowie pädagogischer und therapeutischer Fachkräfte	• Präsentation verschiedener Informationen und Forschungsergebnisse • umfangreiche und nach Regionen sortierte Auflistung verschiedener Beratungseinrichtungen und Anlaufstellen für Betroffene und Angehörige (Suchfunktion über PLZ oder Karte)
www.ajs.nrw.de	Arbeitsgemeinschaft Kinder- und Jugendschutz der Landesstelle Nordrhein-Westfalen	• Angebot für Eltern zum Herunterladen verschiedener Broschüren, z.B. „Cyber-Mobbing", „Kinder sicher im Netz"
www.fsm.de	Verein der freiwilligen Selbstkontrolle von Medien	• Informationen zu Jugendschutz im Internet mit Beschwerde- und Fragemöglichkeiten • Broschürenangebot

Adresse	Anbieter	Inhalt
www.stiftung-medienundonlinesucht.de	Stiftung Medien- und Onlinesucht (mit verschiedenen Partnern)	• Fortbildungen für Eltern und Pädagogen • umfangreiches Adressmaterial mit regionalen Anbietern von Beratungs- und Therapiestellen (alphabetische und PLZ-Sortierung)
www.schuelervz.net/l/parents/5/	Eltern- und Lehrerseite der Internetplattform für Schüler	• verschiedene Mappen für Eltern und Lehrer zum Herunterladen, z.B. Mappen mit den Themen „Soziale Netzwerke", „Privatsphäre und Datenschutz", „Verhalten und Selbstdarstellung im Internet"
www.onlinesucht.de	HSO e.V. (Hilfe zur Selbsthilfe bei Onlinesucht)	• Hilfe für Betroffene zur Onlinesucht • Onlineberatung, Forum, Gruppenberatung • Angebot verschiedener Ratgeber
www.neuesland-return.de	Fachstelle für exzessiven Medienkonsum Neues Land e.V., Hannover	• telefonische und persönliche Beratung von Betroffenen und Angehörigen mit Therapiebegleitung oder -vermittlung (Telefon-Hotline s.u.) • Fortbildungen u.a. für Pädagogen und pädagogische Hilfskräfte • Downloads
www.fragfinn.de	fragFINN e.V. mit Unterstützung u.a. vom BKM und BMFSFJ	• geschützer Surfraum speziell für Kinder zum Sammeln erster Erfahrungen und zur Aneignung von Medienkompetenz • spannendes und umfangreiches Angebot zu verschiedenen Themen für Kinder • Tipps für Erwachsene über den Umgang mit Kinderschutzsoftware
www.watchyourweb.de	Fachstelle für internationale Jugendarbeit der Bundesrepublik Deutschland e.V. (IJAB) im Auftrag des BMFSFJ	• Internetseite für Jugendliche mit dem Ziel, einen verantwortungsvollen Umgang mit persönlichen Daten im Internet zu schaffen • macht aufmerksam auf Risiken und gibt Tipps

12.5 Internetadressen zum Thema Mediensucht

Adresse	Anbieter	Inhalt
www.internet-abc.de	Projekt verschiedener Institutionen und Mitarbeiter	• Informationen rund ums Internet • Kinder- und Elternseiten • spielerische Einführung rund ums Internet in sicherer Umgebung • Angebot für Pädagogen mit Anregungen für die Praxis • „Lexikon Computer und Internet": Erklärungen der wichtigsten Begriffe rund ums Internet
www.klick-tipps.net	Gemeinsames Projekt von jugendschutz.net und der Stiftung Medien-Kompetenz Forum Südwest	• geprüfte Links für Kinder zu verschiedenen Themen, die jede Woche aktualisiert werden • Möglichkeit für Kinder, im sicheren Rahmen zu surfen und erste Interneterfahrungen zu sammeln
www.spieleratgeber-nrw.de	ComputerProject Köln e.V., Verein für Medien, Bildung und Kultur	• u.a. pädagogische Beurteilung von Spielen und pädagogische Tipps zum Umgang mit Computerspielen
Telefon-Hotlines*		
Tel.: (08 00) 1 52 95 29	Ambulanz für Spielsucht, Universitätsklinik Mainz	anonyme und kostenlose Beratung von Betroffenen und Angehörigen zum Thema Verhaltenssucht, Computer- und Spielsucht, ambulante Gruppentherapien
Tel.: (05 61) 93 89 50	Diakonisches Werk Kassel, Projekt „Real Life"	Beratung bei exzessiver Computer-, Internet- und Mediennutzung, Einzel- und Familienberatung sowie Gruppentherapien
Tel.: (0 22 33) 70 92 59	Drogenhilfe Köln, Präventionsprojekt „Onlinesucht"	Gruppentreffen für Betroffene, Informationsveranstaltungen für Eltern und Jugendliche
Tel.: (0 30) 66 63 34 66	Projekt „Lost in Space", Berlin	Beratung von Betroffenen und Angehörigen zum Umgang mit dem Internet und Computer
Tel.: (0 41 31) 8 54 47 83	Stiftung Medien und Onlinesucht	anonyme Soforthilfe zum Thema Online- und Computersucht
Tel.: (05 11) 65 58 05 30	Fachstelle für exzessiven Medienkonsum Neues Land e.V.	Beratung für Betroffene und Angehörige

* Es besteht auch eine Nutzungsmöglichkeit, wenn regional keine Ansprechpartner vorhanden sind. Evtl. wird an regionale Anbieter weitervermittelt.

12.6 Internetsuchtskala

Tab. 12-2 Internetsuchtskala (ISS) nach Hahn und Jerusalem (2010)

Bitte beantworte folgende Fragen vollständig und eindeutig nach den vorgegebenen Antwortabstufungen:
„trifft nicht zu" [1], „trifft zu" [2], „trifft eher zu" [3] und „trifft genau zu"[4]

	trifft			
	nicht zu	zu	eher zu	genau zu
Beim Internetsurfen ertappe ich mich häufig dabei, dass ich sage: „Nur noch ein paar Minuten", und dann kann ich doch nicht aufhören.	1	2	3	4
Ich verbringe oft mehr Zeit im Internet, als ich mir vorgenommen habe.	1	2	3	4
Ich habe schon häufiger vergeblich versucht, meine Zeit im Internet zu reduzieren.	1	2	3	4
Ich gebe mehr Geld für das Internet aus, als ich mir eigentlich leisten kann.	1	2	3	4
Ich beschäftige mich auch während der Zeit, in der ich nicht das Internet nutze, gedanklich sehr viel mit dem Internet.	1	2	3	4
Meine Gedanken kreisen ständig um das Internet, auch wenn ich gar nicht im Netz bin.	1	2	3	4
Wenn ich längere Zeit nicht im Internet bin, werde ich unruhig und nervös.	1	2	3	4
Wenn ich nicht im Internet sein kann, bin ich gereizt und unzufrieden.	1	2	3	4
Mittlerweile verbringe ich mehr Zeit im Internet als zu Beginn meiner Onlineaktivitäten.	1	2	3	4
Die Zeit, die ich im Internet verbringe, hat sich im Vergleich zur Anfangszeit ständig erhöht.	1	2	3	4
Mein Verlangen danach, mehr Zeit im Internet zu verbringen, hat sich im Vergleich zu früher ständig erhöht.	1	2	3	4
Mein Alltag wird zunehmend stärker durch Internetaktivitäten bestimmt.	1	2	3	4
Ich bin so häufig und intensiv mit dem Internet beschäftigt, dass ich manchmal Probleme mit meinem Arbeitgeber oder in der Schule bekomme.	1	2	3	4

12.6 Internetsuchtskala

	trifft nicht zu	trifft zu	trifft eher zu	trifft genau zu
Meine Leistungen in der Schule/im Beruf leiden unter meiner Internetnutzung.	1	2	3	4
Ich vernachlässige oft meine Pflichten, um mehr Zeit im Internet verbringen zu können.	1	2	3	4
Wegen des Internets verpasse ich manchmal wichtige Termine/Verabredungen.	1	2	3	4
Mir wichtige Menschen sagen, dass ich mich zu meinen Ungunsten verändert habe, seitdem ich das Netz nutze.	1	2	3	4
Seitdem ich das Internet nutze, haben sich einige Freunde von mir zurückgezogen.	1	2	3	4
Mir wichtige Menschen beschweren sich, dass ich zu viel Zeit im Netz verbringe.	1	2	3	4
Seitdem ich die Onlinewelt entdeckt habe, unternehme ich weniger mit anderen.	1	2	3	4

12.7 Fragebogen zum Computerspielverhalten CSV-S

Probanden-Nr. | Datum | Seite 1

Skala zum Computerspielverhalten bei Kindern und Jugendlichen (CSV-S)*
(Wölfling K, Müller KW & Beutel ME 2011)

Im Folgenden findest du einige Fragen dazu, wie du im Allgemeinen mit Computerspielen umgehst. Bitte beantworte alle Fragen so wahrheitsgemäß und vollständig wie möglich. Denke bitte daran, dass es keine richtigen oder falschen Antworten gibt. Überlege bei der Beantwortung der einzelnen Fragen also nicht allzu lange, sondern kreuze diejenige Antwort an, welche dir spontan als die Passendste erscheint.

Ia) Ich bin ☐ Jahre alt und bin: ☐ männlich ☐ weiblich

Ib) Ich besitze einen eigenen Computer ☐ ja ☐ nein

Ic) Ich spiele seit ca. ☐ Jahren Computerspiele

Id) Ich besuche folgende Schule:
☐ Hauptschule
☐ integrierte Gesamtschule
☐ Realschule
☐ Gymnasium
☐ andere Schule, nämlich: _____

---

* Korrespondenzadresse: Prof. M. E. Beutel, Dipl.-Psych. K. W. Müller, Dr. Klaus Wölfling
Klinik und Poliklinik für Psychosomatische Medizin und Psychotherapie, Universitätsmedizin der Johannes Gutenberg-Universität Mainz, Untere Zahlbacher Straße 8, 55131 Mainz

12.7 Fragebogen zum Computerspielverhalten CSV-S

Frage 1 Wie viele Stunden spielst du durchschnittlich pro Wochentag (Mo.-Fr.) Computerspiele? _____ Stunden

Frage 2 Wie viele Stunden spielst du durchschnittlich pro Tag am Wochenende/Ferien/Feiertag Computerspiele? _____ Stunden

Frage 3 Wie häufig spielst du Computerspiele?

jeden Tag (1) ☐
2–3 mal pro Woche (2) ☐
1 mal pro Woche (3) ☐
1 mal im Monat (4) ☐
weniger als 1 mal im Monat (5) ☐

Frage 4 Wie lange spielst du in der Regel Computerspiele?

weniger als 1 Stunde (1) ☐
1–2 Stunden (2) ☐
2–4 Stunden (3) ☐
4–6 Stunden (4) ☐
mehr als 6 Stunden (5) ☐

Frage 5 Wie stark bist du am Tag <u>gedanklich</u> mit Computerspielen beschäftigt?

☐	☐	☐	☐	☐
0	1	2	3	4
gar nicht				sehr stark

Frage 6 Wie häufig hast du schon Computerspiele gespielt, obwohl du dir vorgenommen hattest, dies nicht zu tun <u>oder</u> hast du häufiger bzw. länger gespielt, als du eigentlich beabsichtigt hattest?

☐	☐	☐	☐	☐
0	1	2	3	4
nie				sehr oft

Frage 7 Fühlst du dich schlecht, wenn du keine Computerspiele spielen kannst?

☐	☐	☐	☐	☐
0	1	2	3	4
nie				sehr oft

Frage 8 Hast du bemerkt, dass du immer <u>häufiger</u> oder <u>länger</u> spielen musst, um dich wieder gut oder entspannt zu fühlen?

☐	☐	☐	☐	☐
0	1	2	3	4
nie				sehr oft

Frage 9 Wie stark ist dein <u>durchschnittliches</u> Verlangen nach Computerspielen?

☐	☐	☐	☐	☐
0	1	2	3	4
nicht vorhanden				sehr stark vorhanden

Frage 10 Wie häufig erscheint dir dein Verlangen nach Computerspielen so übermächtig, dass du diesem nicht widerstehen kannst?

☐	☐	☐	☐	☐
0	1	2	3	4
nie				sehr oft

Frage 11 Wie häufig vermeidest du <u>negative</u> Gefühle durch Computerspiele?
Bsp: Spielst du oft, wenn du dich traurig, enttäuscht oder ärgerlich fühlst?

☐	☐	☐	☐	☐
0	1	2	3	4
nie				sehr oft

Frage 12 Wie häufig hast du bisher versucht, dein Computerspielverhalten <u>aufzugeben</u> bzw. <u>einzuschränken</u>?

☐	☐	☐	☐	☐
0	1	2	3	4
nie				sehr oft

<u>wenn</u> du schon einmal versucht hast, dein Computerspielverhalten zu ändern:
Hast du es geschafft?

ja ☐
nein ☐

Frage 13 Wie häufig hast du schon etwas Wichtiges vergessen (z.B. Hausaufgaben), weil du die ganze Zeit am Computer gespielt hast?

☐	☐	☐	☐	☐
0	1	2	3	4
nie				sehr oft

12.7 Fragebogen zum Computerspielverhalten CSV-S

Frage 14 Wie häufig hattest du das Gefühl, dass du zu viel oder zu lange am Computer gespielt hast?

☐	☐	☐	☐	☐
0	1	2	3	4
nie				sehr oft

Frage 15 Sind aufgrund deines Computerspielverhaltens negative Folgen oder <u>Probleme</u> in folgenden Bereichen aufgetreten?

ja	nein	
☐	☐	Probleme mit der Schule / Ausbildung (z.B. schlechtere Noten)
☐	☐	Probleme mit der Familie / mit dem Partner bzw. Freunden (z.B. Streit)
☐	☐	Geldprobleme (z.B. Schulden)
☐	☐	Vernachlässigung von anderen Freizeitaktivitäten
☐	☐	Vernachlässigung von Freunden / des Partners bzw. der Partnerin
☐	☐	Probleme mit der Gesundheit (z.B. zu wenig Schlaf, Ernährung)

Frage 16 Wozu nutzt du im Allgemeinen das Internet?

nie	selten	oft	sehr oft	
(0)	(1)	(2)	(3)	
☐	☐	☐	☐	Onlinespiele (Rollenspiele, Ego-Shooter etc.)
☐	☐	☐	☐	Einkaufen
☐	☐	☐	☐	Chatten
☐	☐	☐	☐	E-Mails schreiben
☐	☐	☐	☐	Onlinesex-Angebote
☐	☐	☐	☐	Online-Glücksspiele
☐	☐	☐	☐	Online-Communities
☐	☐	☐	☐	Informationsrecherche

Auswertungsblatt (CSV-S)

Item-Nr.	Item	kritische Antwort	Wertung der Antwort
Ia–Id	Demografische bzw. Nutzungsangaben	entfällt	ohne Wertung
1	Wie viele Stunden spielst du durchschnittlich pro Wochentag Computerspiele?	ab 4 Stunden	1 Punkt
2	Wie viele Stunden spielst du durschnittlich pro Tag am Wochenende Computerspiele?	entfällt	ohne Wertung
3	Wie häufig spielst Du Computerspiele?	1	2 Punkte
4	Wie lange spielst du in der Regel Computerspiele?	5 4	2 Punkte 1 Punkt
5	Wie stark bist du am Tag gedanklich mit Computerspielen beschäftigt?	4 3	2 Punkte 1 Punkt
6	Wie häufig hast du schon Computerspiele gespielt, obwohl du dir vorgenommen hattest …?	4 3	2 Punkte 1 Punkt
7	Fühlst du dich schlecht, wenn du keine Computerspiele spielen kannst?	4 3 2	2 Punkte 1 Punkt 1 Punkt
8	Hast du bemerkt, dass du immer häufiger oder länger spielen musst …?	4 3	2 Punkte 1 Punkt
9	Wie stark ist dein durchschnittliches Verlangen nach Computerspielen?	4 3	2 Punkte 1 Punkt
10	Wie häufig erscheint dir dein Verlangen nach Computerspielen so übermächtig, dass ….?	4	1 Punkt
11	Wie häufig vermeidest du negative Gefühle durch Computerspiele?	4 3	2 Punkte 1 Punkt
12	Wie häufig hast du bisher versucht, dein Computerspielverhalten aufzugeben/einzuschränken? → **Wertung nur in Kombination mit:** „Wenn du es schon einmal versucht hast, hast du es geschafft?"	4 3 »nein«	2 Punkte
13	Wie häufig hast du schon etwas Wichtiges vergessen, weil du die ganze Zeit am Computer …?	4 3	2 Punkte 1 Punkt
14	Wie häufig hattest du das Gefühl, dass du zu viel oder zu lange gespielt hast?	4 3	2 Punkte 1 Punkt
15	Sind auf Grund deines Computerspielverhaltens negative Folgen aufgetreten?	pro «ja»	0,5 Punkte
16	Wozu nutzt du im Allgemeinen das Internet?	entfällt	ohne Wertung

Maximal erreichbare Gesamtpunktzahl: **27**

Klinische Cutoffs:
      7,0 bis 13,0 Punkte = Missbrauch
      ab 13,5 Punkte   = Abhängigkeit

13 Dennis' Geschichte

Der 12-jährige Dennis begann vor circa 2 Jahren, sich intensiv mit dem Thema und den Filmen von Star Wars zu beschäftigen. Sie stellten für ihn eine faszinierende Welt dar, die zunehmend seine Fantasie, seine Spiele und sein Denken beherrschte. Er konnte sich die Filme immer wieder ansehen, stundenlang vor dem Fernseher verweilen und nur mit äußeren Druck war er in dieser Begeisterung zu begrenzen und für andere Aktivitäten zu motivieren. Mit Lego-Figuren und -Steinen stellte er für ihn spannende Szenen nach, erfand neue Inhalte und malte sich immer gefährlichere Situationen aus. Er zeigte zunehmend immer weniger Interesse an Kontakten mit Schulkameraden und gleichaltrigen Freunden, da er sich immer stärker in die Star-Wars-Welt zurückzog. In dieser Zeit entstand sein Comic „Robot Wars Episode. Angriff der Roboter", in dem Klone auftauchen, sich Droiden und Menschen erbitterte Kämpfe liefern, um am Ende mit einem Raumjäger alle Gefahren hinter sich zu lassen und im Weltall zu entschwinden.

Inzwischen besitzt Star Wars für Dennis nicht mehr eine so wichtige Bedeutung und Funktion. Er konnte andere Interessen entwickeln und verabredet sich in seiner Freizeit mit anderen Kindern zum Spielen. Als gut begabter, jedoch abgelenkter und impulsiver Junge mit Konflikten und Schwierigkeiten in der Schule trug die intensive Beschäftigung mit Star Wars dazu bei, dass er diese negativen Erfahrungen besser verkraften und durch eine immer wichtiger werdende virtuelle Welt ersetzen konnte.

In dem Maße, wie es ihm gelang, in der Schule aber auch in der Freizeit Erfolge für sich verbuchen zu können, verlor die durch Medien angeheizte Fantasiewelt ihren starken Reiz und wurde weniger bedeutsam.

ROBOT WARS EPISODE I ANGRIFF DER ROBOTER

18 seiten

13 Dennis' Geschichte

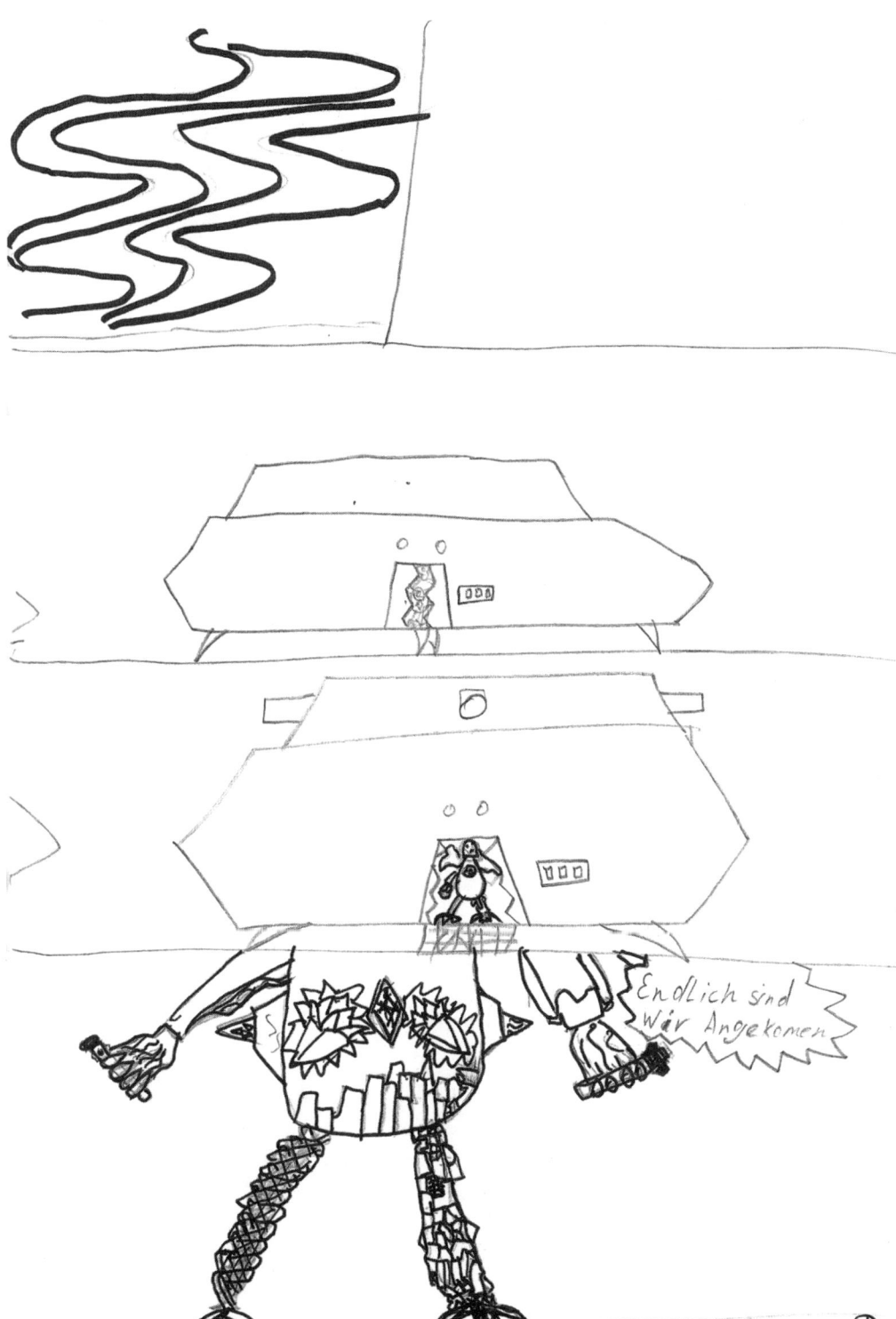

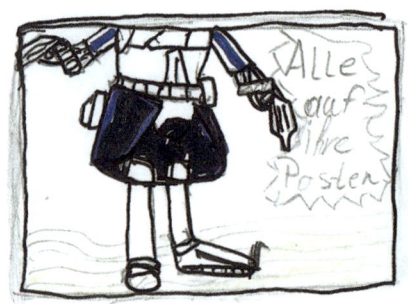
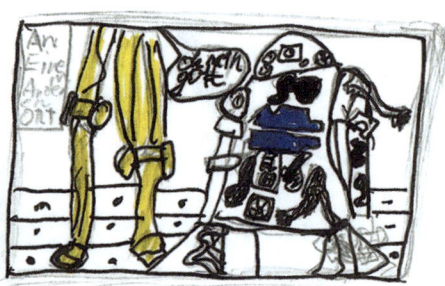
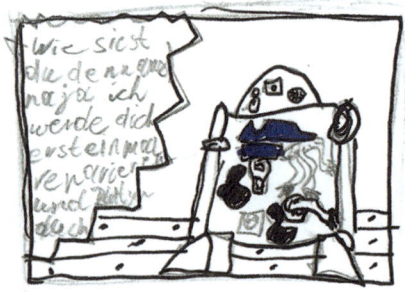
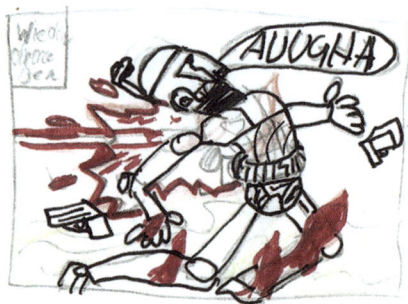
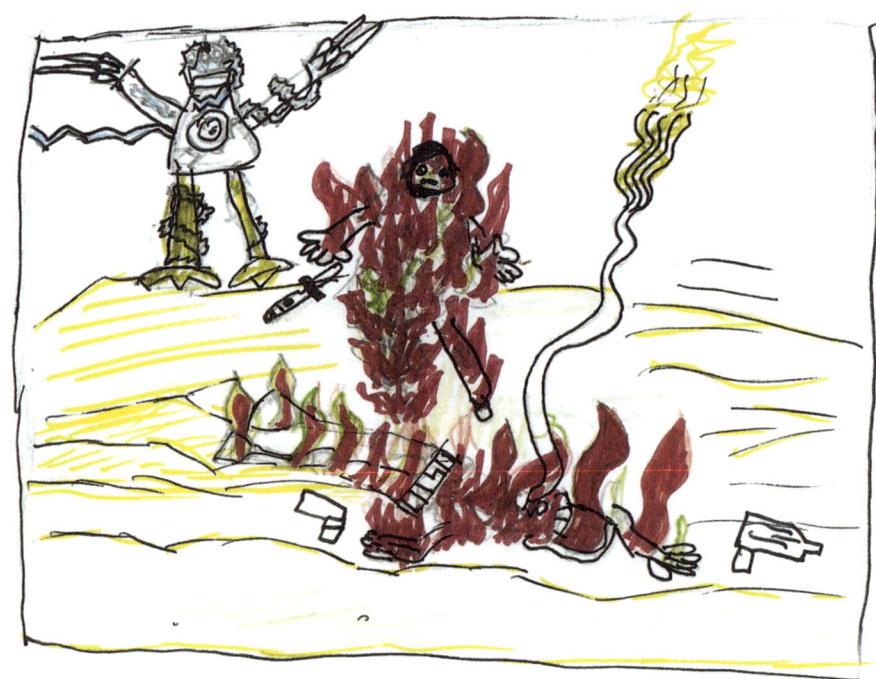

13 Dennis' Geschichte

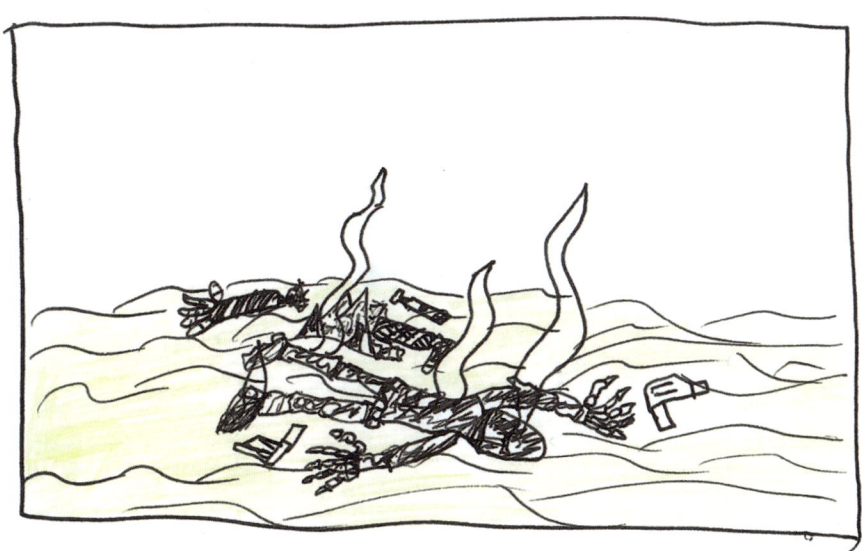

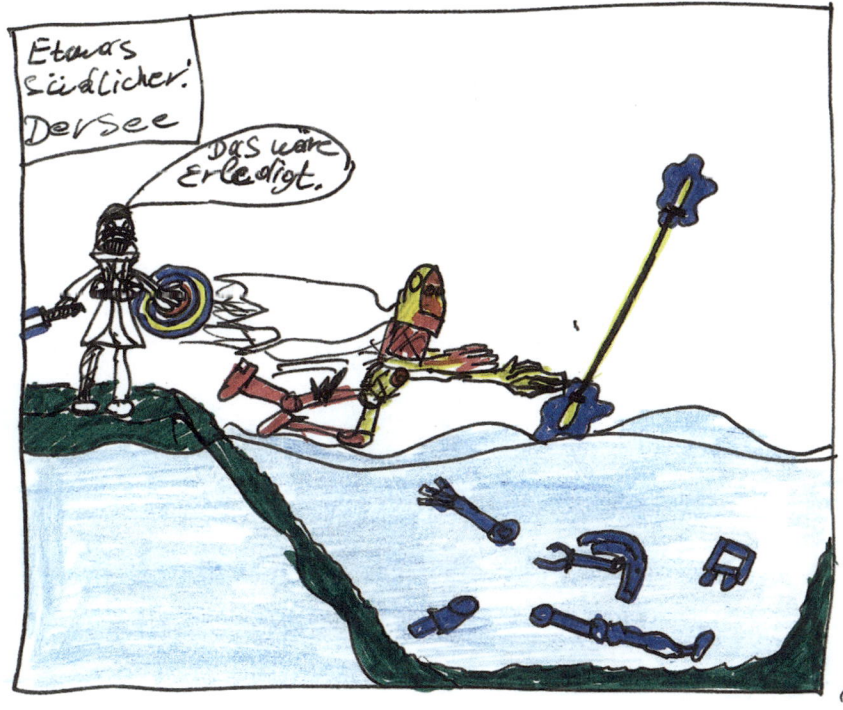

13 Dennis' Geschichte

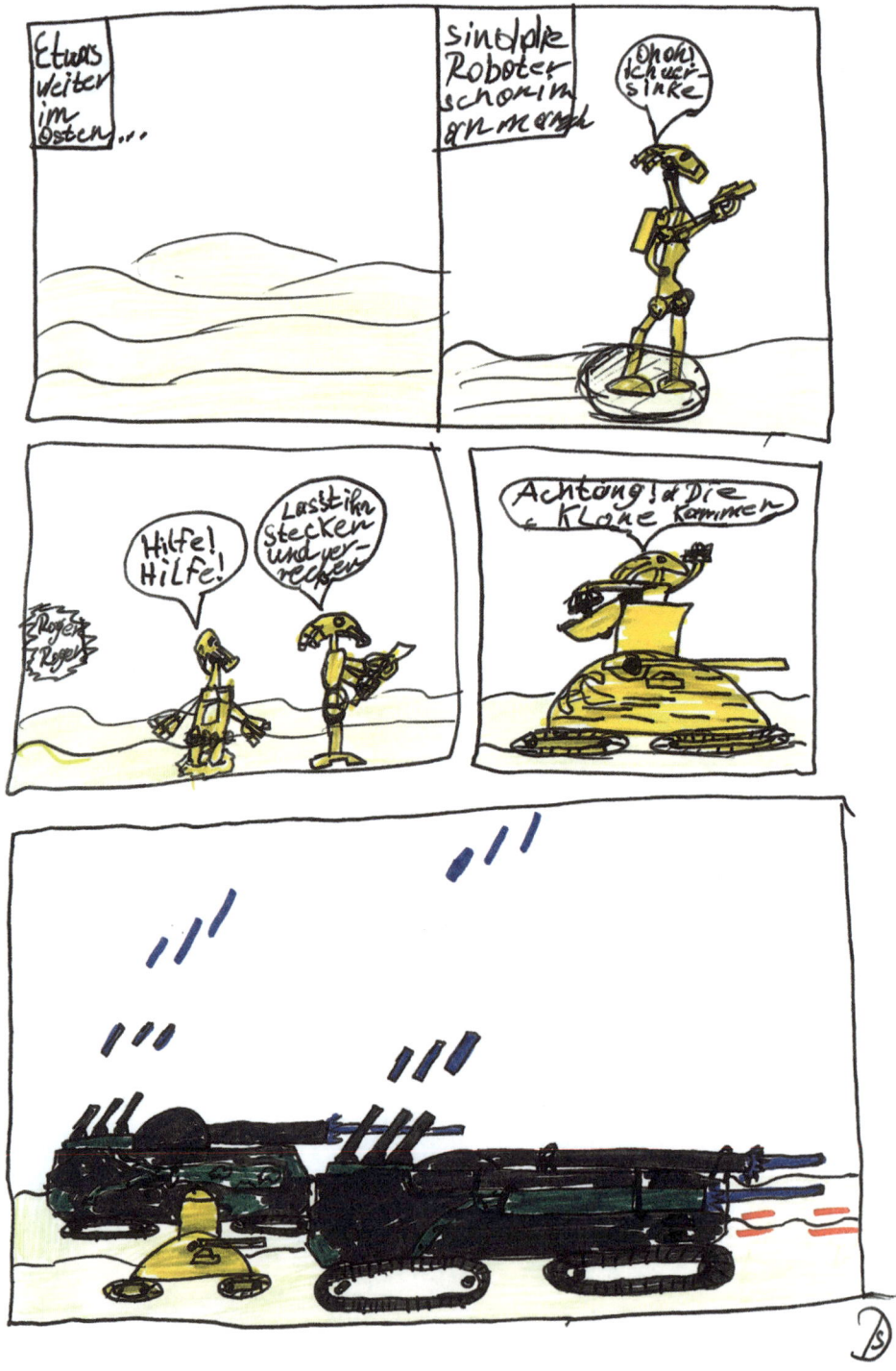

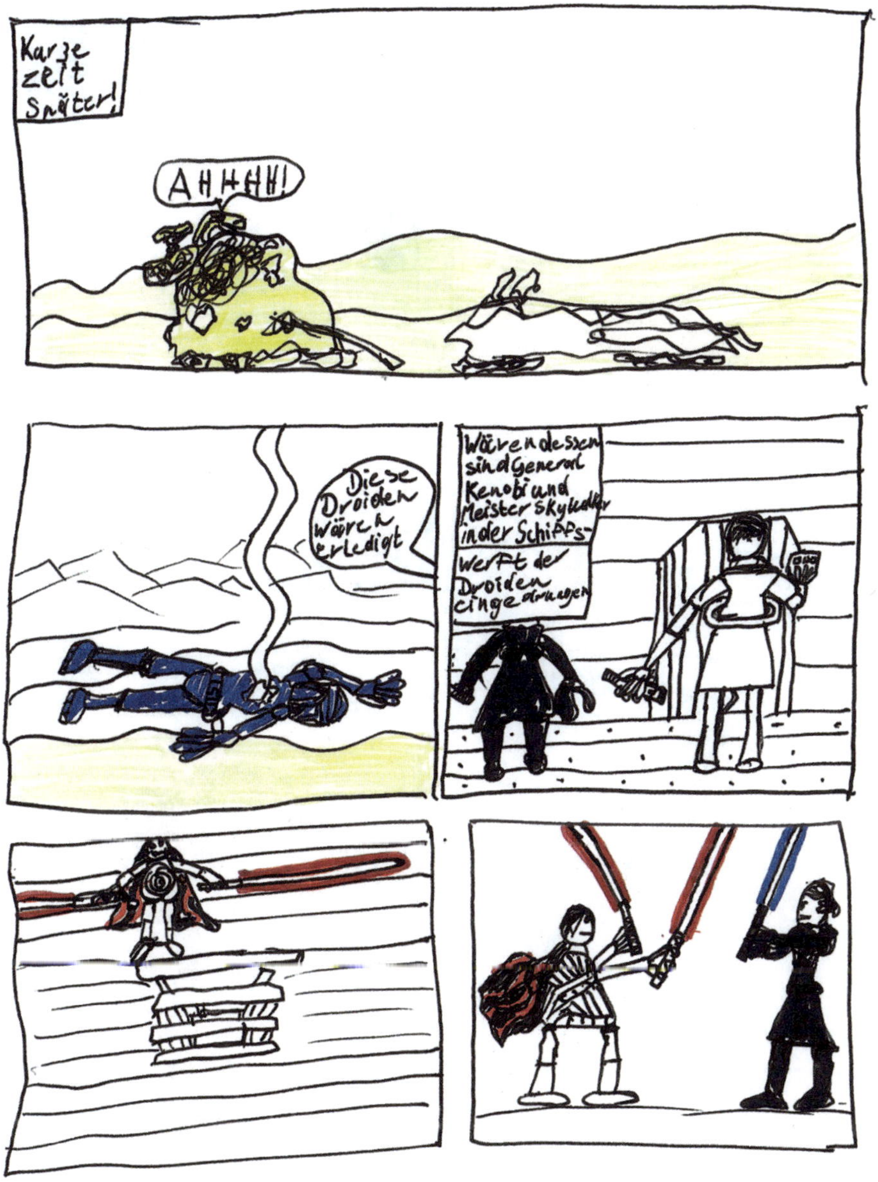

13 Dennis' Geschichte

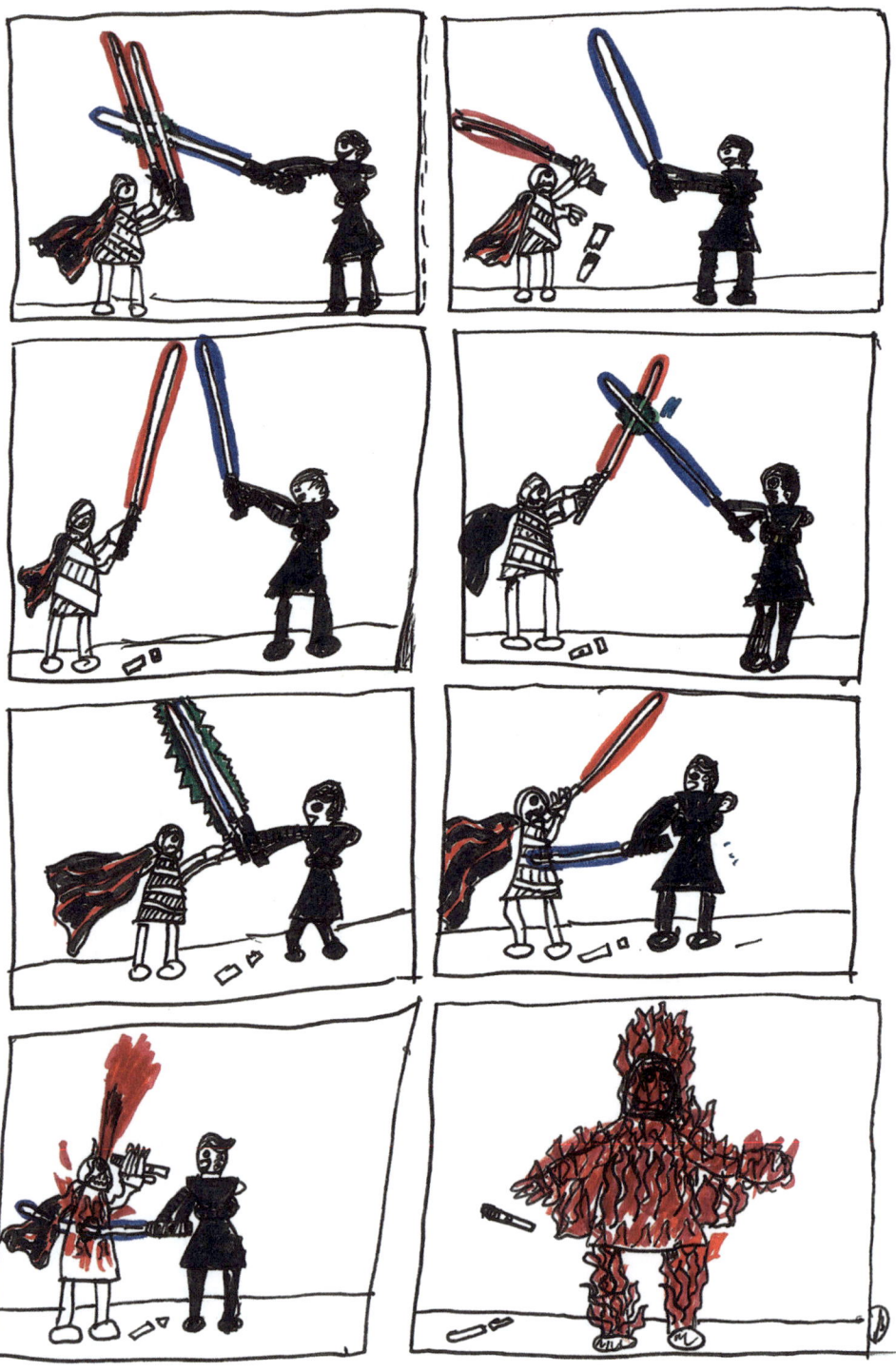

13 Dennis' Geschichte

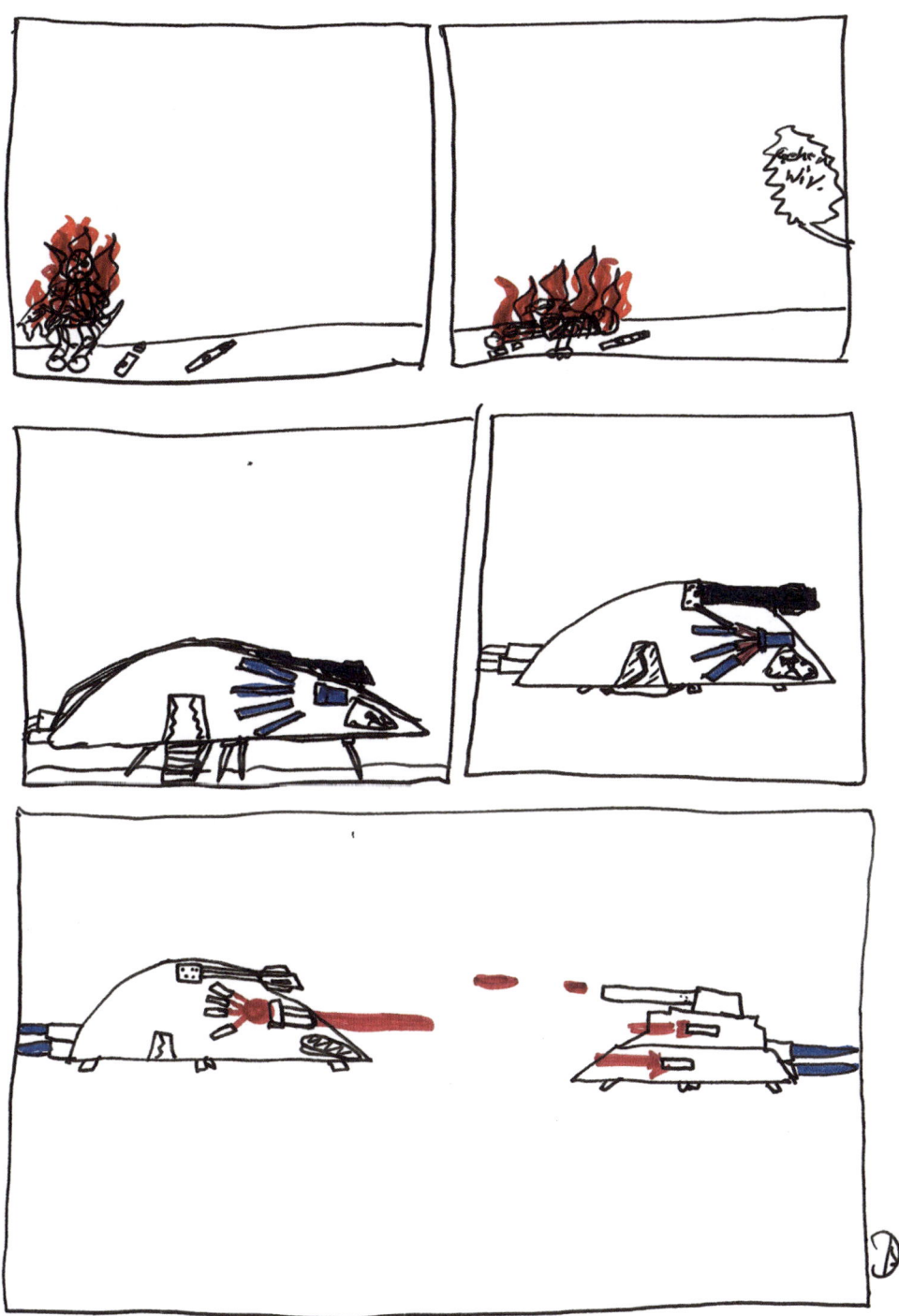

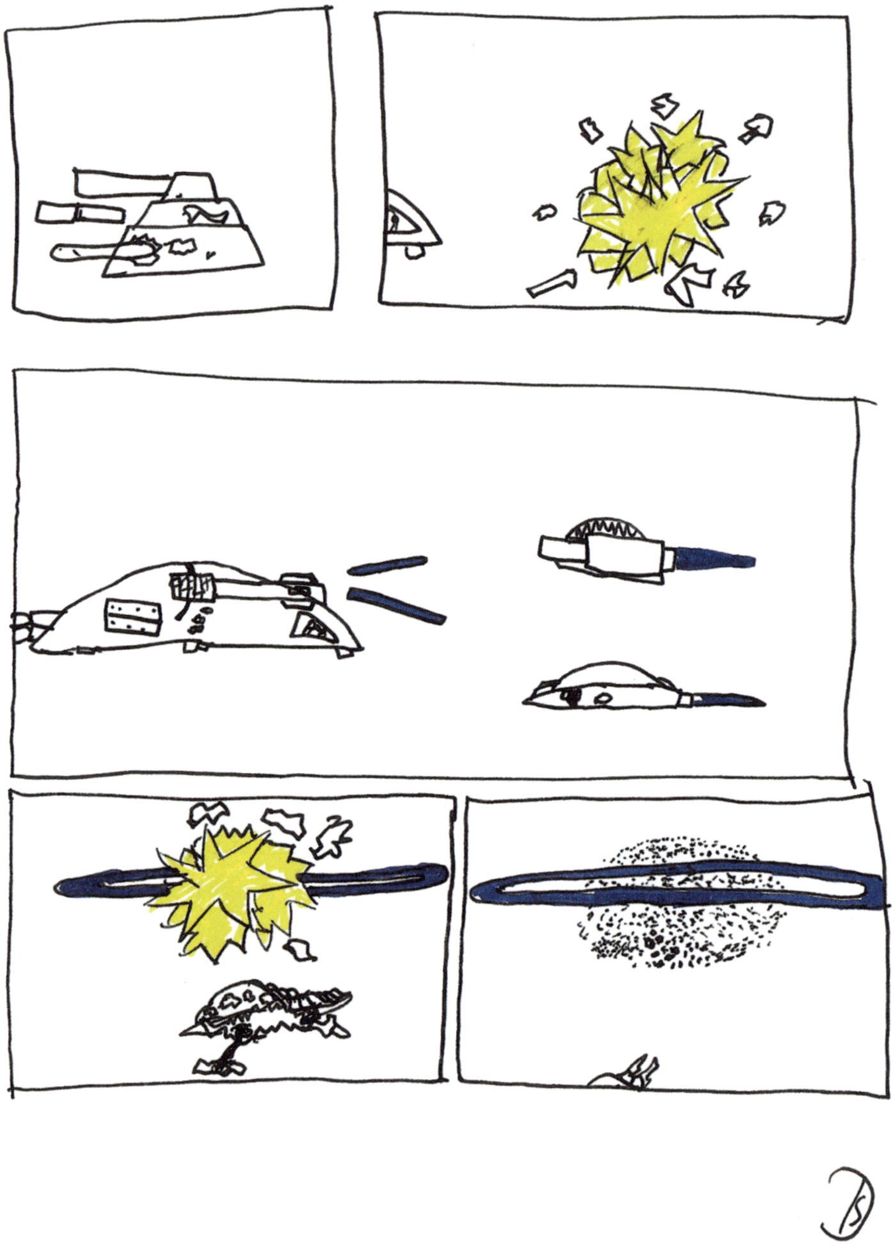

13 Dennis' Geschichte

13 Dennis' Geschichte

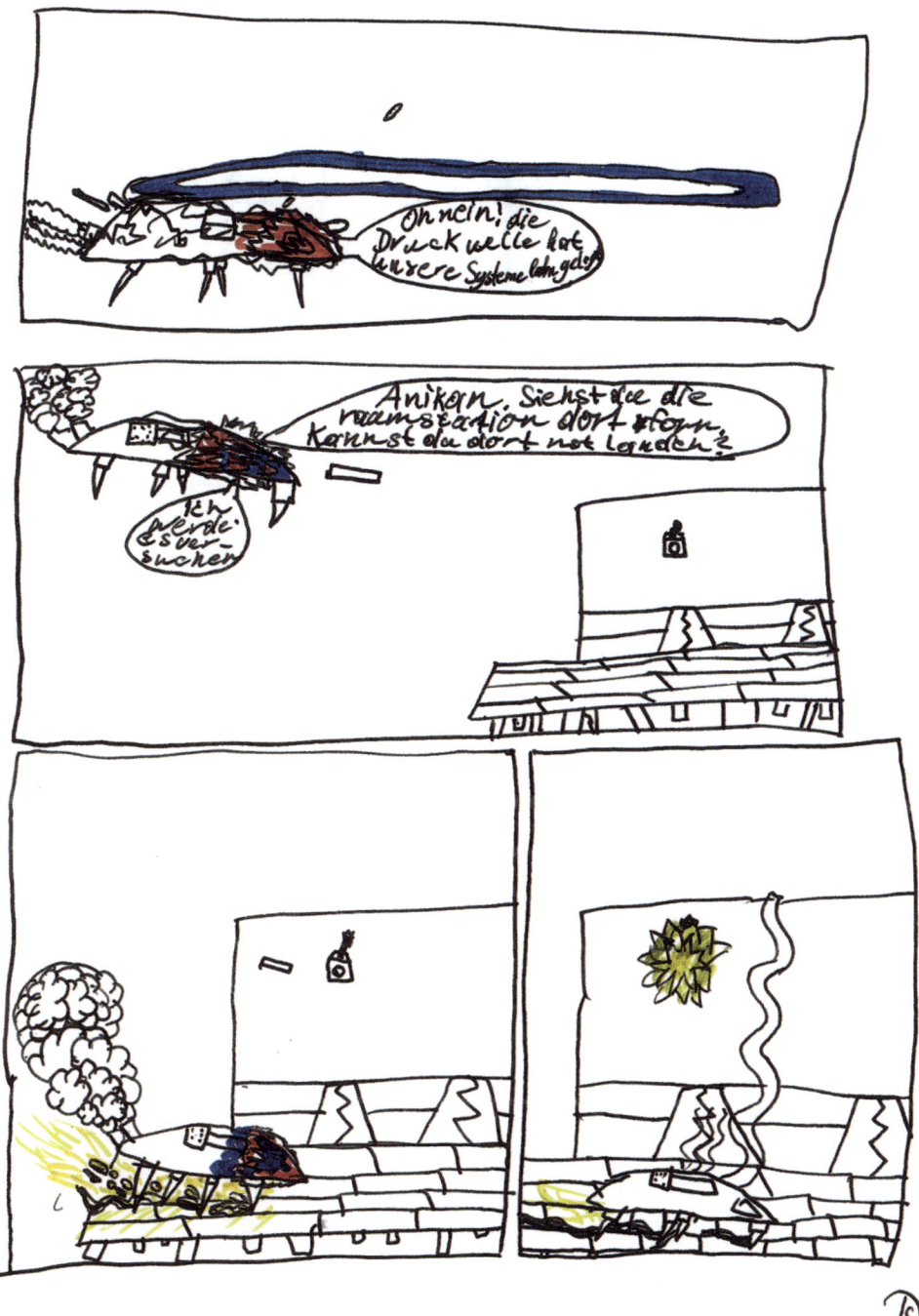

13 Dennis' Geschichte

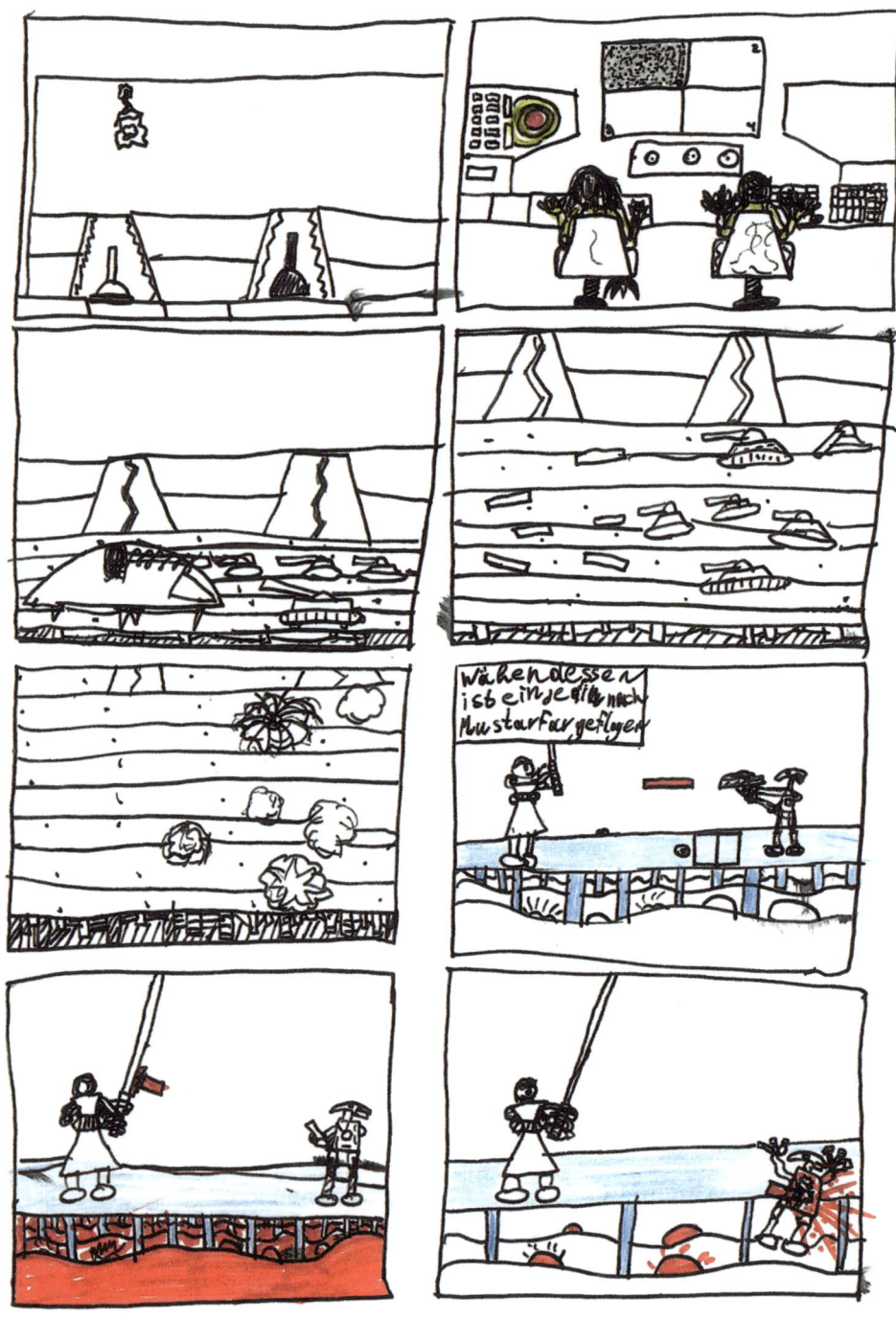

13 Dennis' Geschichte

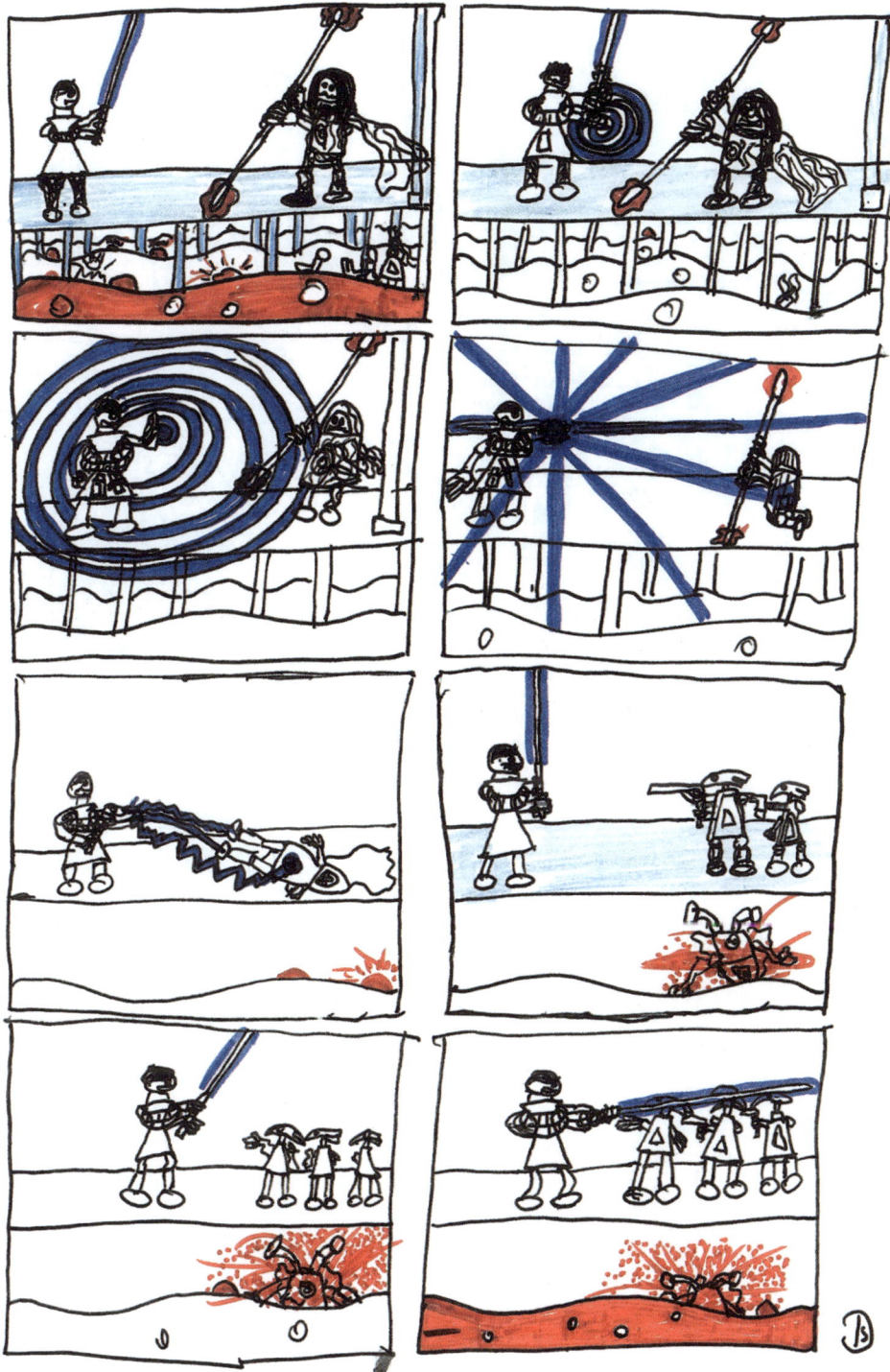

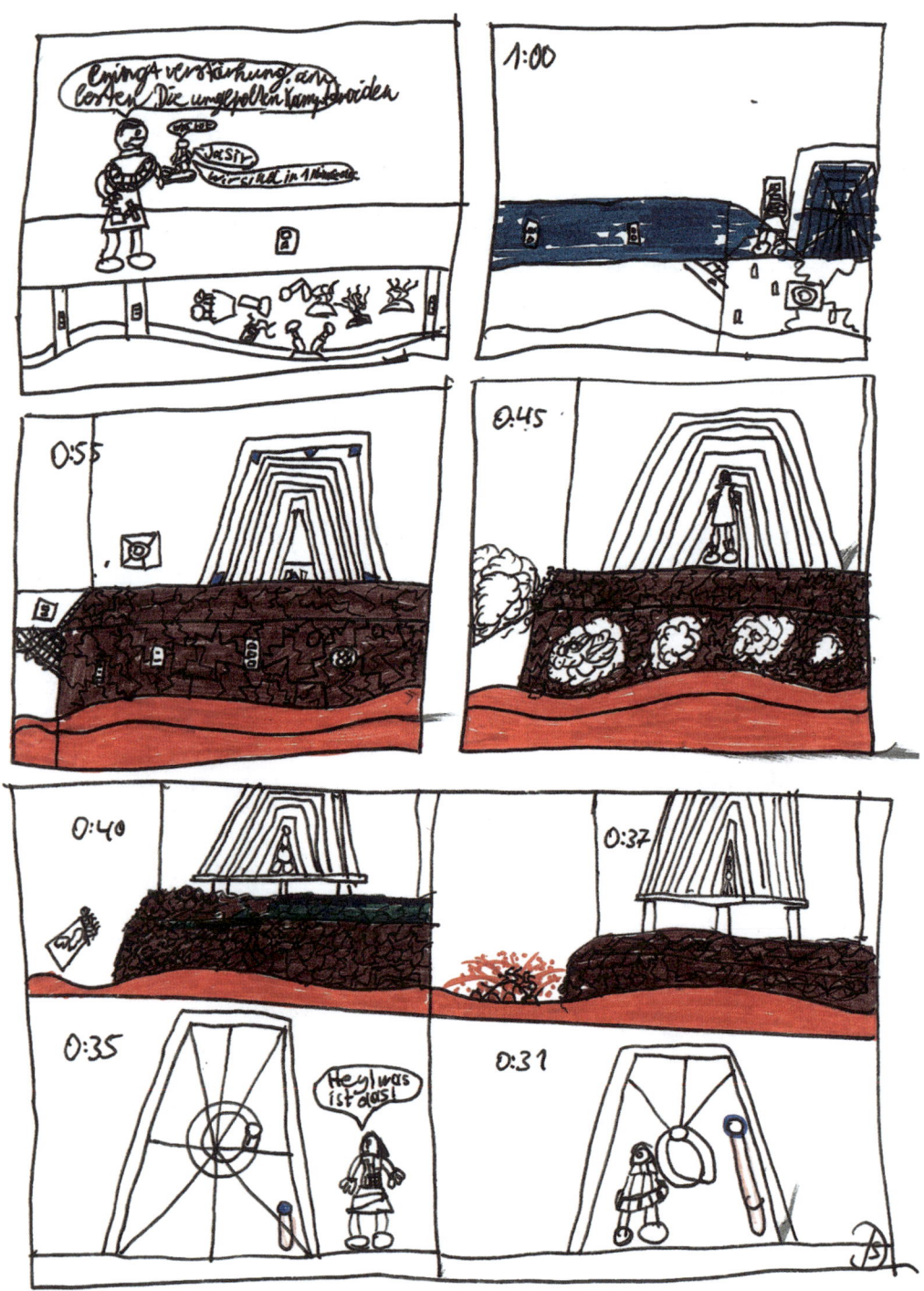

13 Dennis' Geschichte

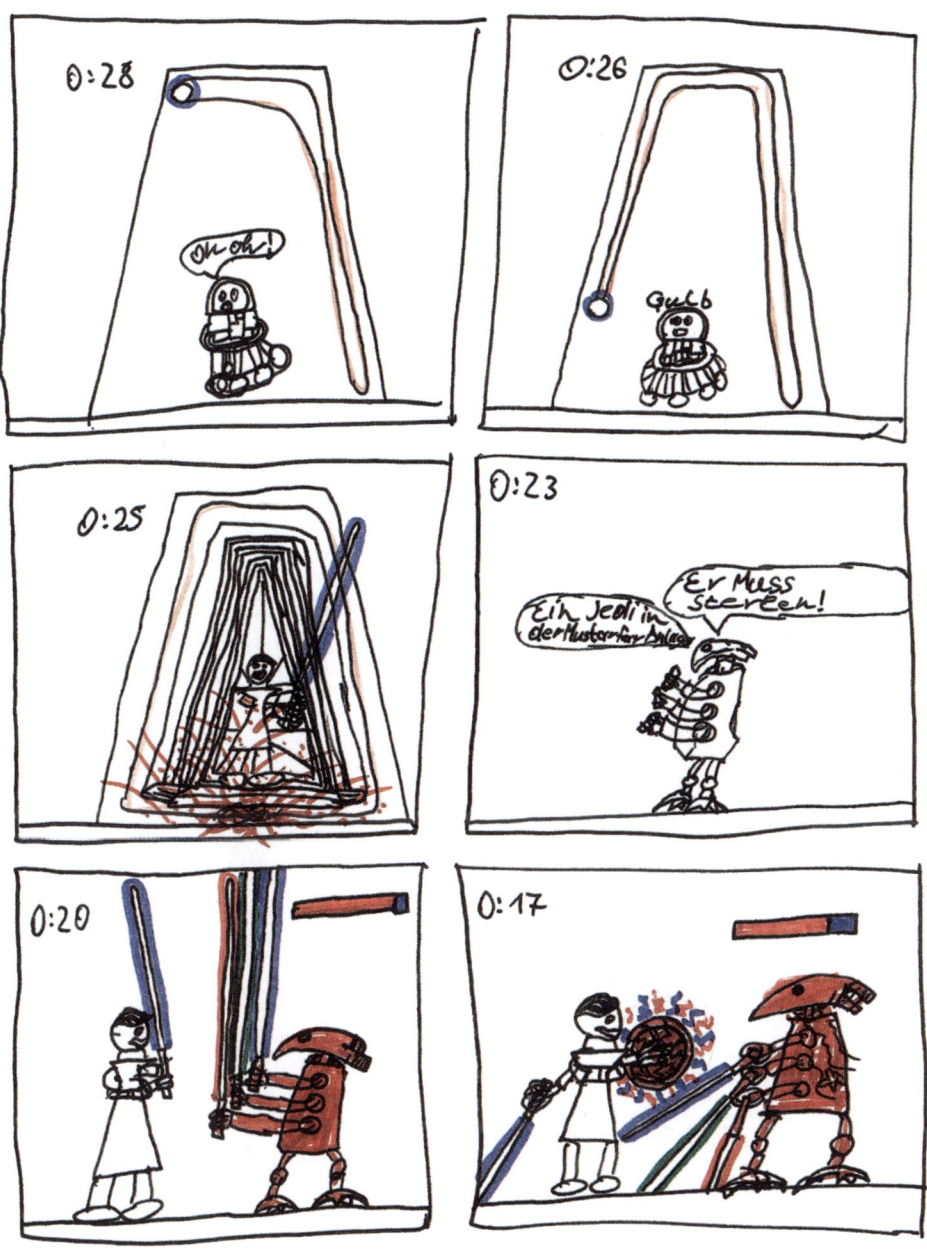

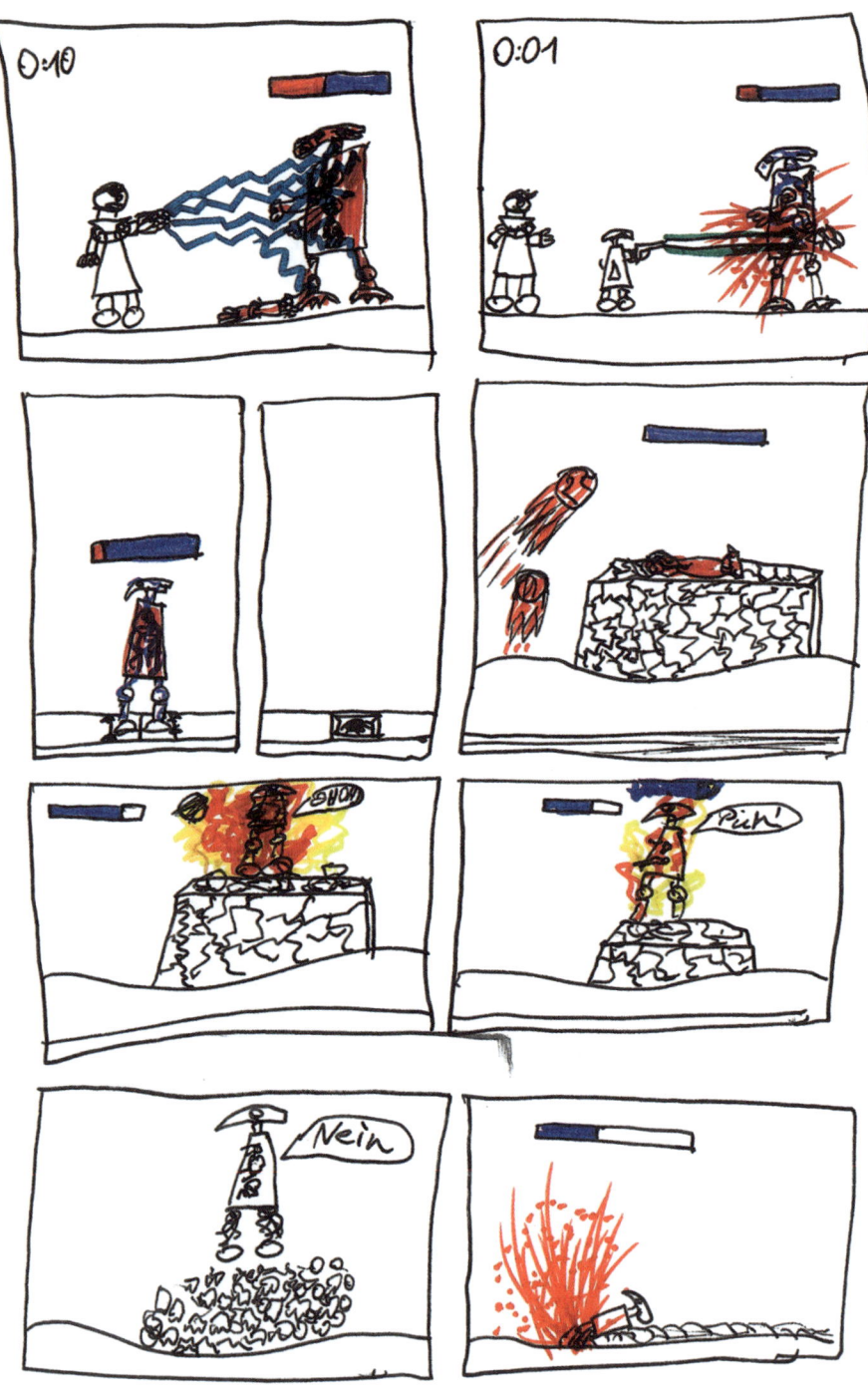

13 Dennis' Geschichte

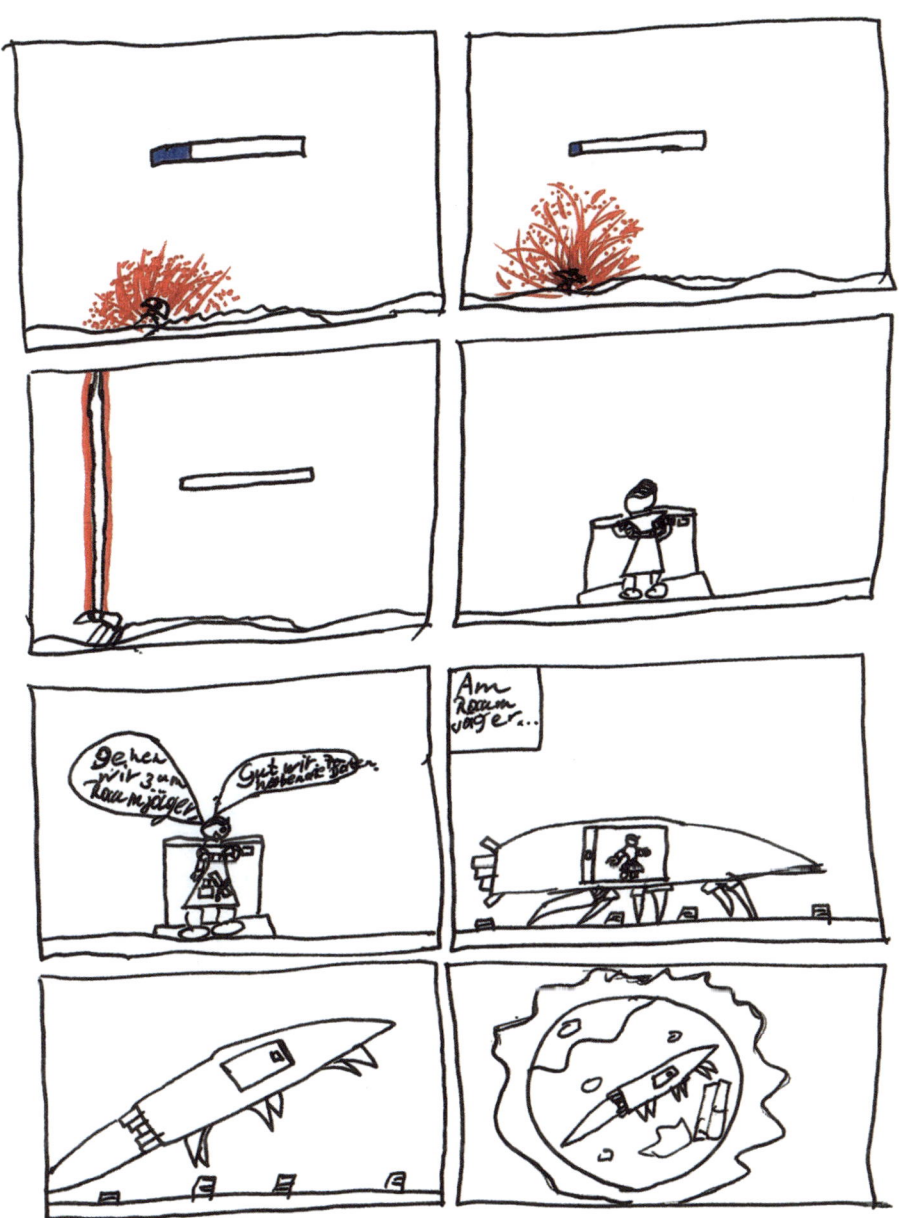

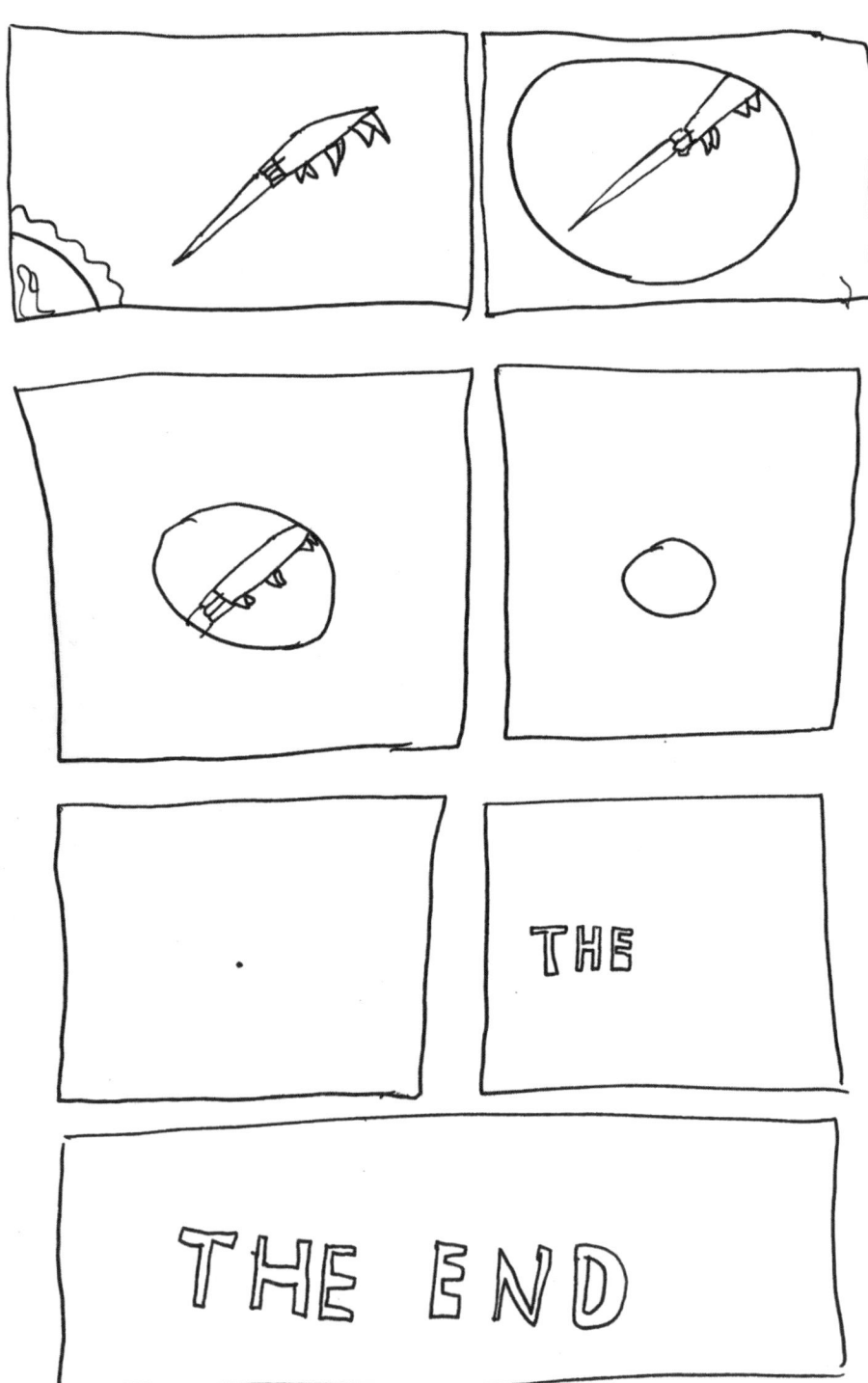

Literatur

Ahn DH. Korean policy on treatment and rehabilitation for adolescents' Internet addiction. In: International Symposium on the Counseling and Treatment of Youth Internet Addiction. Seoul, Korea: National Youth Commission 2007, p 497.

Albrecht U, Kirschner NE, Grüsser SM. Diagnostic instruments for behavioural addiction: an overview. Psychosoc Med 2007; 4: Doc11.

Alexandru G, Michikazu S, Shimako H et al. Epidemiological aspects of self-reported sleep onset latency in Japanese junior high school children. J Sleep Res 2006; 15: 266–75.

Alonzo M, Aiken M. Flaming in electronic communication. Decision Support Systems 2004; 36: 205–13.

American Medical Association. CSAPH Report 12-A-07: emotional and behavioral effects of video games and internet overuse: Council on Science and Public health, 2007.

Anderson CA. An update on the effects of playing violent video games. J Adolesc 2004; 27(1): 113–22.

Anderson CA, Bushman BJ. Effects of violent video games on aggressive behavior, aggressive cognition, aggressive affect, physiological arousal, and prosocial behavior: a meta-analytic review of the scientific literature. Psychol Sci 2001; 12(5): 353–9.

Anderson CA, Dill KE. Video games and aggressive thoughts, feelings, and behavior in the laboratory and in life. J Pers Soc Psychol 2000; 78(4): 772–90.

Anderson CA, Gentile DA, Buckle KE. Violent video game effects on children and adolescents. Oxford: Oxford University Press 2007.

Antrop I, Buysse A, Roeyers H, van Oost P. Stimulation seeking and hyperactive behaviour in children with ADHD: A re-analysis. Percept Mot Skills 2002; 95: 71–90.

Badinand-Hubert N, Bureau M, Hirsch E et al. Epilepsies and video games: result of a multicentric study. Electroencephalogr Clin Neurophysiol 1998; 107: 422–7.

Baier D, Rehbein F. Computerspielabhängigkeit im Jugendalter. In: Tuly CJ (Hrsg). Virtuelle Raumüberwindung, Weinheim: Juventa 2008.

Baker S. Das müssen wir wissen. Frankfurter Allgemeine Zeitung, 06 Februar 2010; 31.

Ball K, Berch DB, Helmers KF, Jobe JB, Leveck MD, Marsiske M et al. Effects of cognitive training interventions with older adults: a randomised controlled trial. J Am Med Assoc 2002; 288: 2271–81.

Ballard M, Gray M, Reilly J, Noggle M. Correlates of video game screen time among males: body mass, physical activity, and other media use. Eat Behav 2009; 10: 161–7.

Banuelos R, Battaglia J. Demystifying the weigh-in: body politics and identity formation of pro-ana and pro-mia girls. 2007. http://www.allacademic.com//meta/p_mla_apa_research_citation/1/7/3/2/5/pages173253/p173253-2.php (05 March 2011).

Barkley RA. Attention-deficit hyperactivity disorder: a handbook for diagnosis and treatment. 3nd ed. New York: Guilford Press 2006.

Barkley RA. The executive functions and self-regulation: an evolutionary neuropsychological perspective. Neuropsychol Rev 2001; 11: 1–29.

Bartholow BD, Bushman B, Sestir MA. Chronic violent video game exposure and desensitization to violence: behavioral and event-related brain potential date. J Exp Soc Psychol 2006; 42(4): 532–9.

Batthyány D, Müller KW, Benker F, Wölfling K. Computerspielverhalten: Klinische Merkmale von Missbrauch und Abhängigkeit. Wien Klin Wochenschr 2009; 121: 502–9.

Baumgartner P. Social Software & E-Learning. Computer + Personal (CoPers), Schwerpunktheft: E-Learning und Social Software 2006; 14(8): 20-2.

Belik C. Cyberstalking – Gotcha! im Cyberspace. Wenn das Internet zur Bedrohung wird. Ratgeber für Betroffene. Norderstedt: BoD 2009.

Belz N. Blaulicht am Ende des Tunnels. 25 Juli 2010. http://www.faz.net/s/RubCCB49507459C-498F8E6FA9E990486D14/Doc~E215983C8F95944BC95A6FD713B775E95~ATpl~Ecommon~Sspezial.html (20 Februar 2011).

Berardi F. Precarious Rhapsody. London, Minor Compositions 2009.

Berger A, Jones L, Rothbart MK, Posner MI. Computerized games to study the development of attention in childhood. Behav Res Methods Instrum Comput 2000; 32(2): 297–303.

Bernardi S, Pallanti S. Internet addiction: a descriptive clinical study focusing on comorbidities and dissociative symptoms. Compr Psychiatry 2009; 50: 510–6.

Beurrier C, Malenka RC. Enhanced inhibition of synaptic transmission by dopamine in the nucleus accumbens during behavioral sensitization to cocaine. J Neurosci 2002; 22(14): 5817–22.

Biederman J, Wilens TE, Mick E et al. Psychoactive substance use disorders in adults with attention deficit hyperactivity disorder (ADHD): effects of ADHD and psychiatric comorbidity. Am J Psychiatry 1995; 152: 1652–8.

Biederman J, Wilens TE, Mick E et al. Is ADHD a risk factor for psychoactive substance use disorders? Findings form a four-year prospective follow-up study. J Am Acad Child Adolesc Psychiatry 1997; 36: 21–9.

Bildungskommission NRW „Zukunft der Bildung – Schule der Zukunft". Denkschrift der Kommission „Zukunft der Bildung – Schule der Zukunft" beim Ministerpräsidenten des Landes Nordrhein-Westfalen. Neuwied Kriftel: Luchterhand 1995.

Bioulac S, Arfi L, Bouvard MP. Attention deficit/hyperactivity disorder and video games: a comparative study of hyperactive and control children. Eur Psychiatry 2008; 23: 134–41.

BITKOM (Bundesverband Informationswirtschaft, Telekommunikation und neue Medien e.V.). Markt für digitale Spiele wächst zweistellig. Presseinformation 27 April 2009. http://www.bitkom.org/de/presse/62013_58965.aspx (03 Februar 2011).

BITKOM (Bundesverband Informationswirtschaft, Telekommunikation und neue Medien e.V.). Pressekonferenz Gaming: Markt und Trends. Berlin 11 August 2010.

Blum K, Cull JG, Braverman ER, Comings DE. Reward deficiency syndrome. J Am Scient 1996; 84: 132–45.

Blum K, Braverman ER, Holder JM, Lubar JF, Monastra VJ, Miller D et al. Reward deficiency syndrome: a biogenetic model fort he diagnosis and treatment of impulsive, addictive and compulsive behaviors. J Psychoactive Drugs 2000; 32: 1–112.

Blumler JG, Katz E. (Hrsg). The uses of mass communications: current perspectives in gratifications research. Beverly Hills, London: Sage 1974.

Blumschein P. Eine Metaanalyse zur Effektivität multimedialen Lernens am Beispiel der Anchored Instruction [Dissertation], Freiburg i Br: Albert-Ludwigs-Universität 2004.

Boot WR, Kramer AF, Simoierns DJ, Fabiani M, Gratton G. The effects of video game playing on attention, memory, and executive control. Acta Psychol 2008; 129(3): 387–98.

Borgman CL. Designing digital libraries for usability. In: Peterson Bishop A (ed). Digital library use: social practice in design and evaluation. Cambridge (MA): MIT 2003, pp 85–119.

BPjM (Bundesprüfstelle für jugendgefährdende Medien) 2010. http://www.bundespruefstelle.de.

Brazeau GA, Brazeau DA. The challenge of educating in a highly-connected and multitasking world. Am J Pharm Educ 2009; 73(7): 125.

Literatur

Brown TE. Does ADHD diagnosis require impulsivity-hyperactivity? A response to Gordon u. Barkley. ADHD Report 1999; 7: 1–7.

Buckingham D, Willett R (ed). Digital generations: children, young people, and new media. Mahwah, (NJ): Lawrence Erlbaum 2006.

van den Bulck J. Television viewing, computer game playing, and internet use and self-reported time to bed and time out of bed in secondary-school children. Sleep 2004; 27: 101–4.

Bushman B, Anderson C. Violent video games and hostile expectations: a test of the General Aggression Model. Pers Soc Psychol Bull 2002; 28: 1679–86.

Bushman B, Bonacci AM. Violence and sex impair memory for televisions ads. J Appl Psychol 2002; 87(3): 557–64.

Bushman BJ, Huesman LR. Short-term and long-term effects of violent media on aggression in children and adults. Arch Pediatr Adolesc Med 2006; 160(4): 348–52.

Cao FL, Su LY. Internet addiction among Chinese adolescents: prevalence and psychological features. Child Care Health Dev 2007; 33(3): 275–81.

Cao FL, Su LY, Gao XP et al. Control study of group psychotherapy on middle school students with Internet overuse. Chin Ment Health J 2007; 21: 346–58.

Caplan SE. Preference for online social interaction: a theory of problematic Internet use and psychosocial well-being. Commun Res 2003; 30: 625–48.

Caplan SE. Relations among loneliness, social anxiety, and problematic Internet use. Cyberpsychol Behav 2007; 10(2): 234–42.

Caplovitz GP, Kastner S. Carrot sticks or joysticks: video games improve vision. Nat Neurosci 2009; 12(5): 527–8.

Carnagey JL, Anderson CA, Bushmaa BJ. The effect of video game violence on physiological desensitisation to real violence. J Exp Soc Psychol 2007; 43: 489–96.

Carr N (Hrsg). Wer bin ich, wenn ich online bin … und was macht mein Gehirn so lange? München: Karl Blessing 2010.

Castel AD, Pratt J, Drummond E. The effects of action video game experience on the time course of inhibition of return and the efficiency of visual search. Acta Psychol 2005; 119: 217–30.

Ceyhan AA. Predictors of problematic internet use on turkish university students. Cyberpsychol Behav 2008; 11(3): 363–6.

Chan PA, Rabinowitz T. A cross-sectional analysis of video games and attention deficit hyperactivity disorder symptoms in adolescents. Ann Gen Psychiatry 2006; 5: 16–23.

Chisholm JD, Hickey C, Theeuwes J, Kingstone A. Reduced attentional capture in action video game players. Atten Percept Psychophys 2010; 72(3): 667–71.

Christakis DA, Zimmermann FJ, DiGiuseppe DL, McCarty CA. Early television exposure and subsequent attentional problems in children. Pediatrics 2004; 113(4): 708–13.

Comings DE, Blum K. Reward deficiency syndrome genetic aspects of behavioural disorders. Prog Brain Res 2000; 126: 325–41.

Cordes C, Miller E. Fool's gold: a critical look at computers in childhood. College Park (MD): Alliance for Childhood 2001.

Crockford DN, El-Guebaly N. Psychiatric comorbidity in pathological gambling: a critical review. Can J Psychiatry 1998; 43: 43–50.

Crockford DN, Goodyear B, Edwards J, Quickfall J, el-Guebaly N. Cue-induced brain activity in pathological gamblers. Biol Psychiatry 2005; 88(10): 787–95.

Cummings HM, Vandewater EA. Relation of adolescent video game play to time spent in other activities. Arch Pediatr Adolesc Med 2007; 161(7): 684–89.

Cunningham-Williams RM, Cottler LB, Vompton III WM, Spitznagel EL. Taking chances: problem gamblers and mental health disorders-results from the St. Louis Epidemiologic Catchment Area Study. Am J Pub Health 1998; 88: 1093–96.

DeMilio L. Psychiatric syndromes in adolescent substance abusers. Am J Psychiatry 1989; 146: 1212–14.

Detering S, Kleedörfer D, Petzold M. Handynutzung im Grundschulalter. Eine empirische Pilotstudie. MERZ 2006; 2: 43–9.

Diskin KM, Hodgins DC. Narrowing of attention and dissociation in pathological video lottery gamblers. J Gambl Stud 2000; 16: 461–67.

Döring N. Wie verändern sich soziale Beziehungen durch Mobilkommunikation? In: Thiedecke U (Hrsg). Soziologie des Cyberspace. Medien, Strukturen und Semantiken. Wiesbaden: Verlag für Sozialwissenschaften 2004; 240–80.

Douglas KM, McGarty C. Identifiability and self-presentation: computer-mediated communication and intergroup interaction. Brit J Soc Psychol 2001; 40: 399–416.

Douglas VI, Parry PA. Effects of reward and nonreward on frustration and attention in attention deficit disorder. J Abnorm Child Psychol 1994; 22: 281–302.

Dreßing H, Kühner C, Gass P. Prävalenz von Stalking in Deutschland. Psychiatr Prax 2005a; 32: 73–78.

Dreßing H, Kühner C, Gass P. Lifetime prevalence and impact of stalking in a european population: epidemiological data from a middle-sized german city. Br J Psychiatry 2005b; 187: 168–72.

Du YS, Jiang W, Vance A. Longer term effect of randomized, controlled group cognitive behavioural therapy for Internet addiction in adolescent students in Shanghai. Aust N Z J Psychiatry 2010; 44: 129–34.

DuPaul GJ. Parent and teacher rating of ADHD symptoms: psychometric properties in a community-based sample. J Clin Child Psychol 1991; 20: 245–53.

DuPaul GJ, McGoey KE, Eckert TL, VanBrakle J. Preschool children with attention-deficit/hyperactivity disorder: impairments in behavioral, social, and school functioning. J Am Acad Child Adolesc Psychiatry 2000; 40(5): 508–15.

Dux PE, Tombu MN, Harrison S, Baxter PR, Tong F, Marois R. Training improves multitasking performance by increasing the speed of information processing in human prefrontal cortex. Neuron 2009; 63: 127–38.

Dworak M, Schierl T, Bruns T, Strüder HK. Impact of singular excessive computer game and television exposure on sleep patterns and memory performance of schoolaged children. Pediatrics 2007; 120(5): 978–85.

Dye MW, Green CS, Bavelier D. Increasing speed of processing with action video games. Curr Dir Psychol Sci 2009; 18(6): 321–26.

Egger O, Rauterberg M. Internet behavior and addiction. 2006. http://www.idemployee.id.tue.nl/g.w.m.rauterberg/ibq/report.pdf (01 April 2011).

Eichenberg C, Brähler E. Nothing tastes as good as thin feels – Einschätzung zur Pro-Anorexia-Bewegung im Internet. Psychother Psychosom Med Psychol 2007; 57(7): 269–70.

van den Eijnden R, Meerkerk GJ, Vermulst AA et al. Online communication, compulsive Internet use, and psychosocial well-being among adolescents: a longitudinal study. Dev Psychol 2008; 44: 655–65.

van Eimeren B, Frees B. Fast 50 Millionen Deutsche online – Multimedia für alle? Ergebnisse der ARD/ZDF-Onlinestudie 2010. Media Perspektiven 2010; 7–8: 334–49.

Ennemoser M. Der Einfluss des Fernsehens auf die Entwicklung von Lesekompetenzen. Hamburg: Kovac 2003a.

Literatur

Ennemoser M. Effekte des Fernsehens im Vor- und Grundschulalter. Ursachen, Wirkmechanismen und differenzielle Effekte. Nervenheilkunde 2003b; 22: 443–53.

Ernest-Dichter-Institut. Multimediale Anwendungen [Unveröffentlichte Studie]. Frankfurt a M 2008.

Eron L. Seeing is believing: how viewing violence alters attitudes and aggressive behavior: In: Bohart AC, Stipek DJ (eds). Constructive and destructive behaviour: implications for family, school, and society. Washington DC: American Psychological Association 2001; 49–60.

Eslinger PJ. Neurological and neuropsychological bases of empathy. Eur Neurol 1998; 39: 193–9.

European Commission. Special Eurobarometer: „Safer Internet" 2006. http://ec.europa.eu/information_society/acivities/sip/docs/eurobarometer_2005_25_ms.pdf (16. August 2011)

Facebookbiz. 700 Mio. Facebook Nutzer weltweit & 20 Mio in Deutschland. 01. Juni 2011. http://www.facebookbiz.de/article/700-mio-facebook-nutzer-weltweit-20-mio-in-deutschland (15. August 2011)

Faraone SV, Biederman J. Neurobiology of attention-deficit hyperactivity disorder. Biol Psychiatry 1998; 44(10): 951–8.

Feng J, Spence I, Pratt J. Playing an action video game reduces gender differences in spatial cognition. Psychol Sci 2007; 18: 850–5.

Fiedler P, Fydrich T. Stalking: Prävention und psychotherapeutische Intervention. Psychotherapeut 2007; 52(2): 26–30.

Fisch M, Gscheidle C. Mittmachnetz Web 2.0: Rege Beteiligung nur in Communitys. Ergebnisse der ARD/ZDF-Onlinestudie 2008. Media Perspektiven 2008; 7: 356–64.

Fisher S. Identifying video game addiction in children and adolescents. Addict Behav 1994; 19: 545–53.

Franken IHA, Stam C, Hendriks VM, van den Brink W. Neuropsychological evidence for abnormal cognitive processing of drug cues in heroin, dependence. Psychopharmacology 2003; 170: 205–12.

Freudenreich M, Schulte C. Von der Evaluation von Lernsoftware zur Gestaltung von Unterricht. 2002. http://www.medienpaed.com/021/freudenreich_schulte1.pdf (31 März 2011).

Fritz J. Langeweile, Streß und Flow. In: Fritz J, Fehr W (Hrsg). Handbuch Medien: Computerspiele. Bonn: Bundeszentrale für politische Bildung 1997; 207–16.

Fritz J. Computerspiele zwischen Frust und Flow. Vielfältige Emotionen begleiten das Spielen am Computer (Bundeszentrale für politische Bildung). 06 Dezember 2005. http://www.bpb.de/themen/8GADVU,0,0,Zwischen_Fust_und_Flow.html#art0 (20 Februar 2011).

Fritz J, Misek-Schneider K. Computerspiele aus der Perspektive von Kindern und Jugendlichen. Das Fazit einer Untersuchung. In: Fritz J (Hrsg). Warum Computerspiele faszinieren. Weinheim, München: Juventa 1995; 86–125

Frölich J, Lehmkuhl G. Epidemiologie und pathogenetische Aspekte von Substanzmissbrauch und -abhängigkeit bei ADHS. Sucht 2006; 6: 367–75.

Frölich J, Lehmkuhl G, Döpfner M. Computerspiele im Kindes- und Jugendalter unter besonderer Betrachtung von Suchtverhalten, Aufmerksamkeitsdefizit-Störungen (ADHS) und Aggressivität. Z Kinder-Jugendpsychiatr Psychother 2009; 37(5): 393–404.

Frostling-Hennigsson M. First-person shooter games as a way of connecting to people: "brothers in blood". Cyberpsychol Behav 2009; 12(5): 557–62.

Funk JB. Children's exposure to violent video games and desensitization to violence. Child Adolesc Psychiatr Clin N Am 2005; 14: 387–404.

Funk JB, Buchman DD, Jenks J et al. Playing violent video games, desensitization, and moral evaluation in children. J App Dev Psychol 2003; 24: 413–36.

Funk JB, Buldacci HB, Pasold T, Baumgardner J. Violence exposure in real-life, video games, television, movies, and the internet: is there desensitiziation? J Adolesc 2004; 27: 23–39.

fvk/tob. Ein Mausklick zum Grauen. Süddeutsche Zeitung, 08 Juni 2010, online 12 Juni 2010. http://www.sueddeutsche.de/muenchen/ebersberg/internet-gefahren-fuer-kinder-ein-mausklick-zum-grauen-1.956232 (22 Februar 2011).

Fylan F, Harding GF, Edson AS, et al. Mechanisms of video game epilepsy. Epilepsia 1999; 40: 28–30.

Gagnon E. Videogame and spatial skills: an exploratory study. Educ Communic Technol J 1985; 33: 263–75.

Gaina A, Sekine M, Hamanishi S, Chen X, Wang H, Yamagami T, Kagamimori S. Daytime sleepiness and associated factors in Japanese school children. J Pediatr 2007; 151(5): 518–22.

Gardner EL. Brain reward mechanisms. In: Lowinson JH, Ruiz P, Millman RB, Langrod JD (eds). Substance abuse: a comprehensive textbook. Baltimore: Williams & Williams 1997, p 51–85.

Gee JP. Good video games and good learning. New York: Peter Lang 2007.

Gentile DA. Pathological video-game use among youth ages 8 to 18: a national study. Psychol Sci 2009; 20: 594.

Gentile DA, Lynch PJ, Linder JR, Walsh DA. The effects of violent video game habits on adolescent hostility, aggressive behaviors, and school performance. J Adolesc 2004; 27: 5–22.

Ghassemzadeh L, Shahraray M, Moradi A. Prevalence of Internet addiction and comparison of Internet addicts and non-addicts in Iranian high schools. Cyberpsychol Behav 2008; 11(6): 731–33.

Gillespie RM. The physical impact of computers and electronic game use on children and adolescents, a review of current literature. Work 2002; 18: 249–59.

Goldstein, J. Immortal kombat: war toys and violent video games. In: Goldstein J (ed). Why we watch: the attractions of violent entertainment. Oxford: Oxford University Press 1998, pp 53–68.

Gopher D, Weil M, Bareket T. Transfer of skill from a computer game trainer to flight. Hum Factors 1994; 36: 387–405.

GotFrag esports: Counter-Strike: the 2007 Counter-Strike Prize Money List. 05 January 2008. http://www.gotfrag.com/cs/story/41084/ (31 March 2011).

Grant JE, Brewer JA, Potenza MN. The neurobiology of substance and behavioral addictions. CNS Spectr 2006; 11(12): 924–30.

Green CS, Bavelier D. Action video game modifies visual selective attention. Nature 2003; 423: 534–7.

Green CS, Bavelier D. Effect of action video games on the spatial distribution of visuospatial attention. J Exp Psychol Hum Percept Perform 2006a; 32(6): 1465–8.

Green CS, Bavelier D. Enumeration versus multiple object tracking: the case of action video game players. Cognition 2006b; 101: 217–45.

Green CS, Bavelier D. Action video game experience alters the spatial resolution of attention. Psychol Sci 2007; 18: 88–94.

Greene JS, Asher I. Electronic Games. JAMA 1982; 248(11): 1308.

Griffith JL, Voloschin P, Gibb GD, Bailey JR. Differences in eye-hand motor coordination of video-game users and non-users. Percept Mot Skills 1983; 57: 155–8.

Griffiths M. Pinball wizard: the case of a pinball machine addict. Psychol Rep 1992; 71: 160–2.

Literatur

Grimm P, Rhein S, Müller M. Porno im Web 2.0 – Stand der Forschung. In: Niedersächsische Landesmedienanstalt (Hrsg). Porno im Web 2.0. Die Bedeutung sexualisierter Web-Inhalte in der Lebenswelt von Jugendlichen. Schriftenreihe der NLM, Band 25. Berlin: Vistas 2010; 13–36.

Grodal T. Video games and the pleasures of control In: Zillmann D, Vorderer P (ed). Media entertainment: the psychology of its appeal 2000, pp 197–214.

Groebel J. Mediengewalt, reale Gewalt: Ergebnisse der UNESCO-Globalstudie. In: Brisch KH, Hellbrügge T (Hrsg). Bindung, Angst und Aggression. Stuttgart: Klett-Cotta 2010.

Groppler A. Experimentelle Untersuchung zur Wahrnehmung von Gewalt in Computerspielen [Diplomarbeit]. München: Grin 2002

Grüsser SM, Thalemann CN. Verhaltenssucht – Diagnostik, Therapie, Forschung. Bern, Huber 2006b.

Grüsser SM, Thalemann R. Computerspielsüchtig? Rat und Hilfe. Bern: Huber 2006a.

Grüsser SM, Thalemann R, Albrecht U, Thalemann CN. Exzessive Computernutzung im Kindesalter – Ergebnisse einer psychometrischen Erhebung. Wien Klin Wochenschr 2005; 117: 188–95.

Ha JH, Yoo HJ, Cho IH, Chin B, Shin D, Kim JH. Psychiatric comorbidity assessed in Korean children and adolescents who screen positive for internet addiction. J Clin Psychiatry 2006; 67: 821–6.

Ha JH, Kim SY, Bae SC, Bae S, Kim H, Sim M et al. Depression and Internet addiction in adolescents. Psychopathology 2007; 40: 424–30.

Hahn A, Jerusalem M. Reliabilität und Validität in der Online-Forschung. In: Theobald A, Dreyer M, Starsetzki T (eds). Handbuch zur Online-Marktforschung. Beiträge aus Wissenschaft und Praxis. Wiesbaden: Gabler 2001.

Hahn A, Jerusalem M. Die Internetsuchtskala (ISS): Psychometrische Eigenschaften und Validität. In: Mücken D, Teske A, Rehbein F, te Wildt BT (Hrsg). Prävention, Diagnostik und Therapie von Computerspielabhängigkeit. Lengerich: Pabst Science Publishers 2010; 185–204.

Hancox RJ, Milne B, Poulton R. Association of television viewing during childhood with poor educational achievement. Arch Pediatr Adolesc Med 2005; 159: 614–18.

Hand I. Negative und positive Verstärkung bei pathologischem Glücksspielen: Ihre mögliche Bedeutung für die Theorie von Zwangsspektrumsstörungen. Verhaltenstherapie 2004; 14: 133–44.

Haridakis PM. Viewer characteristics, exposure to television violence, and aggression. Med Psychol 2002; 4: 325–53.

Hart SG, Battiste V. Flight test of a video game trainer. In: Proceedings of the Human Factors Society 26th Meeting. New York: MacMillan 1992; 1291–5.

Hauck M. Entblößung 2.0. 29 August 2008. http://www.sueddeutsche.de/digital/jugendliche-und-internet-entbloessung--1.696239 (17 Februar 2011).

Hauge MR, Gentile DA. Video game addiction among adolescents: associations with academic performance and aggression. Minnesota School on Professional Psychology, Argosy University, National Instituе of Media and the Family. Presented at Society for Research in Child Development Conference, Tampa, April 2003.

Hausschild J. Tetris gegen Trauma. Computerspiel verdrängt schlimme Erinnerungen. Der Tagesspiegel, 11 November 2010. http://www.tagesspiegel.de/wissen/computerspiel-verdraengt-schlimme-erinnerungen/2037240.html (18 Februar 2011).

Heim J, Bae Brandtzæg P, Hertzberg Kaare B, Endestad T, Torgersen L. Children's usage of media technologies and psychosocial factors. New Media & Society 2007; 9: 425–54.

Heins E, Seitz C, Schüz J, Toschke AM, Harth K, Letzel S, Böhler E. Bedtime, television and computer habits of primary school children in Germany. Gesundheitswesen 2007; 69(3): 151–7.

von Hentig H. Der technischen Zivilisation gewachsen bleiben. Nachdenken über die Neuen Medien und das gar nicht mehr allmähliche Verschwinden der Wirklichkeit. Weinheim, Basel, Beltz 2002.

Herrmann MJ, Weljers HG, Wiesbeck GA et al. Event-related potentials and cue-reactivity in alcoholism. Alcohol Clin Exp Res 2000; 24: 1724–9.

Higuchi S, Motohashi Y, Liu Y, Maeda A. Effects of playing a computer game using a bright display on presleep physiological variables, sleep latency, slow wave and REM sleep. J Sleep Res 2005; 14: 267–73.

Hill JO, Catenacci V, Wyatt HR. Obesity: Overview of an epidemic. Psychiatr Clin North Am 2005; 28: 1–23.

Hinckers AS, Frank J, Heinz A, Schumann G, Schmidt MH, Laucht M. Einflussfaktoren auf den Alkoholkonsum Jugendlicher: zur Rolle von Gen-Umwelt-Wechselwirkungen. Z Kinder Jugendpsychiatr Psychother 2006; 34(5): 329–39.

Hinshaw SP. Is ADHS an impairing condition on childhood and adolescence? In: Jensen PS, Cooper JR (eds). Attention-deficit/hyperactivity disorder: state of the sciences/best practices. Kingston (NJ): Civic Research Institute 2002; 5-1–5-21.

Hoeft F, Watson CL, Kesler SR, Bettinger KE, Reiss AL. Gender differences in the mesocorticolimbic system during computer game-play. J Psychiatr Res 2008; 42(4): 253–8.

Höppner C. Kunstfreiheit für Gewalt? – Computerspiele als zu förderndes Kulturgut? In: Zimmermann O, Geißler T (Hrsg). Streitfall Computerspiele: Computerspiele zwischen kultureller Bildung, Kunstfreiheit und Jugendschutz. Berlin: Deutscher Kulturrat 2007; 20–1.

Hoffner CA, Levine KJ. Enjoyment of mediated fright and violence: a meta analysis. Media Psychology 2005; 7: 207–37.

Holmes EA, James EL, Coode-Bate T, Deeprose C. Can playing the computer game „Tetris" reduce the build-up of flashbacks for trauma? A proposal from cognitive science. PloS One 2009; 4(1): e4153.

Horner BR, Scheibe KE. Prevalence and implications of attention deficit hyperactivity disorder among adolescents in treatment for substance abuse. J Am Acad Child Adolesc Psychiatry 1997; 36: 30–6.

Huang XQ, Li MC, Tao R. Treatment of Internet addiction. Curr Psychiatry Rep 2010; 12: 462–70.

Huesmann LR. An information processing model for the development of aggression. Aggress Behav 1988; 14: 13–24.

Huesmann LR, Moise-Titus J, Podolski CL, Eron LD. Longitudinal relations between children's exposure in TV violence and their aggressive and violent behavior in young childhood: 1977–1992. Dev Psychol 2003; 39: 201–21.

Huston A, Wright JC, Marquis J, Green SB. How young children spend their time: television and other activities. Dev Psychol 1999; 35: 912–25.

Iannotti RJ, Janssen I, Haug E, Kololo H, Annaheim B, Borraccino A, HBSC Physical Activity Focus Group. Interrelationships of adolescent physical activity, screen-based sedentary behaviour, and social and psychological health. Int J Public Health 2009; 54: S191–8.

Institut für Demoskopie Allensbach. Gesprächskultur 2.0: Wie die digitale Welt unser Kommunikationsverhalten verändert. Allensbacher Archiv, IfD-Umfrage 10049, 2010.

Jäger RS, Fischer U, Riebel J, Fluck L. Mobbing bei Schülerinnen und Schülern in der Bundesrepublik Deutschland. Eine empirische Untersuchung auf der Grundlage einer Online-Befragung. Zentrum für empirische pädagogische Forschung, Universität Koblenz – Landau 2007.

Literatur

Jago R, Baranowski T, Baranowski JC, Thompson D, Greaves KA. BMI from 3–6 years of age is predicted by TV viewing and physical activity, not diet. Int J Obes 2005; 29(6): 557–64.

Jo E, Berkowitz L. A priming effect analysis of media influences: an update. In: Bryant J, Zillmann D (ed). Media effects: advances in theory and research. Hillsdale: LEA 1994, pp 43–60.

Jörg S. Per Knopfdruck durch die Kindheit. Die Technik betrifft unsere Kinder. Weinheim, Berlin: Quadriga 1987.

Johansson A, Götestam KG. Internet addiction: Characteristics of a questionnaire and prevalence in Norwegian youth (12–18 years). Scand J Psychol 2004; 45(3): 223–9.

Kaltiala-Heino R, Lintonen T, Rimpela A. Internet addiction? Potentially problematic use of the Internet in a population of 12–18 year-old adolescents. Addict Res Theory 2004; 12(1): 89–96.

Karadag F, Sar V, Tamar-Gurol D, Evren C, Karagoz M, Erkiran M. Dissociative disorders among inpatients with drug or alcohol dependency. J Clin Psychiatry 2005; 66(10): 1247–53.

Kessler RC, Mc Gonagle KA, Shao S, Nelson CB, Hughes M, Eshleman S, Wittchen HU, Kendler KS. Lifetime and 12-month prevalence of DSM-III-R psychiatric disorders in the United States: results from the National Comorbidity Survey. Arch Gen Psychiatry 1994; 51(1): 8–19.

Kilian D. Aktuelle Statistik zu Facebook und YouTube – Social Media dominiert das Web. 07. Februar 2011. http://danielkilian.com/2011/aktuelle-statistik-zu-facebook-und-youtube-social-media-dominiert-das-web.html (16. August 2011).

Kim JU. A reality therapy group counselling program as an Internet addiction recovery method for college students in Korea. Int J Real Ther 2007; 26: 2–9.

Kim JU. The effect of a R/T group counselling program on the Internet addiction level and self-esteem of Internet addiction university students. Int J Real Ther 2008; 27: 4–12.

Kim K, Ryu E, Chon M et al. Internet addiction in Korean adolescents and its relation to depression and suicidal ideation: a questionnaire survey. Int J Nurs Stud 2006; 43(2): 185–92.

Kim JU, LaRose R, Peng W. Loneliness as the cause and the effect of problematic Internet use: the relationship between Internet use and psychological well-being. Cyberpsychol Behav 2009; 12(4): 451–5.

Kirsh SJ. The effects of violent video games on adolescents: the overlooked influence of development. Aggress Violent Behav 2002; 7: 1–13.

Klein RG. Alcohol, stimulants, nicotine, and other drugs in ADHS. In: Jensen PS, Cooper JR (eds). Attention-deficit/hyperactivity disorder: state of the sciences/best practices. Kingston (NJ): Civic Research Institute 2002; 16-1-16-17.

Ko CH, Yen JY, Chen CS et al. Psychiatric comorbidity of internet addiction in college students: an interview study. CNS Spectr 2008a; 13(2): 147–53.

Ko CH, Yen JY, Yen CF, Chen CS, Weng CC, Chen CC. The association between Internet addiction and problematic alcohol use in adolescents: the problem behavior model. Cyberpsychol Behav 2008b; 11(5): 571–6.

Ko CH, Yen JY, Chen CS, Yeh YC, Yen CF. Predictive values of psychiatric symptoms for internet addiction in adolescents: a 2-year prospective study. Arch Pediatr Adolesc Med 2009; 163(10): 937–43.

Koepp MJ, Gunn RN, Lawrence AD, Cunningham VJ, Dagher A, Jones T, Brooks DJ, Bench CJ, Grasby PM. Evidence for striatal dopamine release during a video game. Nature 1998; 393(6682): 266–8.

Kollins SH, MacDonald EK, Rush CR. Assessing the abuse potential of methylphenidate in nonhuman and human subjects: a review. Pharmacol Biochem Behav 2001; 68: 611–27.

Korte M. Was soll nur aus unseren Gehirnen werden? Frankfurter Allgemeine Zeitung, 30 April 2010; 35.

Kratzer S, Hegerl U. Ist „Internetsucht" eine eigenständige Erkrankung? – Eine Untersuchung von Menschen mit exzessiver Internetnutzung. Psychiat Prax 2007; 34: 1–5.

Kraut R, Patterson M, Lundmark V, Kiesler S, Mukopadhyay T, Scherlis W. Internet paradox: a social technology that reduces social involvement and psychological well-being? Am Psychol 1998; 53: 1017–31.

Kreitling H. Jugendliche wollen keinen Augenkontakt mehr. 24 März 2010. http://www.welt.de/wirtschaft/webwelt/article6913222/Jugendliche-wollen-keinen-Augenkontakt-mehr.html (08 April 2011).

Kubesch S. Sportunterricht: Training für Körper und Geist. Nervenheilkunde 2002; 21(9): 487–90.

Kubesch S. Das bewegte Gehirn – An der Schnittstelle von Sport- und Neurowissenschaft. Sportwissenschaft 2004; 34(2): 135–44.

Kühner C, Gass P, Dreßing H. Increased risk of mental disorders among lifetime victims of stalking – findings from a community study. Eur Psychiatry 2007; 22: 142–5.

LaHoste GJ, Swanson JM, Wigal SB, Glabe C, Wigal T, King N, Kennedy JL. Dopamine D4 receptor gene polymorphism is associated with attention deficit hyperactivity disorder. Mol Psychiatry 1996; 1(2): 121–4.

Lam LT, Peng ZW. Effect of pathological use of the Internet on adolescent mental health: a prospective study. Arch Pediatr Adolesc Med 2010; 164(10): 901–6.

Lanningham-Foster L, Jenson TB, Foster RC, Redmond AB, Walker BA, Heinz D et al. Energy expenditure of sedentary screen time compared with active screen time for children. Pediatrics 2006; 118: 1831–35.

Lee H. A new case of fatal pulmonary thromboembolism associated with prolonged sitting at computer in Korea. Yonsei Med J 2004; 45: 349–51.

Lo V, Wei R. Exposure of internet pornography and Taiwanese adolescents' sexual attitudes and behavior. J Broadcast Electron Media 2005; 49: 221–37.

Lovink G. Was uns wirklich krank macht. Zur Psychopathologie des Web-Zeitalters. Frankfurter Allgemeine Zeitung, 21 Juni 2010; 27.

Lowe N, Kirley A, Hawi Z, Sham P, Wickham H, Kratochvil CJ, Smith SD, Lee SY, Levy F, Kent L, Middle F, Rohde LA, Roman T, Tahir E, Yazgan Y, Asherson P, Mill J, Thapar A, Payton A, Todd RD, Stephens T, Ebstein RP, Manor I, Barr CL, Wiggs KG, Sinke RJ, Buitelaar JK, Smalley SL, Nelson SF, Biederman J, Faraone SV, Gill M. Joint analysis of the DRD5 marker concludes associations with attention-deficit hyperactivity disorder confined to the predominantly inattentive and combined subtypes. Am J Hum Gen 2004; 74(2): 348–56.

Lowry R, Wechsler H, Galuska DA, Fulton JE, Kann L. Television viewing and its associations with overweight, sedentary lifestyle, and insufficient consumption of fruits and vegetables among U.S. high school students: differences by race, ethnicity, and gender. J Sch Health 2002; 72(10): 413–21.

Ma D, Jones G. Television, computer, and video viewing; physical activity; and upper limb fracture risk in children: a population-based case control study. J Bone Miner Res 2003; 18: 1970–7.

Maddison R, Mhurchu CN, Jull A, Jiang Y, Prapavessis H, Rodgers A. Energy expended playing video console games: an opportunity to increase children's physical activity? Pediatr Exerc Sci 2007; 19(3): 334–43.

Literatur

Mandl H, Winkler K. Auf dem Weg zu einer neuen Weiterbildungskultur. Der Beitrag von E-Learning in Unternehmen. In: Münchner Kreis (Hrsg). eLearning in Unternehmen – neue Wege für Training und Weiterbildung. Tagungsband 2002. München: Münchner Kreis 2002a.

Mandl H, Winkler K. Neue Medien als Chance für problemorientiertes Lernen an der Hochschule. In: Issing LJ, Stärk G (Hrsg). Studieren mit Multimedia und Internet. Ende der traditionellen Hochschule oder Innovationsschub? Münster: Waxmann-Verlag 2002b.

Manuzza S, Klein RG. Longterm prognosis in attention-deficit/hyperactivity disorder. Child Adolesc Psychiatr Clin N Am 2000; 9(3): 711–26.

Mark AE, Janssen I. Relationship between screen time and metabolic syndrome in adolescents. J Pub Health 2008; 30: 153–60.

Markovitz JH, Ruczynksi JM, Wallace D et al. Cardiovascular reactivity to video game predicts subsequent blood pressure increases in young men: The CARDIA Study. Psychosom Med 1998; 60: 186–91.

Mason BJ, Selvato FR, Williams LD, Rito EC, Cutler RB. A double-blind, placebo-controlled study of oral nalmefene for alcohol dependence. Arch Gen Psychiatry 1999; 56: 719–24.

Matsuda G, Hiraki K. Prefrontal cortex deactivation during video game play. In: Shiratori R, Arai K, Kato F (eds). Gaming, simultan and society: research scope and perspective. Tokyo: Springer 2005; 101–9.

mbe. „Medal of Honor". Bundeswehr findet Ego-Shooter widerwärtig. 22 August 2010. http://www.focus.de/digital/games/medal-of-honor-bundeswehr-findet-ego-shooter-widerwaertig_aid_543533.html (11 April 2011).

McKenna KYA, Greene AS, Gleason MEJ. Relationship formation on the Internet: what's the big attraction? J Soc Issues 2002; 58: 9–31.

van der Meere J, Gunning WB, Stemerding J. Changing a response set in normal development and in ADHD children with and without tics. J Abnorm Child Psychol 1996; 24: 767–86.

Meyer G, Bachmann M. Spielsucht – Ursachen und Therapien. Heidelberg: Springer, 2005. 2. Aufl.

Miller G. Wikipedia ist mein verlängertes Gedächtnis. 07 Januar 2010. http://www.faz.net/s/RubCC21B04EE95145B3AC877C874FB1B611/Doc~E170FC276333F41169B32592B87F4B699~ATpl~Ecommon~Scontent.html (03 Februar 2011).

Miller MC. Questions & answers. Is „Internet addiction" a distinct mental disorder? Harv Ment Health Lett 2007; 24(4): 8.

Miller W, Rollnick S. Motivierende Gesprächsführung. Freiburg: Lambertus 2004.

Millett CJ, Fish DR, Thompson PJ et al. Seizures during video-game play and other common leisure pursuits in known epilepsy patients without visual sensitivity. Epilepsia 1999; 40: 59–64.

Mittelstraß J. Wissen und Grenzen: philosophische Studien. Frankfurt a.M.: Suhrkamp 2001.

Mößle T. Wer spielt was? Medienkonsum bei Kindern und Jugendlichen – Ergebnisse der KFN-Schülerbefragung 2005. Kinderärztliche Praxis 2009; 80: 14–21.

Mößle T, Kleimann M. Machen Computerspiele gewaltbereit? Kinderärztliche Praxis 2009; 80: 33–41.

Mößle T, Kleimann M, Rehbein F, Pfeiffer Ch. Mediennutzung, Schulerfolg Jugendgewalt und die Krise der Jungen. Z Jugendkriminalrecht Jugendhilfe 2006; 3: 295–309.

Mößle T, Kleimann M, Rehbein FO. Bildschirmmedien im Alltag von Kindern und Jugendlichen: Problematische Mediennutzungsmuster und ihr Zusammenhang mit Schulleistungen und Aggressivität. Interdisziplinäre Beiträge zur kriminologischen Forschung, Bd 33. Baden-Baden: Nomos 2007.

Moessner C. Cyberstalking. Trends Tudes 2007; 6: 1–4.

Molde H, Pallesen S, Bartone P, Hystad S. Prevalence and correlates of gambling among 16 to 19-year-old adolescents in Norway. Scand J Psychol 2009; 50(1): 55–64.

Morahan-Martin J, Schumacher P. Loneliness and social uses of the Internet. Comput Hum Behav 2003; 19: 659–71.

Morrison CM, Gore H. The relationship between excessive Internet use and depression: a questionnaire-based study of 1,319 young people and adults. Psychopathology 2010; 43(2): 121–6.

mpfs (Medienpädagogischer Forschungsverbund Südwest). JIM-Studie 1998: Jugend, Information, (Multi-)Media. Baden-Baden: mpfs 1998.

mpfs (Medienpädagogischer Forschungsverbund Südwest). JIM-Studie 2004: Jugend, Information, (Multi-)Media. Baden-Baden: mpfs 2004.

mpfs (Medienpädagogischer Forschungsverbund Südwest). JIM-Studie 2007: Jugend, Information, (Multi-)Media. Baden-Baden: mpfs 2007.

mpfs (Medienpädagogischer Forschungsverbund Südwest). JIM-Studie 2008: Jugend, Information, (Multi-)Media. Baden-Baden: mpfs 2008a.

mpfs (Medienpädagogischer Forschungsverbund Südwest). KIM-Studie 2008: Kinder und Medien, Computer und Internet. Baden-Baden: mpfs 2008b.

mpfs (Medienpädagogischer Forschungsverbund Südwest). JIM-Studie 2009: Jugend, Information, (Multi-)Media. Baden-Baden: mpfs 2009.

mpfs (Medienpädagogischer Forschungsverbund Südwest). KIM-Studie 2010: Kinder und Medien, Computer und Internet. Baden-Baden: mpfs 2010.

Mullen PE, MacKenzie R, Ogloff JRP, Pathé M, McEwan T, Purcell R. Assessing and managing the risks in the stalking situation. J Am Acad Psychiatry Law Online 2006; 34(4): 439–50.

Murrin RJ. Is prolonged use of computer games a risk factor for deep venous thrombosis in children? Clin Med 2004 4(2): 190–1.

Mythily S, Qiu S, Winslow M. Prevalence and correlates of excessive Internet use among youth in Singapore. Ann Acad Med Singapore 2008; 31(1): 9–14.

Nash, H. Kids, families, and chaos. Torrensville, South Australia: Ed Med 1994.

Nelson TF, Cortmaker SL, Subramanian SV, Cheung, L, Wechsler H. Disparities in overweight and obesity among US college students. Am J Health Behav 2007; 31: 363–73.

Ng SM, Khurana RM, Yeang HA et al. Is prolonged use of computer games a risk factor for deep venous thrombosis in children? Clin Med 2000; 3: 593–4.

Ni Mhurchu C, Maddison R, Jiang Y, Jull A, Prapavessis H, Rodgers A. Couch potatoes to jumping beans: a pilot study of the effect of active video games on physical activity in children. Int J Behav Nutr Phys Act 2008; 5: 8.

Ni X, Yan H, Chen S, Liu Z. Factors influencing internet addiction in a sample of freshmen university students in China. Cybersychol Behav 2009; 12(3): 327–30.

Niedermayr K. Mein derzeitiges Jugendlichen-Leben ohne Facebook. 25 Februar 2010. http://derstandard.at/1266541479918/Kolumne-Mein-derzeitiges-Jugendlichen-Leben-ohne-Facebook (08 März 2011).

Norris ML, Boydell KM, Pinhas L, Katzman DK. Ana and the internet: a review of pro-anorexia websites. Int J Eat Disord 2006; 39(6): 443–7.

OECD: PISA 2006: Dritte Erhebung der internationalen Schulleistungsstudie der OECD. http://www.oecd.org/document/37/0,3746,de_34968570_34968855_39066085_1_1_1_1,00.html (03 Februar 2011).

Oerter R, Montada L (Hrsg). Entwicklungspsychologie, 6. Aufl. Weinheim: Beltz 2008.

Ophir E, Nass C, Wagner AD. Cognitive control in media multitaskers. Proc Natl Acad Sci U S A 2009; 106(37): 15583–7.

Literatur

Orzack MH, Voluse AC, Wolf D, Henne J. An ongoing study of group treatment for men involved in problematic Internet-enabled sexual behavior. Cyberpsychol Behav 2006; 9: 348–60.

Osterlaan J, Sergeant JA. Inhibition in ADHD, aggressive, and anxious children: a biologically based model of child psychopathology. J Abnorm Child Psychol 1996; 24: 19–36.

Owens J, Maxim R, McGuinn M, Nobile C, Msall M, Alario A. Television-viewing habits and sleep disturbance in school children. Pediatrics 1999; 104(3): e27.

Paavonen EJ, Pennonen M, Roine M, Valkonen S, Riita Lahikainen A. TV exposure associated with sleep disturbances in 5- to 6-year-old children. J Sleep Res 2006; 15: 154–61.

Paik H, Comstock G. The effects of television violence on antisocial behavior: a meta-analysis. Commun Res 1994; 21: 516–46.

Pallanti S, Bernardi S, Querciolo L. The Shorter PROMIS Questionnaire and the Internet Addiction Scale in the assessment of multiple addictions in a high-school population: prevalence and related disability. CNS Spectr 2006; 11(12): 966–74.

Patchin JW, Hinduja S. Bullies move beyond the schoolyard: a preliminary look at cyberstalking. Youth Violence Juvenile Justice 2006; 4: 148–69.

Peng W, Liu M, Mou Y. Do aggressive people play violent computer games in a more aggressive way? Individual difference and idiosyncratic game-playing experience. Cyberpsychol Behav 2008; 11: 157–61.

Peter J, Valkenburg PM. Adolescents' exposure to sexually explicit online material and recretional attitudes toward sex. J Communication 2006; 56: 639–60.

Petersen KU, Weymann N, Schelb Y, Thiel R, Thomasius R. Pathologischer Internetgebrauch – Epidemiologie, Diagnostik, komorbide Störungen und Behandlungsansätze. Fortschr Neurol Psychiatr 2009; 77(5): 263–71.

Pfeiffer C. Statement zur Reform des Jugendmedienschutzes. Hannover: Kriminologisches Forschungsinstitut Niedersachsen 2007.

Pfeiffer C, Mößle T, Kleimann M, Rehbein F. Die PISA-Verlierer – Opfer ihres Medienkonsums. Eine Analyse auf der Basis verschiedener empirischer Untersuchungen. Hannover: Kriminologisches Forschungsinstitut Niedersachsen 2007.

Pogue D. Question Time: Informational Crowdsourcing Takes Off. 06. Oktober 2010. http://www.scientificamerican.com/article.cfm?id=question time (10. Januar 2011).

Postman N. Das Verschwinden der Kindheit. Frankfurt: Fischer 1983.

Potenza MN. The neurobiology of pathological gambling. Semin Clin Neuropsychiatry 2001; 8: 217–26.

Potenza MN. Should addictive disorders include non-substance-related conditions? Addiction 2006; 101(Suppl 1): 142–51.

Potenza MN, Kosten TR, Rounsaville BJ. Pathological gambling. JAMA 2001; 288: 141–44.

Powell LM, Szczypka G, Chaloupka FJ. Adolescent exposure to food advertising on television. Am J Prev Med 2007; 33: 251–6.

Prensky, M. Digital natives, digital immigrants. On the Horizon 2001; 9 (5): 1–6.

Proctor MH, Moore LL, Gao D, Cupples LA, Bradlee ML, Hodd MY et al. Television viewing and change in body fat from preschool to early adolescence: The Framingham Children's Study. Int J Obes 2003; 27: 827–33.

Purcell R, Pathé M, Mullen PE. Association between stalking victimisation and psychiatric morbidity in a random community sample. Brit J Psychiatry 2005; 187: 416–20.

Rauchfuß K, Spacek S, Schindler F, Duncker Y, Link A, Papendick A. Abschlussbericht der Recherche zu Pro-Anorexie-Angeboten. 2008. http://www.jugendschutz.net/pdf/bericht_pro-ana.pdf (31 März 2011).

Rehbein F, Borchers M. Süchtig nach virtuellen Welten? Exzessives Computerspielen und Computerspielabhängigkeit in der Jugend. Kinderarztl Prax 2009; 80: 42–9.

Rehbein F, Kleimann M, Mößle T. Computerspielabhängigkeit im Kindes- und Jugendalter. Empirische Befunde zu Ursachen, Diagnostik und Komorbiditäten unter besonderer Berücksichtigung spielimmanenter Abhängigkeitsmerkmale. Kriminologisches Forschungsinstitut Niedersachsen e.V. Forschungsbericht Nr. 108, 2009.

Reuter J, Raedler T, Rose M, Hand I, Gläscher J, Büchel C. Pathological gambling is linked to reduced activation ot the mesolimbic reward system. Nat Neurosci 2005; 8(2): 147–8.

Ritterfeld U, Shen C, Wang H, Nocera L, Wong WL. Multimodality and interactivity: connecting properties of serious games with educational outcomes. Cyberpsychol Behav 2009; 12(6): 691–7.

Roberts DF, Foehr UG, Rideout VJ. Generation M: media in the lives of 8–18 year-olds. Menlo Park (CA): Kaiser Family Foundation 2005.

Rodenbeck A. Zirkadiane Rhythmusschlafstörungen. In: Peter H, Penzel T, Peter JH (Hrsg). Enzyklopädie der Schlafmedizin. Berlin: Springer 2007; 1324–9.

Rubin AM. Media uses and effects: a uses-and-gratifications perspective. In Bryant J, Zillmann D (eds). Media effects: advances in theory and research. Mahwah (NJ): Erlbaum 1994, pp 417–36.

Rueda MR, Fan J, McCandliss BD, Halparin JD, Gruber DB, Lercari LP, Posner MI. Development of attentional networks in childhood. Neuropsychologia 2004; 42: 1029–42.

Rühle A. Jenseits der Stille. 2010. http://www.sueddeutsche.de/kultur/staendige-erreichbarkeit-jenseits-der-stille-1.118258 (17 Februar 2011).

Salguero RAT, Morán RMB. Measuring problem video game playing in adolescents. Addiction 2002; 97: 1601–6.

von Salisch M, Kristen A, Oppl C. Computerspiele mit und ohne Gewalt. Stuttgart: Kohlhammer 2007.

Saß H, Wittchen HU, Zaudig M, Houben I. Diagnostische Kriterien des Diagnostischen und Statistischen Manuals Psychischer Störungen DSM-IV-TR. Göttingen: Hogrefe 2003.

Schirrmacher F. Wie hat das Internet Ihr Denken verändert? Frankfurter Allgemeine Zeitung, 08 Januar 2010.

Schlosser S, Black DW, Repertinger S, Freet D. Compulsive buying: demography, phenomenology, and comorbidity in 46 subjects. Gen Hosp Psychiatry 1994; 16: 205–12.

Schlütz D. Bildschirmspiele und ihre Faszination. München: Reinhard Fischer 2002.

Schmidt JH, Paus-Hasebrink I, Hasebrink U, Lampert C. Heranwachsen mit dem Social Web. Zur Rolle von Web 2.0-Angeboten im Alltag von Jugendlichen und jungen Erwachsenen. Kurzfassung des Endberichts für die Landesanstalt für Medien Nordrhein-Westfalen (LfM). Hamburg/Salzburg 2009.

Schmitz R. Chatiquette.de: Der gute Ton im Internet. 2000–2010. http://www.chatiquette.de (21 März 2011).

Schnabel U. Vom geistreichen Nichtstun. Die Zeit, 02 Dezember 2010; 39–40.

Schneider N. Die digitalen Menschenleser. Frankfurter Allgemeine Zeitung, 10 August 2010; 33.

Schneider W, Ennemoser M, Schiffer K, Reinsch C. Zum Einfluss des Fernsehens auf die Entwicklung von Sprach- und Lesekompetenzen von Kindern. 2003. http://www.i4.psychologie.uni-wuerzburg.de/forschung/abgeschlossene_projekte/zum_einfluss_des_fernsehens_auf_die_entwicklung_von_sprach_und_lesekompetenzen_von_kindern/ (01 April 2011).

Schulen ans Netz e. V. Kompetenzzentrum für die Nutzung digitaler Medien in der schulischen und außerschulischen Bildungsarbeit. http://www.schulen-ans-netz.de/ueber-uns/ziele-des-vereins/entwicklung-des-vereins.html (28.02.2011)

Literatur

Schulz E, Wagner P. „Das Internet ist für euch wie die Luft zum Atmen". Interview mit Prof. Don Tapscott. 25 Oktober 2009. http://jetzt.sueddeutsche.de/texte/anzeigen/488882/Das-Internet-ist-fuer-euch-wie-die-Luft-zum-Atmen (12 November 2010).

Schwab J, Stegmann M. Die Windows-Generation. Profile, Chancen und Grenzen jugendlicher Computeraneignung. München: KoPäd 1999.

Seidell JC, Nooyens AJ, Visscher TL. Cost-effective measures to prevent obesity: epidemiological basis and appropriate target groups. Proc Nutr Soc 2005; 64(1): 1–5.

Seidmann LJ, Doyle A, Fried R et al. Neuropsychological function in adults with attention-deficit/hyperactivity disorder. Psychiatr Clin North Am 2004; 27: 261–82.

Serfontein, G. The hidden handicap: How to help children who suffer from dyslexia, hyperactivity, and learning difficulties. East Roseville, Australia: Simon and Schuster 1990.

Sergeant J. The cognitive-energetic model: An empirical approach to attention-deficit hyperactivity disorder. Neurosci Biobehav Rev 2000; 24: 7–12.

Seufert S, Mayr P. Fachlexikon e-le@rning. Wegweiser durch das e-Vokabular. Bonn: managerSeminare Gerhard May 2002.

Seufert S, Meier C. Planspiele und digitale Lernspiele: Neue Edutainment-Welle oder nicht erkannte Potenziale neuer Lernformen? 04 Januar 2003. http://elearningreviews.org/seufert/docs/lernspiele-planspiele-edutainement.pdf (31 März 2011).

Shanmuganathan N. Cyberstalking: Psychoterror im WEB 2.0. Information – Wissenschaft und Praxis 2010; 61: 91–5.

Shapira NA, Goldsmith TD, Keck PE, Khosla UM, McElroy SL. Psychiatric features of individuals with problematic internet use. J Affective Disord 2000; 57(1–3): 267–72.

Shaw R, Grayson A, Lewis V. Inhibition, ADHD, and computer games: the inhibitory performance of children with ADHD on computerized tasks and games. J Atten Disord 2005; 8: 160–8.

Shek DT, Tang VM, Lo CY. Evaluation of an Internet addiction treatment program for Chinese adolescents in Hong Kong. Adolescence 2009; 44: 359–73.

Sherry JL. The effects of violent video games on aggression. A meta-analysis. Hum Commun Res 2001; 27(3): 409–31.

Shin N. Exploring pathways from television viewing to academic achievement in school age children. J Genet Psychol 2004; 165(4): 367–81.

Siomos KE, Dafouli ED, Braimiotis DA et al. Internet addiction among Greek adolescent students. Cyberpsychol Behav 2008; 11(6): 653–7.

Slater MD, Henry KL, Swain RC et al. Violent media content and aggressiveness in adolescents: a downward spiral model. Commun Res 2003; 30: 713–36.

Slusarek M, Velling S, Bunk D, Eggers C. Motivational effects on inhibitory control in children with ADHD. J Am Acad Child Adolesc Psychiatry 2001; 40: 355–63.

Soboczynksi A. Höfische Gesellschaft 2.0. Die Zeit, 22 Oktober 2009; 44.

Sonuga-Barke EJ. Psychological heterogeneity in ADHD – a dual pathway model of behaviour and cognition. Behav Brain Res 2002; 130: 29–36.

Spitzer M. Fernsehen und Kinder in Deutschland – Emotionen, Schulen, Körper und Geist. Nervenheilkunde 2003; 22: 113–5.

Spitzer M. Generation Google. Nervenheilkunde 2010a; 11: 711–6.

Spitzer M. Im Netz. Frankfurter Allgemeine Zeitung, 22 September 2010b; 8

Spitzer M. Schenken Sie doch – schlechte Noten. Nervenheilkunde 2010c; 20: 263–6.

Spunt B, Lesieur H, Hunt D, Cahill L. Gambling among methadone patients. Int J Addict 1995; 30: 929–62.

Staatsinstitut für Schulqualität und Bildungsforschung München. Medien verändern die Freizeit Jugendlicher dramatisch – oder? Medieninfo Bayern 2004.

Stalking Forum. 20. Oktober 2008. http://www.stalking-forum.de/forum/showthread.php?t=419

Suzuki K, Hirasawa K, Tanaka M et al. Relationship between long-term use of video games and cognitive abilities. Presented at the 34th Annual Conference of the International Simulation and Gaming Association, Tokyo, August 25–29, 2003.

Tannock R, Brown TE. Attention-deficit disorders with learning disorders in children and adolescents. In: Brown TE (ed). Attention-deficit disorders and comorbidities in children and adolescents and adults. Washington (DC): American Psychiatric Press 2000.

Tarter R, Vanyukov M, Giancola P, Dawes M, Blackson T, Mezzich A, Clark DB. Etiology of early-age onset substance use disorder: a maturational perspective. Dev Psychopathol 1999; 11: 657–83.

Tejeiro Salguera RA, Bersabé Moran RM. Measuring problem video game playing in adolescents. Addiction 2002; 97: 1601–6.

Thalemann R, Wölfling K, Grüsser SM. Specific cue reactivity on computer game-related cues in excessive games. Behav Neurosci 2007; 141: 614–8.

Thomann J. Es war einmal im wilden Netzwesten. Frankfurter Allgemeine Zeitung, 30 Januar 2009; 41.

Thompson LL, Riggs PD, Mikulich SK et al. Contribution of ADHD symptoms to substance problems and delinquency in conduct-disordered adolescents. J Abnorm Child Psychol 1996; 24: 325–47.

Thomson M, Spence JC, Raine K, Laing L. The association of television viewing with snacking behaviour and body weight of young adults. Am J Health Promot 2008; 22: 329–35.

Tsitsika A, Critselis E, Kormas G, Konstantoulaki E, Constantopoulos A, Kafetzis D. Adolescent pornographic internet site use: a multivariate regression analysis of the predictive factors of use and psychosocial implications. Cyberpsychol Behav 2009; 12(5): 545–50.

University of Michigan Health System. Visual gaming no replacement for real exercise science daily. March 2008. http://www.sciencedaily.com/releases/2008/03/080304130751.htm (31 March 2011).

USK Freiwillige Selbstkontrolle Unterhaltungssoftware, Berlin. Flyer: gamescom Jugendschutz-Info 2011

USK Freiwillige Selbstkontrolle Unterhaltungssoftware, Berlin. http://www.usk.de/pruefverfahren/statistik/jahresbilanz-2008 (18.07.2011).

USK Freiwillige Selbstkontrolle Unterhaltungssoftware, Berlin. http://service.usk.de/presse/freigabenvgl2010.png (19 April 2011).

Vaidya HJ. Playstation thumb. Lancet 2004; 363: 1080.

Vandewater EA, Shirn M, Caplovitz AG. Linking obesity and activity level with children's television and video game use. J Adolesc 2004; 27: 71–85.

Wallmyr G, Welin C. Young people, pornography, and sexuality: sources and attitudes. J Sch Nurs 2006; 22(5): 290–5.

Wang X, Perry AC. Metabolic and physiologic responses to video game play in 7- to 10-year-old boys. Arch Ped Adolesc Med 2006; 160: 411–5.

Waxman HC, Lin MF, Michko GM. A meta-analysis of the effectiveness of teaching and learning with technology on student outcomes. 2003. http://www.ncrel.org/tech/effects2/ (14 March 2011).

Weaver E, Gradisar M, Dohnt H, Lovato N, Douglas P. The effect of presleep video-game playing on adolescent sleep. J Clin Sleep Med 2010; 6(2): 184–9.

Webber S. An international information literacy certificate: opportunity or dead-end? World Library and Information Congress: 69th IFLA General Conference and Council, 1–9 August 2003, Berlin. http://www.ifla.org/TV/ifla69/papers/199e-Webber.pdf (04 March 2011).

Literatur

Weber M. Die Nutzung von Pornografie unter deutschen Jugendlichen. Bundeszentrale für gesundheitliche Aufklärung, BZgA, Forum Online 2009; 1. http://forum.sexualaufklaerung.de/index.php?docid=1173 (11 Januar 2011).

Weiss M, Weiss G. Attention deficit hyperactivity disorder. In: Lewis M (ed). Child and adolescent psychiatry, a comprehensive textbook. Philadelphia: Lippincott Williams and Wilkins 2002, pp 647–50.

Westerhoff N. Zeig mir deine Wunde. 24 September 2010. http://www.sueddeutsche.de/wissen/psychologie-zeig-mir-deine-wunde-1.1004092 (11 April 2011).

Westphal G. Über die Sprache der Jugendlichen im Internet-Chat. Bin ich attraktiv genug für die Handy-Nummer? 18 Juni 2004. http://www.uni-protokolle.de/nachrichten/id/35462/ (06 April 2011).

Whitlock JL, Powers JL, Eckenrode J. The virtual cutting edge: the Internet and adolescent self-injury. Dev Psychol 2006; 42(3): 407–17.

Whitlock JL, Lader W, Conterio K. The Internet and self-injury: what psychotherapists should know. J Clin Psychol 2007; 63(11): 1135–43.

Wiemken J. Computerspiele und Gewalt – Unterrichtsideen zum Jugendschutz. Verbraucherzentrale Bundesverband e.V. 2008. http://www.verbraucherbildung.de/projekt01/media/pdf/UE_Computerspiele_und_Gewalt_Wiemkens_0108.pdf

Wiemken J. Computerspiele & Internet. Der ultimative Ratgeber für Eltern. Düsseldorf: Patmos 2009.

Wikipedia: Counter-Strike. http://de.wikipedia.org/wiki/Counter-Strike (31 Mar 2011a).

Wikipedia: Netiquette. http://de.wikipedia.org/wiki/Netiquette (07 Apr 2011b).

Wikipedia: World of Warcraft. http://de.wikipedia.org/wiki/World_Of_Warcraft (08. August 2011).

Wilbers K. E-Learning didaktisch gestalten. In: Wilbers K, Hohenstein A (Hrsg). Handbuch E-Learning. Köln, Deutscher Wirtschaftsdienst 2001.

Wilens TE, Kwon A, Tanguay S, Chase R, Moore H, Faraone SV, Biederman J. Characterictics of adults with attention deficit hyperactivity disorder plus substance use disorder: the role of psychiatric comorbidity. Am J Addict 2005; 14(4), 319–27.

Wilson JJ, Nunes EV, Greenwald S, Weissman MM. Verbal deficits and disruptive behavior disorders among children of opiate dependent parents. Am J Addict 2004; 13(1): 1–11.

Wise RA. Brain reward circuitry: Insights from unsensed incentives. In: Graham AW, Schultz TK, Mayo-Smith MF, Ries RK, Wilford BB (eds). Principles of addiction medicine. 3rd ed. Chevy Chase (MD): ASAM 2003; pp 57–71.

Wölfling K, Grüsser-Sinopoli SM. Exzessives Computerspielen als Suchtverhalten in der Adoleszenz – Ergebnisse verschiedener Studien. Interdisziplinare Suchtforschungsgruppe Berlin – ISFB. 2007. http://www.praevention.at/upload/documentbox/Woelfling_.pdf (31 März 2011).

Wölfling K, Müller KW, Beutel ME. Reliabilität und Validität der Skala zum Computerspielverhalten (CSV-S). Psychother Psychosom Med Psychol 2011; 61: 216–24

Wolak J, Mitchell KJ, Finkelhor D. Does online harassment constitute bullying? An exploration of online harassment by known peers and online-only contacts. J Adolesc Health 2007; 41: 551–8.

Yan Z. What influences childrens' and adolescents' understanding of the complexity of the internet? Dev Psychol 2006; 4: 418–28.

Yang CK. Sociopsychiatric characteristics of adolescents who use computers to excess. Acta Psychiatr Scand 2001; 104(3): 217–22.

Ybarra ML, Mitchell KJ. Exposure to internet pornography among children and adolescents: a national survey. Cyberpsychol Behav 2005; 8(5): 473–86.

Yelland N, Lloyd M. Virtual kids of the twenty-first century: understanding the children in schools today. Information Technology in Childhood Education Annual 2001; 13: 175–92.

Yen JY, Ko CH, Yen CF, Wu HY, Yang MJ. The comorbid psychiatric symptoms of Internet addiction: attention deficit and hyperactivity disorder (ADHD), depression, social phobia, and hostility. J Adolesc Health 2007; 41(1): 93–98.

Yen JY, Ko CH, Yen CF, Chen SH, Chung WL, Chen CC. Psychiatric symptoms in adolescents with Internet addiction: comparison with substance use. Psychiatry Clin Neurosci 2008; 62(1): 9–16.

Yoo HJ, Cho SC, Ha J, Yune SK, Kim SJ, Hwang J et al. Attention deficit hyperactivity symptoms and internet addiction. Psychiatry Clin Neurosci 2004; 58(5): 487–94.

Young KS. Internet addiction: symptoms, evaluation, and treatment. In: van de Creeek L, Jackson L (ed). Innovations in clinical practice: a source book. Sarasota: Professional Resource Press 1999.

Young KS, Rogers RC. The relationship between depression and Internet addiction. Cyberpsychol Behav 1998; 1: 25–8.

Zillmann D. Cognition-excitation interdependencies in aggressive behavior. Aggress Behav 1988; 14: 51–64.

Zimbardo PG, Gerrig RJ. Psychologie, 16. Aufl. München: Pearson Studium 2004.

Zimmermann O, Schulz G. Zensur oder öffentliche Förderung? – Computerspiele in der Diskussion. In: Zimmermann O, Geißler T (Hrsg). Streitfall Computerspiele: Computerspiele zwischen kultureller Bildung, Kunstfreiheit und Jugendschutz. Berlin: Deutscher Kulturrat 2007.

Zuckerman E. Inseln im Netz. Süddeutsche Zeitung, 23 Juli 2010; 11.

Sachverzeichnis

A

Abgrenzungsfunktion 10
Ablenkungsfunktion 3
Abstinenz 140
Actionspiele 24
ADHS 96, 110
Aggressionen 72, 74, 75, 97
Alternativhandlungen, Therapie 141
Altersfreigabe 47, 78, 121, 126
Altersgrenzen, Computerspiele 69, 126
Altersunterschiede, Mediennutzung 14, 23
Anamnese 101
- Bestandteile 102
Anerkennung, soziale 8, 64
Ängste der Eltern 31
Anhaltspunkte für eine Sucht 131, 151
Anonymität 9, 64
Arousal-Prozesse 4, 80
Aufklärung 132
Aufmerksamkeit 35, 36, 37, 49
Aufmerksamkeitsdefizitstörung siehe ADHS
Aufmerksamkeitsdruck 35
Außenseiterstellung 11
Auswirkungen 35
- kognitive 36, 49
- körperliche 42
- Schlaf 45
Authentifizierung 128

B

Bagatellisierung 97
Bedrohungssituationen 101
Bedürfnisse 1
Befragung
- der Eltern 100
- des Kindes/des Jugendlichen 100

Belohnungssystem 87, 91
Beobachtungslernen 80
Beratungsangebote 129
Bewegungsapparat 42
Bewegungsmangel 42
Beziehungsmanagement 11
Bildqualität 4, 74
Bildungshintergrund 14, 23, 32, 62, 90
Blended Learning 54
Blogs 6
Bundesprüfstelle für jugendgefährdende Medien (BPjM) 125

C

Challenge 4
Chat-Foren 60
Chatiquette 153
Communitys siehe Online-Communitys
Competition 4
Computer
- als Informationsmedium 12
- als Kommunikationsmedium 3, 6, 8
- als Lernmedium 51
- im Kinderzimmer 32, 33, 87, 101, 131
- Nutzungsdauer 28
- Tätigkeiten 29
Computerspiele 22
  siehe auch Onlinespiele
- Altersunterschiede 23
- Auswahlkriterien 145
- Bildungshintergrund 23
- Genres 102
- Geschlechtsunterschiede 22, 96
- gewalthaltige 69
- Motive 1, 2, 4, 70, 88
- Nutzungsdauer 23

Computerspiele
- Prüfkriterien   125
- Tipps für Eltern   145
- und kognitive Funktionen   37
Computerspielsucht   22, 96
- Diagnostik   100
- Kriterien   131, 151
- Prävalenz   94
Computerspielsüchtige, Charakteristika   97
Computerspielverhalten, Fragebogen CSV-S   160
Computerstalking   66
Counter-Strike   69, 70
Cyberbullying   62
Cybermobbing   62, 63, 101, 150
Cyberstalking   64
- Prävalenz   65

D

Datenbankrecherche, Voraussetzungen   52
Datenmissbrauch   149
Datenschutz   57, 59
- Tipps für Eltern   149
Denkspiele   24
Depressionen   106
Desensitivierung   76, 80
Diagnostik   100, 130
- Fragebögen   103, 160
Digital Immigrants   13
Digital Natives   13
Dissimulation   97
dissoziative Störungen   107
Dopamin   93, 111

E

Ego-Shooter   24, 69
Einschlafprobleme   45
E-Learning   51
Eltern   31, 34, 100, 130
- Kontrollaufgabe   80
- Vorbildfunktion   34, 131

E-Mails   30, 60
E-Mail-Stalking   66
Emoticons   10, 152
Emotionen   35
Empathiefähigkeit   76
Erfolgserlebnisse   115
Erregungszustand   4
Eskapismus   5, 88, 110
exzessives Spielen   90, 96

F

Facebook   7
Familientherapie   139
Familyfilter   58
Fantasie   4, 71
Fernsehen   5, 12, 19, 27, 74
Fernsehkonsum, vorschulischer   46
Flaming   64
Flow-Erleben   4, 44, 83
Flucht aus dem Alltag   5, 88, 110
Fragebögen   103
- CSV-S-Fragebogen   160
- Internetsuchtskala   158
Freizeitaktivitäten   3, 13, 15, 21, 26, 28, 87, 101

G

Gedächtnis   35, 45
General Affective Aggression Model   77
Geschlechtsunterschiede   14, 22, 78, 96
Gewaltdarstellung   47, 58, 60, 61, 74, 150
Gewalterfahrung, persönliche   79, 101
Gewaltprävalenz   78
Gewaltrealismus   74
Gewohnheitsbildung   86
Grundpersönlichkeit   77
Gruppentherapie   139

Sachverzeichnis

H

Handy 17, 25, 61, 62, 131
- Kosten 25
- und Gewalt/Pornografie 61

Handynutzung 26, 31
- Bildungshintergrund 62
- Sozialschichtzugehörigkeit 31

Happy Slapping 62, 63, 77, 150
Hausaufgaben 26, 49
Herz-Kreislauf-System 42

I

Icebreaker-Funktion 3
Identitätsbildung 7
Impulsivität 115
Impulskontrolle 112, 114
Impulskontrollstörungen 92
Informationsfunktion 12, 19, 29, 51
Informationsüberflutung 15, 35, 52
Instant Messagers 20
Interaktivität 3, 85
internale Störungen 106
Internet
- Alter der Kinder 147
- Expansion 16
- Nutzung 20
- Nutzungsdauer 20

Internetstalking 66
Internettherapie 108

J

Jugendmedienschutz 127
Jugendmedienschutz-Staatsvertrag
    (JMStV) 123
Jugendschutzgesetz 123
Jugendschutzhotline 127

K

Killerspiele 69
- Einflussfaktoren 80
- Geschlechtsunterschiede 78
- Reaktionen 77
- Spielmotive 70
- Wirkungsfaktoren 72

Kinderseiten 29
kognitive Funktionen 36, 77
kognitive Verhaltenstherapie 138
kognitive Verzerrungen 80
Kommunikation 8, 19, 108
- intrafamiliäre 137
- Kanäle 10
- Online- 6

Komorbiditäten 90, 105, 129, 137
Konditionierung 91
Konsolenspiele 22
Kontakte
    siehe Sozialkontakte
Kontrolle
- durch die Eltern 80, 97, 101, 131, 134
- soziale 80

körperliche Gesundheit 42
Krankheitseinsicht 97

L

Landesjugendbehörden 124
Langzeitgedächtnis 40, 52
LAN-Parties 3
Lehrer 51, 56
Lehrermaterialien 54, 127
Lehrer-Online 54
Lernfunktion 12, 21, 51
Lernsoftware 53
Lernstörungen 112
Lernverhalten 35
Lernwelten, virtuelle 54
Lesekompetenz 49
Lieblingsbeschäftigungen 27, 28
Löschung von Daten 58, 62

M

Massively Multiplayer Online
    Role-Playing Games
    (MMORPG) 83
Medal of Honor 74

Medi@culture-Online 54
Medienausstattung 16, 18, 25, 28, 46
- Bildungshintergrund 32
Medienkompetenz 34, 51
- Tipps für Eltern 148, 150
Mediennutzung
 siehe auch Nutzung
- Altersunterschiede 14
- Bildungshintergrund 14
- Entwicklung 16
- Gesamt- 14
- Geschlechtsunterschiede 14
- Motive 21
- Studien 26
- Übersicht 33
- und Schulleistung 48
Medienrecht 67
Merkmale des Spielens 1
Messinstrumente 102
Mitleidsfähigkeit 76
Mobbing 62
Modelllernen 80
Mood-Management-Theorie 5
motivationale Arbeit 141
Motivational Interviewing 139
Motivlage, Therapie 140
multimodale Psychotherapie 139
Multitasking 21, 39, 41

N

Netiquette 153
Netzwerk, soziales 9
neuroanatomische Aspekte 94
neurophysiologische Aspekte 75, 93
Neurotransmitter 93
Newsgroups 6
nichtmediale Freizeitaktivitäten 3, 15, 21, 101
nichtmediale Spiele 1
Nosologie 91
Nutzung
 siehe Mediennutzung

Nutzungsdauer 5, 20, 22, 28, 47
- Richtlinien 146
- Tipps für Eltern 150
Nutzungsfrequenz 20
Nutzungsmuster 34
- familiäre 100, 133
Nutzungsregeln 97, 141
- Tipps für Eltern 146
Nutzungszeiten 101
- vertragliche Vereinbarung 134

O

Online-Communitys 20, 29, 57
Online-Rollenspiele 24, 83
Onlinespiele 22, 90
 siehe auch Computerspiele

P

Peergroup 11, 60, 64, 72, 79, 89, 101, 133
persönliche Daten 57
Pornografie 58, 61, 150
poststationäre Phase 137
Primingprozesse 80
Privacy-Option 57
Pro-Ana-Foren 61
psychische Erkrankungen 60, 90, 105, 129, 137
Psychotherapie 138

R

Rahmungskompetenz 72
Realitätstherapie 138
Rechenkompetenz 49
rechtliche Aspekte 66, 121
Reflexmechanismen, erlernte 76
Rennspiele 24
Ressourcen 141
Rollenlernen 74
Rollenspiele
 siehe Online-Rollenspiele

Sachverzeichnis

Rückfallprophylaxe 135
Ruhephasen 40

S

Sanktionen 134
Schamgrenzen 8
Schlafprobleme 45
Schlaf-Wach-Rhythmus 44, 101, 114, 132, 134, 136
Schule
- mediale Ausstattung 51
- und Computer 12, 54
Schulen ans Netz e.V. 54
schülerVZ 7, 20, 29, 57
Schulleistungsangst 88
Schulprobleme 36, 46, 47, 72, 101
Schutzsoftware 69, 127
- Tipps für Eltern 148
Second Lifes 7, 9
Selbstbeschränkungen der Industrie 128
Selbstdarstellung 6
Selbstverletzungen 61
Selbstwerterleben 90
Selbstwirksamkeitserleben 88
Serotonin 93
Shift, semantischer 86
Snuff-Videos 60
soziale Ängste 107
soziale Bezugsgruppe 11, 60, 64, 70, 72, 79, 89, 101, 133
Sozialkompetenz 12
Sozialkontakte 3, 9, 11
Sozialprestige 91
Sozialschichtzugehörigkeit 31
Spielen
- Funktionen 3
- Herausforderungscharakter 4
- Merkmale 1
Spielergemeinschaften 87
Spielmotivation 1, 2, 4, 88
- Killerspiele 70
Spielverhalten, Einordnung 96
Sprachcodes 10, 151

Sprachkompetenz 49
stationäre Therapie 97, 135
Stellenwert neuer Medien 1, 18
Stimmungsmanagement 84
Stimulationshypothese 76
Strafrecht 67
Strategiespiele 24
Stressregulation 88
Strukturwandel, elektronischer 16
suchtauslösende Faktoren 129
Suchtberatung 131, 132
Suchtentwicklung, Risikomodelle 88
Sucht, substanzgebundene 42, 91, 105, 112
- und Spielsucht 93

T

Tagesmüdigkeit 44, 45
Tasteless Sites 60
technische Aspekte 4, 74
Teilleistungsstörungen 112
Telemediengesetz 67
Therapieangebote 129
Therapieinhalte 138
Tipps für Eltern
- Computerspiele 145
- Internet 147
Trigger 140

U

Übergewicht 36, 42, 43
Unterhaltungsfunktion 3, 19
Unterhaltungssoftware Selbstkontrolle (USK) 123
- Prüfkriterien 123
Uses-and-Gratifications-Ansatz 4

V

Verfügbarkeit neuer Medien 3, 17, 86
Verhaltensschemata 80
Verhaltenstherapie 138

Verleugnung, Suchtverhalten 130
Verstärkermechanismen 74
Videos 20, 29
Vigilanz
  siehe Aufmerksamkeit
visuelle Fähigkeiten 37, 38
Vorbildfunktion
– Eltern 131
– Erwachsene 34

W
Web 2.0 6, 53
WLAN 17, 101, 131, 133
World of Warcraft 87

Y
YouTube 8, 29

Z
Zeitbudget 134
Zeit, frei verfügbare 3
Zwangsstörungen 92, 107, 129

Kinder- und Jugendpsychiatrie und -psychotherapie

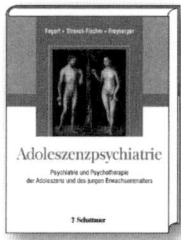

Fegert, Streeck-Fischer, Freyberger (Hrsg.)
Adoleszenzpsychiatrie
Psychiatrie und Psychotherapie der Adoleszenz und des jungen Erwachsenenalters

- Interdisziplinär: Erfolgreiche Synergie zwischen Erwachsenen- und Jugendpsychiatrie
- Umfassend: Alle relevanten Störungsbilder und Besonderheiten der Adoleszenz in einem Referenzwerk
- Plus: Praktische Hilfestellungen in Diagnostik und Therapie

2009. 896 Seiten, 42 Abb., 129 Tab., geb.
€ 119,– (D)/€ 122,40 (A) • ISBN 978-3-7945-2454-9

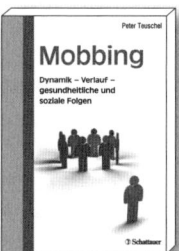

Teuschel
Mobbing
Dynamik – Verlauf – gesundheitliche und soziale Folgen

- Für den klinischen Alltag: Psychosomatische und psychiatrische Krankheitsbilder als Folgen von Mobbing
- Aus einem Guss: Hintergründe, Diagnostik und Therapie
- Lösungsorientiert: Typische Probleme und „Fallen" im therapeutischen Umgang mit Mobbing-Patienten
- Praxisnah: Zahlreiche konkrete Fallbeispiele

2010. 266 Seiten, kart. • € 29,95 (D)/€ 30,80 (A) • ISBN 978-3-7945-2682-6

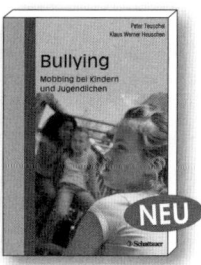

Teuschel, Heuschen
Bullying
Mobbing bei Kindern und Jugendlichen

- Neue Perspektive: Das erste Werk aus ärztlicher Sicht
- Von A bis Z: Hintergründe, Diagnostik und Therapie von Folgeerkrankungen
- Aus der Praxis: Zahlreiche Fallbeispiele aus der kinderpsychiatrischen Sprechstunde
- Plus: Tipps zur Prävention und zum Umgang mit Bullying

2012. 272 Seiten, 20 Abb., 15 Tab., kart.
€ 34,95 (D)/€ 36,– (A) • ISBN 978-3-7945-2843-1

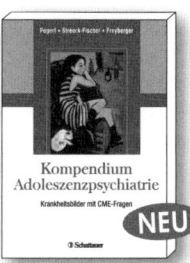

Fegert, Streeck-Fischer, Freyberger (Hrsg.)
Kompendium Adoleszenzpsychiatrie
Krankheitsbilder mit CME-Fragen

- Systematische Darstellung: Alle relevanten Störungsbilder mit Besonderheiten in der Adoleszenz
- Leichter Einstieg: Das Wesentliche im Kurzüberblick am Kapitelanfang
- Besonderes Plus: CME-Fragen zu jedem Kapitel

2011. 478 Seiten, 18 Abb., 70 Tab., kart.
€ 49,95 (D)/€ 51,40 (A) • ISBN 978-3-7945-2828-8

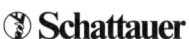

Schattauer www.schattauer.de   Irrtum und Preisänderungen vorbehalten

Kinder- und Jugendpsychiatrie und -psychotherapie

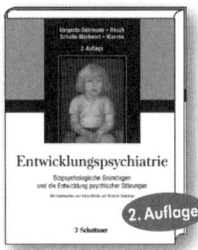

Herpertz-Dahlmann, Resch, Schulte-Markwort, Warnke (Hrsg.)
Entwicklungspsychiatrie
Biopsychologische Grundlagen und die Entwicklung psychischer Störungen

- Übersicht von der Entwicklungsbiologie und -psychologie bis hin zur klinischen Kinder- und Jugendpsychiatrie
- Einheitliche Abhandlung der verschiedenen kinder- und jugendpsychiatrischen Erkrankungen und deren Therapie

2., vollst. überarb. u. erw. Aufl. 2007. 1136 Seiten, 188 Abb., 227 Tab., geb.
€ 69,– (D) / € 71,– (A) • ISBN 978-3-7945-2358-0

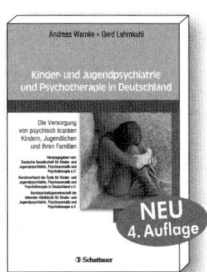

Warnke, Lehmkuhl
Kinder- und Jugendpsychiatrie und Psychotherapie in Deutschland
Die Versorgung von psychisch kranken Kindern, Jugendlichen und ihren Familien

- Neu: Darstellung der Lehre und Forschung in der deutschen Kinder- und Jugendpsychiatrie (KJP), Aktualisierung der Versorgungsstrukturen und -leistung der KJP, Stellungnahmen der Gesellschaften zu aktuellen Fragen des Kindeswohls

4., vollst. überarb. u. erw. Aufl. 2011. 276 Seiten, 26 Abb., 13 Tab., kart.
€ 29,95 (D) / € 30,80 (A) • ISBN 978-3-7945-2685-7

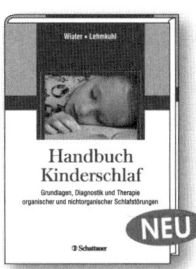

Wiater, Lehmkuhl (Hrsg.)
Handbuch Kinderschlaf
Grundlagen, Diagnostik und Therapie organischer und nichtorganischer Schlafstörungen

- Interdisziplinär: Psychisch und organisch bedingte Schlafstörungen in einem Buch
- Präzise: Exakte Darstellung der Diagnostik und genaue Anweisungen zur Therapie mit Dosierungsangaben und Merksätzen
- Einzigartig: Konkurrenzloses Werk im deutschsprachigen Raum

2011. 344 Seiten, 49 Abb., 49 Tab., geb.
€ 44,95 (D) / € 46,30 (A) • ISBN 978-3-7945-2764-9

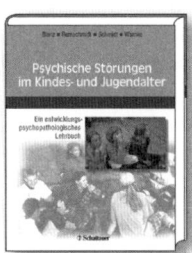

Blanz, Remschmidt, Schmidt, Warnke
Psychische Störungen im Kindes- und Jugendalter
Ein entwicklungspsychopathologisches Lehrbuch

- Einheitlicher Aufbau der störungsbezogenen Kapitel
- Systematische Darstellung der häufigsten Krankheitsbilder, ihre Ursachen und ihre Therapie auf gesicherter empirischer Grundlage

2006. 582 Seiten, 7 Abb., 84 Tab., geb.
€ 99,– (D) / € 101,80 (A) • ISBN 978-3-7945-2175-3

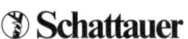

Schattauer   www.schattauer.de   Irrtum und Preisänderungen vorbehalten

Kinder- und Jugendpsychiatrie und -psychotherapie

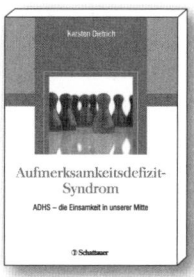

Dietrich
Aufmerksamkeitsdefizit-Syndrom
ADHS – die Einsamkeit in unserer Mitte

- Grundlegend neue Sichtweise über die Entstehung und Ursachen von ADHS
- Fundierte Darstellung des Krankheitsbildes und der Therapieoptionen

2011. 222 Seiten, 21 Abb., kart.
€ 29,95 (D) / € 30,80 (A) • ISBN 978-3-7945-2653-6

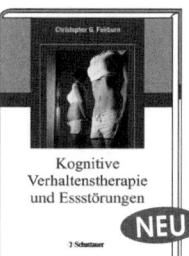

Fairburn, Hawker
Kognitive Verhaltenstherapie und Essstörungen

- Das Originalmanual zur CBT-E zum ersten Mal in deutscher Übersetzung
- Transdiagnostischer Ansatz für die Behandlung aller Essstörungen
- Empirisch belegt und in der Praxis bewährt

2011. 366 Seiten, 31 Abb., 8 Tab., geb.
€ 59,– (D) / € 60,70 (A) • ISBN 978-3-7945-2836-3

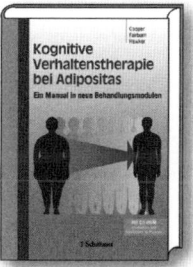

Cooper, Fairburn, Hawker
Kognitive Verhaltenstherapie bei Adipositas
Ein Manual in neun Behandlungsmodulen

- Zahlreiche Fallbeispiele, in denen typische Schwierigkeiten thematisiert werden, bilden die therapeutische Situation ab
- Ausführliche Schritt-für-Schritt-Anleitungen geben eine Behandlungsstruktur vor und erleichtern gleichzeitig die individuelle Anpassung des therapeutischen Procedere
- Inkl. CD-ROM „Informations- und Arbeitsblätter für Patienten"

2008. 240 Seiten, 16 Abb., 7 Tab., geb.
€ 49,95 (D) / € 51,40 (A) • ISBN 978-3-7945-2543-0

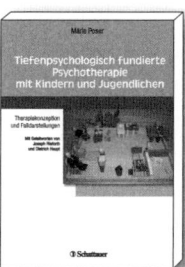

Poser (Hrsg.)
Tiefenpsychologisch fundierte Psychotherapie mit Kindern und Jugendlichen
Therapiekonzeption und Falldarstellungen

- Neu: Umfassende Darstellung tiefenpsychologisch fundierter Behandlungsmethoden bei Kindern und Jugendlichen
- Aus der Praxis: Prägnante Fallbeispiele, die im Aufbau den Kasuistiken in der staatlichen Prüfung entsprechen

Mit Geleitworten von Joseph Rieforth und Dietrich Haupt
2010. 206 Seiten, 13 Abb., 2 Tab., kart.
€ 29,95 (D) / € 30,80 (A) • ISBN 978-3-7945-2590-4

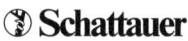

Schattauer www.schattauer.de

Irrtum und Preisänderungen vorbehalten

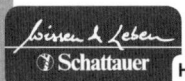
Herausgegeben von Wulf Bertram

- **Namhafte Autoren**
- **Anspruchsvolle Themen**
- **Unterhaltsame Wissenschaft**

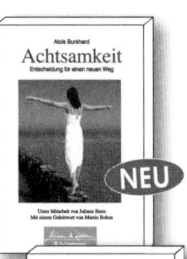

Alois Burkhard
Achtsamkeit – Entscheidung für einen neuen Weg
2. Nachdruck 2011 der 1. Aufl. 2010. 192 Seiten, kart.
€ 14,95 (D) / € 15,40 (A)
ISBN 978-3-7945-2839-4

Übungen für jeden Lebensweg

Die Schulung der Achtsamkeit fördert die bewusste Wahrnehmung von Gefühlen, Handlungen und Gedanken und verbessert damit den Umgang mit Emotionen sowie die Stresstoleranz. Dieses Buch bietet eine Vielfalt an Meditationsanleitungen und Übungen, die sich als tägliche Achtsamkeitsübungen bewährt haben.

Reinhart Lempp
Generation 2.0 und die Kinder von morgen
aus der Sicht eines Kinder- und Jugendpsychiaters
2010. 492 Seiten, 8 Abb., kart.
€ 24,95 (D) / € 25,70 (A)
ISBN 978-3-7945-2752-6

Wie werden unsere Kinder und Enkel leben?

Lempp resümiert die umwälzenden technischen und soziologischen Veränderungen der vergangenen Jahrzehnte und leitet daraus Prognosen und Desiderate für die Erziehung unserer Kinder und Enkel ab. Ein Ausblick ohne Kulturpessimismus, sondern mit viel Verständnis und Zuversicht.

Heinz Hilbrecht
Meditation und Gehirn
Alte Weisheit und moderne Wissenschaft
1. korr. Ndr. 2011 der 1. Aufl. 2010. 229 Seiten, kart.
€ 19,95 (D) / € 20,60 (A)
ISBN 978-3-7945-2795-3

Wie wirkt Meditation auf unser Gehirn?

Der Naturwissenschaftler Dr. Heinz Hilbrecht schlägt in seinem Buch die Brücke von den alten Traditionen der Meditation zur modernen Hirnforschung.
Die Kraft der Meditation liegt in uns selbst – in unserem Gehirn!

Johann Caspar Rüegg
Mind & Body
Wie unser Gehirn die Gesundheit beeinflusst
1. Nachdruck 2011 der 1. Aufl. 2010. 168 Seiten, 6 Abb., kart.
€ 14,95 (D) / € 15,40 (A)
ISBN 978-3-7945-2734-2

Gesundheit fängt im Kopf an

Welchen Einfluss hat Erlebtes auf das Gehirn? Wie wirken Gehirn und Psyche auf die Gesundheit? Diese faszinierenden Fragen beantwortet Johann Caspar Rüegg auf unterhaltsame und geistvolle Weise.

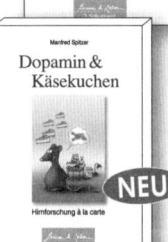

Manfred Spitzer
Dopamin & Käsekuchen
Hirnforschung à la carte
2011. 226 Seiten, 57 Abb., 3 Tab., kart.
€ 19,95 (D) / € 20,60 (A)
ISBN 978-3-7945-2813-4

Gehirnforschung für den Alltag

In seinen neuesten Essays, die wieder einmal ebenso wissenschaftlich fundiert wie amüsant sind, geht es nicht nur um käsekuchensüchtige Ratten. Die spannendsten aktuellen Erkenntnisse der Hirnforschung werden auf leicht verständliche Art vorgestellt.

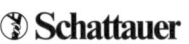 www.schattauer.de

Irrtum und Preisänderungen vorbehalten